PE

Dr. Ian Gawler

Krebs – ein Signal der Seele?

Vorbeugen und Heilen ist möglich

Verlag PETER ERD · München

YOU CAN CONQUER CANCER
by Dr. Ian Gawler

First published in Australia by Hill of Content Publishing, Melbourne

Aus dem Australischen übertragen und bearbeitet von Margarete Längsfeld
und Helmut Degner.

Printed in West-Germany
ISBN 3-8138-0044-X

Inhalt

Vorwort

Es ist ein herrliches Gefühl, von Krebs geheilt zu sein – alles überstanden zu haben und wieder ein erfülltes, glückliches Leben zu führen. Ich habe es geschafft. Ich habe erlebt, wie auch andere es geschafft haben, und ich weiß, daß es in Zukunft noch vielen gelingen wird. Deshalb lege ich dieses Buch mit einem Gefühl der Begeisterung und Freude vor – der Freude über meinen Sieg und der Begeisterung darüber, anderen dazu verhelfen zu können.

Das Buch beschäftigt sich damit, was der Patient zu seiner Krankheit und zu seiner Heilung beiträgt. Es soll ein Handbuch zur Selbsthilfe sein, das den Weg zu vollkommener Gesundheit weist.

„Wo ein Wille ist, ist auch ein Weg."

Im Januar 1975 wurde wegen eines *osteogenen Sarkoms* mein rechtes Bein amputiert. In meinem Körper gab es zu dieser Zeit keine sonstigen Anzeichen von Krebs, doch nur für fünf Prozent aller Patienten besteht die Aussicht, fünf Jahre nach einer solchen Operation noch am Leben zu sein. Man sagte mir, daß mein Krebs, wenn er wieder auftrete, schnell zum Tode führen würde. Die meisten Menschen sterben innerhalb von drei bis sechs Monaten, wenn sich diese Art von Knochenkrebs zum zweitenmal entwickelt.

Tatsächlich wurde im November 1975 eine Neubildung meines Krebses festgestellt. Im März war mein Spezialist der Meinung, ich würde nur noch zwei Wochen leben. Meine spätere Genesung erfolgte nach Anwendung sämtlicher verfügbarer Behandlungsmethoden, und im Juni 1978 erklärte man mir, ich sei frei von aktivem Krebs.

Seit damals haben meine Frau Gayle und ich vier Kinder bekommen, eine Tierarztpraxis eingerichtet, eine fünfzehn Hektar große Farm übernommen, Obst- und Gemüsegärten angelegt und ein neues Haus gebaut. Im Jahr 1981 haben wir in Melbourne die Krebshilfe-Gruppe gegründet.

Die Krebshilfe-Gruppe entstand aus dem Bedürfnis, anderen Menschen zu vermitteln, was wir aus unseren ungewöhnlichen Erfahrungen gelernt hatten. Da wir alles selbst durchgemacht haben, können wir die Probleme, die Krebspatienten zu bewältigen haben, gut verstehen. Außerdem verfügte ich als ziemlich pragmatischer Tierarzt über genügend medizinisches Wissen, um meine Lage von Anfang an zu begreifen, die Entwicklung meiner Krankheit zu beurteilen und die in Erwägung gezogenen vielfältigen Behandlungsmethoden kritisch zu betrachten. Gayle und ich waren unvoreingenommen und deshalb für alles aufgeschlossen, was der Erreichung unseres Ziels förderlich schien. Dieses Ziel war, die Umstände und die Umgebung zu schaffen, in der mein Körper sich selbst heilen konnte. Daß der Körper Wesentliches zur Selbstheilung beitragen kann, ist ein neuer und, wie wir heute wissen, sehr aussichtsreicher Ansatz in der Krebsbehandlung.

Als mein Krebs erneut auftrat und die Lage vom medizinischen Standpunkt aus hoffnungslos schien, ließen Gayle und ich die Zuversicht nicht sinken, daß es einen anderen Weg gab. Mit dem Gedanken, daß Krebs mit einem Zustand mangelnder Immunität zusammenhing, hatten wir uns bereits vertraut gemacht. Um das näher zu erklären: Es ist bekannt, daß sich bei jedem Menschen im Lauf des Lebens Krebszellen im Körper entwickeln. Dies ist eine medizinisch erwiesene Tatsache. Ebenfalls steht fest, daß der Körper normalerweise die Bedrohung seiner Gesundheit durch diese anormalen Zellen erkennt und sofort Maßnahmen ergreift, um sie zu isolieren und zu zerstören. Er tut dies, bevor irgendwelche körperlichen Symptome auftreten. Bei Krebskranken unterbleibt dies jedoch, und die Krebszellen vermehren sich ungehindert. Der Körper leistet keinen Widerstand, und das Ergebnis sind Krebssymptome.

Wir gingen also davon aus, daß es möglich ist, die natürlichen Abwehrreaktionen des Körpers – das Immunsystem – zu reaktivieren. Daraus folgte, daß der Körper selbst in der Lage ist, alle Krebszellen zu vernichten und zu entfernen. Wenn also das Immunsystem intakt blieb und richtig funktionierte, so brauchte man nicht zu befürchten, daß der Krebs irgendwo anders wieder auftauchen würde. Eine faszinierende Vorstellung.

Diese Vorstellung war unser Ausgangspunkt – die Grundvoraussetzung. Alles, was wir unternahmen, war auf dieses Ziel gerichtet, und alle Behandlungsmethoden, die wir ausprobierten, betrachteten wir als Teil des Prozesses, der dazu führen sollte, mein Gleichgewicht wiederherzustellen. Heute wissen wir, welches die Grundbedingungen *unseres* Erfolges waren, und können zugleich ein Urteil über all die anderen von uns erprobten Behandlungsmethoden abgeben.

In diesem Licht betrachtet wird Krebs zu einer Art Abenteuer, zu einem Wachstums- und Lernprozeß, und ich bin sicher, trotz aller Prüfungen ist das, was wir durchgemacht haben, für Gayle und mich sehr fruchtbar gewesen.

Diese Einstellung, Krebs als ein Abenteuer zu betrachten, als eine Chance, sich zu entwickeln und zu lernen, steht in völligem Widerspruch zu den Ängsten, die das Wort Krebs normalerweise auslöst. Wahrscheinlich gibt es kein anderes Wort, das heutzutage in unserer Gesellschaft solche Angstgefühle erzeugt. Diese Angst beruht auf vier irrigen Ansichten.

Die vier irrigen Ansichten über Krebs:

1. Die Ursache von Krebs ist unbekannt.
2. Krebs ist stets mit Schmerz verbunden und führt vorzeitig zum Tod.
3. Krebskranke können nichts tun, um sich selbst zu helfen, und müssen die Verantwortung für die Wiederherstellung ihrer Gesundheit und damit für ihr Leben einem Arzt überlassen.
4. Die Behandlung ist unangenehm und hilft (wahrscheinlich) sowieso nicht.

Es ist das Bestreben der Krebshilfe-Gruppe von Melbourne und dieses Buches, diese Ängste zu zerstreuen, sie durch eine positive

Haltung zu ersetzen und zu zeigen, wie Krebskranke einen entscheidenden Beitrag zur Wiederherstellung ihrer Gesundheit leisten können.

Dieses Buch soll zu einer neuen Einstellung gegenüber dem Krebs führen. Es geht in ihm nicht darum, wie man würdevoll an Krebs stirbt, sondern es soll den Weg zum Leben, zu einem erfüllten Leben weisen.

Die Voraussetzung ist, Krebs als einen Prozeß zu betrachten. Wir müssen uns klarmachen, daß die meisten Krebsursachen heute bekannt sind und daß Krebs kein willkürlicher Schicksalsschlag ist. Um dies zu erkennen, müssen wir unseren Horizont erweitern. Wir müssen uns bewußt machen, welche Bedeutung die drei Aspekte unseres menschlichen Wesens haben, die wir *physisch*, *psychisch* und *spirituell* nennen.

Nach meiner Meinung ist das Spirituelle von überragender Bedeutung, doch es hat nichts mit Religion zu tun. Die religiöse Einstellung ist eine ganz persönliche Sache, und ich werde deshalb wenig dazu sagen. Manche Menschen wollen mit Religon nichts zu tun haben, andere nehmen ihre Religion sehr ernst, und nach unserer Erfahrung muß man in dieser Hinsicht seinen Weg allein gehen. Die Methoden hängen nicht mit einer bestimmten religiösen Richtung zusammen, und es wird nicht versucht, Einfluß auf die religiöse Einstellung des Patienten zu nehmen. Doch die meisten Menschen empfinden die Methoden als hilfreich bei ihrer Suche nach ihrer eigenen spirituellen Realität.

Sehr viele Menschen und besonders Krebspatienten beschäftigen sich mit den Grundfragen: Wer bin ich? Welchen Sinn hat das Leben? Von wo komme ich? Wohin gehe ich? Diese fundamentalen spirituellen Fragen sind für Krebspatienten oft von großer Bedeutung und lohnen gewiß eine eingehende Betrachtung.

Auch werden wir uns auf diesen Seiten mit der zunehmend anerkannten Rolle befassen, die Faktoren der Umgebung und der Psyche bei der Verursachung und Behandlung von Krebs spielen, denn darin liegt der Schlüssel zum Erfolg. Die meisten Krebsursachen kennen wir heute, und ich behaupte, daß auch Methoden zur Beseitigung dieser Ursachen zur Verfügung stehen. Diese Methoden beruhen im wesentlichen auf richtiger Ernährung, positivem Denken, Streßbewältigung und Meditation – alles in Verbindung mit geeigneten, spezifischen Therapien. Durch Anwendung all dieser Methoden kann die natürliche Heilungsfähigkeit des Körpers wiederhergestellt werden.

Ein Körper mit einem funktionierenden Abwehrsystem kann nicht an Krebs erkranken.

Es war sehr befriedigend für Gayle und mich, mit anderen Patienten zusammenzuarbeiten, die imstande waren, sich durch den gleichen Prozeß wie wir von einer Krankheit, die sonst tödlich verlaufen wäre, zu befreien. Doch der faszinierendste und erfreulichste Aspekt unserer Arbeit ist, daß die von uns angewandten Methoden häufig Krebspatienten mit einer tieferen Liebe zum Leben erfüllten, verbunden mit einer tiefen Bejahung des Scheidens aus diesem Leben.

Obwohl wir also viele Heilungen erlebt haben und immer wieder erleben, finden wir uns damit ab, daß es nicht allen Patienten gelingt, sich von ihrer Krankheit zu befreien, und daß manche sterben. Es erfüllt uns jedoch mit großer Genugtuung, daß Menschen, die durch diese Methoden keine Heilung erlangten, imstande waren, mit einer Würde und Haltung zu sterben, die sie selbst und ihre Angehörigen oft überrascht und stets beeindruckt hat. Auch ihnen ist es gelungen, den Krebs zu besiegen. Obwohl es stets unser Ziel ist, den Patienten wieder zu voller Gesundheit zu verhelfen, sind unsere Methoden also auch für jene vom großem Wert, deren Krankheit schon so weit fortgeschritten ist, daß sie dem Tod nicht mehr entgehen können.

Im allgemeinen ist es so, daß unsere Methoden um so wirksamer sind, je früher in seinem Krankheitsverlauf der Patient sie anwendet, doch auch jene, die später damit beginnen, haben gute Aussicht, ihren Krebs zu überwinden. Es gibt immer genügend Anlaß zur Hoffnung, und als zusätzlichen Gewinn die Bewältigung der Angst und der mit der Krankheit zusammenhängenden Probleme. Und viele andere haben Aussicht, durch Anwendung dieser Methoden das Entstehen von Krebs zu verhüten. Wir sind zu der ehrlichen Überzeugung gelangt, daß Krebs besiegt werden kann.

Zu meiner Heilung trugen im wesentlichen zwei Aspekte bei: die ungeheure Unterstützung, die mir von außen zuteil wurde, und meine inneren Kräfte, die ich mobilisieren konnte.

Viele Menschen haben zu meiner Gesundung beigetragen. Die bei weitem wichtigste Rolle spielte dabei meine Frau Gayle. Wenn jeder in seinem Leben einen Menschen hätte, der imstande ist, ihn mit so viel Liebe und Fürsorge zu umgeben, wie es Gayle bei mir tat, dann gäbe es keine Krankheit mehr. Sie hat mir bei all meinen Prüfungen und Bemühungen beigestanden, und was das Wesentlichste war: Sie war von Anfang an stets überzeugt, daß ich wieder gesund werden würde. Es gab für sie keine Zweifel, und ihre Hingabe, mir zu helfen, war unerschöpflich. Wie inzwischen auch viele andere Menschen erfahren haben, hat sie eine wunderbare Gabe zu entscheiden, was zu welcher Zeit das Richtige ist.

Es gab noch zahlreiche andere: Dr. Ainslie Meares, der mit seiner ungeheuren Erfahrung und seiner neuen Meditationstechnik Bedeutendes zum Wohl der Menschheit im allgemeinen und von Krebspatienten im besonderen geleistet hat, Pat Coleby, der mich mit Steve und Annette Henzler bekannt machte, denen ich meine Kenntnis der Gerson-Diät verdanke, Mike Sowerby, der mir viele Einsichten über die Wichtigkeit der Ernährung vermittelt hat, John Doyle, meinen Chirurgen, ein Mensch mit großem Mitgefühl, die Geistheiler auf den Philippinen, Alan Mendizaba, Peter Hoddle, Jo Johansen und die Hobarts, Reverend Mario Schoenmaker, Dick Milesworth, Ralph Thomas, Bob Allen, Maurice Finkel, Ivan Burns, Mary Rogers, Pamela und Hari Bhagat, Sai Baba, die Findhorn-Gemeinschaft, meine Familie, unsere vielen Freunde und viele andere, die alle ihren Teil beitrugen. Mein Bestreben ist, alles, was ich von ihnen erfahren habe, in diesem Buch zu vereinen. Meine Heilung habe ich vielen Menschen und alles in allem der göttlichen Kraft zu verdanken.

Von meinen inneren Kräften war, glaube ich, die wichtigste die Fähigkeit, die Krankheit als einen Prozeß zu betrachten. Als sie wiederkehrte, erkannte ich, daß sie eine Folge meiner früheren Handlungen war. Die Erkenntnis, daß ich dazu beigetragen hatte, sie zu verursachen, erfüllte mich mit dem Vertrauen, daß ich viel dazu tun konnte, sie zu überwinden. Ich übernahm die Verantwortung für meine Krankheit und erlangte dadurch Macht über sie. Ich gewann die Überzeugung, daß ich, wenn ich das Richtige unternahm, geheilt werden konnte. Nun kam es darauf an, die notwendigen Veränderungen in meinem Leben vorzunehmen und die Methoden zu finden, die diese Veränderungen herbeiführten.

Die Erkenntnisse und Erfahrungen, die ich auf diesem Weg gewonnen habe, soll nun dieses Buch anderen vermitteln.

Ein letztes Wort

In diesem Buch werden Sie kein Wundermittel finden, das Sie, ohne sonst etwas zu verändern, nur dreimal täglich nehmen müssen, um geheilt zu werden.

Sie *können* den Krebs besiegen, wenn Sie sich auf einen Prozeß einlassen – einen Heilungsprozeß, der Mühe, Ausdauer und Veränderungen erfordert. Es ist ein Prozeß, durch den unser natürlicher Gesundheitszustand wiederhergestellt werden kann. Wer bereit ist, diesen Weg zu gehen, kann Krebs verhindern oder überwinden. Mein Wunsch ist, daß dies mehr und mehr Menschen gelingen möge.

Ian Gawler

1. Kapitel

Der erste Schritt

Für jeden, der bereit ist, der Herausforderung Krebs zu begegnen, gibt es einen Weg, der zurück zur Gesundheit führt. In den Kapiteln dieses Buches werden die an diesem Weg liegenden Möglichkeiten diskutiert. Es soll Ihnen helfen, die für Sie richtigen Entscheidungen zu treffen, und Ihnen die Kraft und Ausdauer geben, sie durchzuführen.

Doch wo beginnt der Weg? Welches ist der erste Schritt? Es ist wichtig, daß ich Ihnen gleich am Anfang sage: „Es gibt nichts, was *ich* für Sie tun kann. Nur *Sie selbst* können es tun. Sie können sich selbst heilen – ich weiß, daß das möglich ist. Aber ich kann nichts weiter tun, als Ihnen die Methoden zu zeigen und Sie auf dem Weg zu führen."

Um sich auf diesen Weg zu machen, brauchen Sie Hoffnung. Sie müssen den Mut aufbringen, den ersten Schritt zu tun – alles weitere wird sich ergeben. Wir sehen immer wieder, wie Menschen ihre Probleme überwinden und, wie wir es nennen, „gesünder als gesund" werden. Wie Menschen, die sich dieser höchsten Herausforderung einer lebensbedrohenden Krankheit gestellt und gesiegt haben, ein neues Lebensgefühl, eine neue Lebensfreude erfüllt. Das Leben gewinnt für sie einen völlig neuen Sinn. Das können auch Sie erreichen. Es kann ein schwerer Weg sein, der all Ihren Einsatz, all Ihre Kraft erfordert, doch glauben Sie mir – auch Sie können das Ziel erreichen! Zuerst müssen Sie jedoch herausfinden, was für Sie am wichtigsten ist. Wenn Ihre Krankheit eben erst diagnostiziert worden ist, sollten Sie sich vier Fragen stellen:

1. Frage: Will ich wirklich wieder gesund werden?

Vielleicht halten Sie mich für verrückt, weil ich Ihnen diese Frage stelle. Doch Tatsache ist, daß viele Krebspatienten glauben, daß ihre Krankheit unabänderlich zum Tode führt und sich nicht vorstellen können, wieder gesund zu werden. Sie müssen entweder ihre Einstellung ändern oder bereit sein, die ihnen nach ihrer Meinung noch verbleibende Zeit auf beste Weise zu nützen. Im zweiten Fall ist die Lebensqualität von überragender Bedeutung, und dazu gehört, sich auf einen würdevollen, ruhigen Tod vorzubereiten. Wie ich schon im Vorwort erwähnte, haben sich die Prinzipien, mit denen wir uns beschäftigen wollen, auch für Sterbende als sehr hilfreich erwiesen.

Es gibt jedoch genügend Beweise, die zu dem Glauben berechtigen, daß Krebs geheilt werden kann, und dies ist unser Hauptziel. Fälle wie mein eigener, andere aus unserer Krebshilfe-Gruppe, die Bücher und Berichte von Ainslie Meares sowie den Simontons in den Vereinigten Staaten und Therapeuten in England zeigen, daß dies möglich ist.

Es gibt keinen Zweifel, daß die angewandten Methoden wirksam sind. Vorausgesetzt also, daß der grundlegende Wille zu leben vorhanden ist, und in der Überzeugung, daß sehr viel getan werden kann, um ihn aufzubauen, können wir weitergehen.

2. Frage: Bin ich bereit, die Verantwortung für meine Krankheit zu übernehmen?

Diese Frage läßt sich am besten beantworten, wenn Sie sich einen Besuch bei Ihrem Arzt vorstellen. Gehen Sie zu ihm und sagen: „Hier ist mein kranker Körper. Machen Sie ihn gesund. Sagen Sie mir, was daran nicht in Ordnung ist. Bestimmen Sie, welche Behandlung ich brauche. Ich tue alles, was Sie sagen. Sie haben die Verantwortung?“

Oder gehen Sie zu ihm und sagen: „Hier ist mein kranker Körper. Was können wir tun, um ihn gesundzumachen?“ Diese Einstellung führt zu einer ausgewogenen Beziehung. Statt die Verantwortung für Ihre Gesundheit – und Ihr Leben – auf jemand anderen zu übertragen, erklären Sie sich bereit, gemeinsam mit dem Arzt Ihre Gesundheit wiederherzustellen. Das schließt ein, daß Sie – gemäß Ihrer Einsichtsfähigkeit – über Ihre Lage ehrlich aufgeklärt werden. Der Arzt wird

Ihnen sämtliche Möglichkeiten darlegen und natürlich auch seine fachmännischen Ansichten und Vorschläge. Doch die Verantwortung behalten letzten Endes Sie.

Ich möchte betonen, daß ich die Rolle des Arztes nicht herabsetzen will. Die Behandlung einer so schweren Krankheit ist vor allem seine Aufgabe. Mir scheint jedoch sehr wichtig, daß der Patient willens und fähig ist, die Verantwortung für seine Krankheit und Behandlung zu übernehmen. Gelingt das nicht, so liegt dies nach meiner Erfahrung meistens daran, daß der Patient zu schwach oder die Verteidungshaltung des Arztes zu stark ist.

Gayle und ich werden von Patienten oft gefragt, was sie in einer gegebenen Situation tun sollen. Wenn wir verschiedene Vorschläge machen können, so tun wir das gern, doch wir geben solche Fragen immer an den Patienten zurück. Der Patient muß alle Entscheidungen selbst treffen, und wenn er sich entschieden hat, sollte er sich unbedingt daran halten. Mit diesem wichtigen Thema werden wir uns später noch ausführlicher beschäftigen.

3. Frage: Was ist besser – eine schädigende oder nichtschädigende Therapie?

Schädigende Therapien	*Nichtschädigende Therapien*
Operation (schädigt nicht unbedingt den ganzen übrigen Körper)	Meditation
Bestrahlung (die Schädigung kann begrenzt werden)	Diät
Chemotherapie (schädigt oft viele Teile des Körpers)	Positives Denken
	Immunisierende Medikamente
	Vitamine und Mineralien
	Zahlreiche sogenannte alternative Therapien

Dies ist die schwierigste Frage. Tatsache ist, daß die meisten konventionellen Therapien den Körper schädigen. Vor allem Bestrahlung und Chemotherapie schwächen oft das Immunsystem des Körpers, seine Abwehrmechanismen. Dies verringert die Fähigkeit des Körpers, sich selbst zu heilen. Häufig treten schwere Schädigungen mit Nebenwirkungen auf wie Verbrennungen durch Bestrahlung, Erbrechen und Haarausfall. Die Wirkungen auf den übrigen Körper sind oft weniger deutlich, doch nichtsdestoweniger drastisch. Kleine Infektionen, die ansonsten ohne Folgen geblieben wären, können größere Ausmaße annehmen. Und am wichtigsten ist, daß die Fähigkeit des Körpers, sich gegen den Krebs zur Wehr zu setzen, häufig gemindert wird. Dieser Aspekt derartiger Therapien erfordert deshalb sorgsame Überlegung. Nach meiner Ansicht ist es bei solchen schädigenden Behandlungsmethoden besonders wichtig, sich auf jene Selbsthilfemethoden zu konzentrieren, die darauf zielen, das Immunsystem zu stärken und dem Körper zu helfen, sich selbst zu helfen. Diese Methoden werden in späteren Kapiteln behandelt.

Auch hier ist eine gute Kommunikation mit dem Arzt von großer Bedeutung. Sie müssen in der Lage sein, mit Ihrem behandelnden Arzt über alle Bedenken offen und ohne Schwierigkeiten zu sprechen. Ist dies nicht der Fall, dann sollten Sie mit dem Arzt eben darüber sprechen. Wir alle wissen, daß manche Menschen nicht zueinander passen und daß es Leute gibt, mit denen man einfach nicht zurechtkommt. Wenn es Ihnen nicht möglich ist, die Situation zu ändern, dann ersuchen Sie um Überweisung an einen Arzt, der besser zu Ihnen paßt. Niemand sollte deshalb beleidigt sein. Es trägt nur zur Erleichterung der Lage bei und ist für alle Beteiligten förderlich.

Ebenso sinnvoll ist es, die möglichen positiven Wirkungen einer Behandlung gegen sämtliche eventuellen Nebenwirkungen abzuwägen. Dies ist nur möglich, indem man die Statistiken vergleicht. Vergessen Sie jedoch nicht, daß Statistiken für ihre Ungenauigkeit bekannt sind, vor allem, wenn man versucht, aus allgemeinen Ergebnissen Schlüsse auf spezifische, individuelle Fälle zu ziehen. Die meisten Ärzte lehnen es heute ab, bei Krebspatienten bezüglich des Verlaufs oder der Lebenserwartung eine eindeutige Prognose zu stellen, weil so viele nicht abschätzbare Faktoren im Spiel sind. Häufig erweisen sich solche „Urteile“ als völlig falsch. Man kann jedoch nach solchen allgemeinen Statistiken recht gut die Aussichten einer bestimmten Behandlungsmethode beurteilen. Als zum Beispiel bei meiner Erkrankung ein Rückfall eintrat, betrug die Lebenserwartung zwischen drei und sechs Monaten. Konventionelle Therapien boten wenig Hoffnung, diese Statistik zu verändern, und ihre Nebenwirkungen wären sehr stark gewesen. Es fiel mir deshalb nicht schwer, mich von ihnen abzuwenden und andere Möglichkeiten zu erforschen. Hätte ich jedoch die Hodgkinsche Krankheit gehabt, so wäre die Lage ganz anders gewesen. Da diese Krebsart durch Chemotherapie häufig geheilt wird, wäre es erwägenswert gewesen, die Nebenwirkungen in Kauf zu nehmen.

Die beste Möglichkeit, eine vorgeschlagene Behandlung zu beurteilen, besteht darin, folgende Fragen zu stellen:

a) Wie sind die Aussichten ohne Behandlung, und welche Lebenserwartung besteht in diesem Fall?

b) Wie groß wäre die Lebenserwartung, wenn die vorgeschlagene Behandlung durchgeführt wird?

Beachte: Diese Statistiken sind in praktisch allen Fällen verfügbar, außer die Methode befindet sich noch im Versuchsstadium. Wenn sie Ihnen auf Ihre Bitte hin nicht zur Verfügung gestellt werden, ist Mißtrauen angebracht, und Sie sollten eine andere Meinung einholen. Wenn Sie eine Methode in Erwägung ziehen, mit der noch experimentiert wird, können Sie ihren Wert nur abschätzen. Mit anderen Worten, in diesem Fall müssen Sie sich eingehend über den von ihr erwarteten Nutzen informieren.

c) Welche Nebenwirkungen hat die Methode?

Die Antworten bieten Ihnen die Basis für Ihre Entscheidung. Sie können Vorteile und Nachteile gegeneinander abwägen.

Trotzdem kann eine Entscheidung immer noch sehr schwierig sein. Die nichtschädigenden Therapien ohne Nebenwirkungen erscheinen sehr verlockend, doch sie werden vom Großteil der Ärzteschaft nicht als Hauptbehandlungsmethoden anerkannt. Es gibt jedoch eine wachsende Zahl von Ärzten, die sie in Fällen, in denen sie sie für zweckmäßig halten, anwenden. Sie anerkennen, daß diese nichtschädigenden Therapien wie Diät, Meditation und positives Denken bei den üblichen schädigenden Behandlungsmethoden als ergänzende Maßnahmen eingesetzt werden können. Bei Patienten, die sie anwenden, treten weniger Nebenwirkungen auf; außerdem reagieren sie sichtlich besser, und am eindrucksvollsten und wichtigsten ist ihre bessere Lebensqualität. Wir können dies ständig bei den Mitgliedern der Krebshilfe-Gruppe in Melbourne beobachten, die zum größten Teil auf konventionelle Weise behandelt werden.

Es gibt jedoch auch Menschen, die sich für die schädigenden Therapien nicht eignen oder die von Anfang an die nichtschädigenden Methoden gewählt haben. Es erfordert Mut, sich für etwas zu entscheiden, von dem häufig behauptet wird, es sei nicht ausreichend erprobt, oder das sogar als Kurpfuscherei bezeichnet wird. Doch die Beweise für die Wirksamkeit dieser Therapien häufen sich, und mit der Zeit wird man sie günstiger beurteilen und häufiger anwenden.

Die Wahl ist also eine schwierige Sache, doch man sollte seine Entscheidung bewußt treffen, am besten, bevor man mit irgendeiner Behandlung beginnt. Hat man sich entschieden, so stelle man sich die letzte Frage:

4. Frage: Welche spezielle Therapie soll ich wählen?

Wenn die ersten drei Fragen beantwortet sind, kann hier ziemlich leicht eine Entscheidung gefällt werden. Hat man bezüglich Frage 3 eine gute Wahl getroffen, so ist man bereits in engem Kontakt mit den richtigen Experten. Sobald Sie die Grundfragen geklärt haben und sich soweit festgelegt haben, können Sie vertrauensvoll ihre Empfehlungen befolgen. Wenn Sie sich, zum Beispiel, für Chemotherapie entschieden haben, ist es sinnvoll, die Wahl der Mittel dem Arzt zu überlassen. Sollte Ihnen jedoch daran liegen, Einzelheiten über Ihre Behandlung zu erfahren, so dürfen Sie erwarten, daß Ihre Fragen auf offene, entgegenkommende Weise beantwortet werden.

Ebenso ist es, wenn Sie etwa Meditation gewählt haben, notwendig, daß Sie die Technik erlernen und für die Übungen die erforderliche Zeit aufwenden.

Ganz gleich, welche Wahl Sie treffen – der nächste Schritt besteht darin, daß Sie alles in Ihrer Macht Stehende tun, um der Behandlung zu voller Wirksamkeit zu verhelfen. Auf die Möglichkeiten, dies zu erreichen, werden wir in diesem Buch immer wieder eingehen.

Ein Wort an die Ärzte

Auf dem Gebiet der Krebserkrankungen gibt es viele problematische Fragen. Die Auseinandersetzung darüber ist bisher oft durch Emotionen und Mißverständnisse erschwert worden. Ich bin mir des schwankenden Bodens, auf dem wir uns dabei bewegen, durchaus bewußt. Doch ich hoffe, es gibt keinen Zweifel daran, daß mir an einem Konflikt mit der Ärzteschaft nicht gelegen ist. Ich habe mich mit dem Inhalt dieses Buches etwa sieben Jahre lang eingehend beschäftigt, und ich arbeite seit drei Jahren aktiv mit Krebspatienten. Ich finde, nun ist es an der Zeit, mich zu Wort zu melden und angehört zu werden. Der Verantwortung, die ich damit auf mich nehme, bin ich mir bewußt. Ich bitte lediglich darum, die von mir vertretenen Prinzipien mit Aufgeschlossenheit zu betrachten und ein Urteil darüber aufgrund der mit ihnen erzielten Ergebnisse zu fällen.

Bestimmt hatten Sie alle schon zwei Patieten mit gleichartigen Befunden. Doch auf die gleiche Behandlung spricht der eine an und der andere nicht. Warum?

Oft beschäftigen sich Ärzte in erster Linie damit, was sie für den Patienten oder mit ihm tun können, also mit äußerlichen Methoden, die darauf abzielen, die Symptome der Krankheit zu beseitigen. Diese Bemühungen sind sicherlich sehr wichtig, doch die Stellung des Patienten wird dabei überhaupt nicht in Betracht gezogen. Außerdem sind einige äußerliche schädigende Therapien zwar wirksam, doch die Überlebensrate bei den meisten Krebsfällen hat sich trotz der enormen Forschungsbemühungen der letzten zwanzig bis dreißig Jahre nicht verbessert. Was erforderlich scheint, ist eine weitere Perspektive. Häufig haben Patienten das Gefühl, daß ihre Lebensqualität durch schädigende Behandlungsmethoden verschlechtert wird – ohne entsprechenden Nutzen. Oft entsteht der Eindruck, daß an die Lebensqualität des Patienten überhaupt nicht gedacht wird. Kranke Menschen können nicht wie ein Maschinenteil behandelt werden, bei dem damit zu rechnen ist, daß er auf eine Reparatur auf bestimmte Weise reagiert. Ärzte sollten wesentlich mehr sein als Körpermechaniker.

Der Glaube des Patienten, seine Hoffnungen, Befürchtungen,

Erwartungen, sein Befinden – all dies hat stärksten Einfluß auf das Ergebnis der Behandlung. An ihm selbst liegt es, ob sie Erfolg hat oder fehlschlägt.

Der Patient kann lernen, Erfolg zu haben. Der Weg besteht darin, die inneren Kräfte des Patienten zu mobilisieren.

Sie können sich vor Krebs schützen

Gayle, meine Frau, hat zusammen mit mir alle diese Methoden angewendet, obwohl sie nicht krank gewesen ist. Ihr Gesundheitszustand, ihre Vitalität, ihre Fähigkeit, anderen zu helfen, und ihre Lebensfreude sind dadurch beträchtlich gewachsen.

Wenn Sie gesund sind – in welchem Maße? Sind Sie nur frei von Symptomen oder so gesund, wie es Ihren wahren Möglichkeiten entspricht?

In den Vereinigten Staaten wird von drei Menschen einer Krebs bekommen. In Australien wird einer von fünf daran sterben. Das ist keine Greuelpropaganda. Das sind Tatsachen. Sind Sie bereit, die Lektion dieser Krankheit zu lernen und eine Lebensweise anzunehmen, die Sie auf optimale Weise gesunderhalten kann?

Die Methoden, von denen hier die Rede ist, können Krebskranken das Leben retten. Doch wir haben gesehen, daß sie bei vielen anderen Krankheiten ebenso wirksam sind. Sie können einem normalen Menschen zu vollkommener Gesundheit verhelfen. In seinem Buch *The Causes of Cancer* weist Professor R. Doll darauf hin, daß medizinische Kapazitäten der Meinung sind, 85 Prozent aller Krebserkrankungen könnten durch Änderung der Lebensweise verhindert werden. Gewiß kostet es Mühe und erfordert Hingabe und Aufgeschlossenheit, sich und sein Leben zu ändern. Doch Sie können es schaffen. Gesundheit ist unser natürlicher Zustand. Nehmen Sie also die Herausforderung an. Es wäre wunderbar, wenn Menschen aus Problemen anderer lernen könnten, wenn sie nicht durch Krankheit gezwungen werden müßten, sich zu ändern.

Das Leben kann leicht und voll Freude sein. Damit es so ist, brauchen wir nur einige einfache Wahrheiten zu erkennen.

2. Kapitel

Meditation

Meditation ist das wirkungsvollste Mittel, um Heilung von Krankheit und ein Höchstmaß an Gesundheit zu erlangen; eine Methode, die alle wesentlichen Voraussetzungen dazu schafft. Ihre unmittelbaren körperlichen Wirkungen reichen von der Auflösung körperlicher Spannungen bis zur Reaktivierung des Immunsystems. Sie verhilft zur Entwicklung emotionaler und geistiger Ausgeglichenheit und einer positiven Einstellung und führt vor allem automatisch und mühelos zu erhöhtem Wohlbefinden. Kein Wunder, daß diese Selbsthilfemethode sich immer größerer Beliebtheit erfreut! Verbunden mit einer natürlichen Ernährung und aktiven Bemühungen, die Vorteile positiven Denkens zu nützen, bietet sie die Grundlage zum Aufbau vollkommener Gesundheit.

In der Vergangenheit wurde Meditation von den meisten großen Religionen als Teil eines fünfstufigen Prozesses zur Erlangung eines höheren Bewußtseins benützt. Heute hat der Begriff „Meditation" verschiedene Bedeutungen. Im allgemeinen werden damit zahlreiche unterschiedliche Prozesse umschrieben, zu denen eine Technik zur Erlangung tiefer Entspannung gehört, die heute als passive Therapie für gesundheitliche Zwecke genützt wird. Da diese Technik nicht unmittelbar mit spirituellen Bestrebungen zu tun hat, und um Unklarheiten zu vermeiden, werden wir die besondere Form passiver Meditation, die wir für Heilzwecke benützen, im weiteren Text kursiv setzen, also *Meditation* nennen, und die Normalschrift verwenden, wenn wir die andere Art von Meditation meinen, die zu dem fünfstufigen spirituellen Prozeß gehört.

Wir müssen bedenken, daß Pioniere der Medizin wie Dr. Ainslie

Meares erst in den letzten zwanzig Jahren die gesundheitsfördernden Wirkungen uralter Meditationstechniken erkannt und zur Bewältigung moderner Alltagsprobleme eingesetzt haben. Dr. Meares' erste größere Veröffentlichung auf diesem Gebiet war sein Bestseller *Relief without Drugs.*

Dr. Meares erkannte, daß die heilsamen Wirkungen der Meditation einem Zustand entspringen, in dem sich Geist und Körper in völliger Ruhe befinden. Er stellte fest, daß der Körper in diesem Ruhezustand die Gelegenheit hat, seine natürliche Ausgeglichenheit wiederzufinden, und daß bei regelmäßiger Übung diese wiedererlangte Ausgeglichenheit den ganzen Tag über anhält und dem Patienten dazu verhilft, jene Harmonie wiederherzustellen, die wir Gesundheit nennen! Ebenso wie eine Schnittwunde automatisch heilt, ohne daß wir uns darum zu kümmern brauchen, kann die passive *Meditation* natürliche, automatisch funktionierende Heilungsmechanismen reaktivieren und somit tiefgreifende Wirkungen auslösen. Es war Dr. Meares' großes Verdienst, dies zu erkennen und eine einfache Methode zu entwickeln, die den Menschen in diesen Zustand der Ruhe und Ausgeglichenheit versetzt, ohne daß er vielleicht zwanzig Jahre auf das Studium und Üben von Zen-Praktiken verwenden muß.

Als Psychiater wandte er diese Techniken zuerst an, um Menschen zu helfen, Angstzustände und mit Streß zusammenhängende Probleme zu bewältigen. Je mehr Gebiete er einbezog, um so mehr Erfolge konnte er erzielen. Bald fand er heraus, daß *Meditation* bei so verschiedenartigen Symptomen wie Phobien, hohem Blutdruck, Allergien, nervöser Spannung und Schmerzempfindlichkeit Erleichterung brachte.

Dies mag unbegreiflich erscheinen, doch wenn wir in Betracht ziehen, was Streß ist und welche Rolle er bei der Verursachung vieler Krankheiten spielt, wird es leicht verständlich. Wenn man weiß, wie Streß auf uns wirkt, versteht man besser, wie unsere gegenwärtige Situation entstanden ist und wie man mit einem Selbsthilfeprogramm aus ihr herausfinden kann. Um die Wirkungsweise von Streß zu begreifen, wollen wir einmal betrachten, was geschieht, wenn wir plötzlich erschrecken. Angenommen, in Ihrer Nähe schlägt ein Blitz in den Boden ein. Ihr Körper reagiert augenblicklich. Sie stoßen einen Schrei aus, atmen scharf ein, und Ihre Muskeln ziehen sich ruckartig zusammen. Hormone werden freigesetzt und lösen chemische Wirkungen in Ihrem Körper aus. Adrenalin wird abgesondert, und der Kortisonspiegel steigt. Ihr Herz beginnt zu rasen, der Blutdruck steigt, und Ihr Blut wird zu den Aktionsmuskeln gelenkt. Durch die automatischen Veränderungen, die durch die sogenannte „Angriffs- oder Fluchtreaktion" hervorgerufen werden, wird Ihr Körper in sofortige Handlungsbereitschaft versetzt. In unserem Fall würde Ihre Reaktion darin bestehen, schnell Schutz zu suchen. Dann würde Ihnen klarwerden, daß es nur ein Blitz gewesen ist, daß er nicht getroffen hat und daß alles in Ordnung ist. Sie würden erleichtert aufatmen, und die Spannung würde sich lösen.

Von großer Bedeutung ist die Reihenfolge dieser Vorgänge. Die Bedrohung hat eine körperliche Reaktion ausgelöst, die Sie in sofortige Handlungsbereitschaft versetzte. Das nächste war eine körperliche Aktivität, gefolgt von Entspannung. Kurz zusammengefaßt sieht diese Abfolge so aus:

Bedrohung
Körperliche Reaktion und chemische Veränderungen
Angemessene körperliche Aktivität
Entspannung

Dies ist ein völlig natürlicher und gesunder Reaktionsablauf, der sich in früheren Zeiten entwickelte, als das Leben einfach war und die Körperlichkeit eine größere Rolle spielte. Die Angriffs- oder Fluchtreaktion war damals wichtig für die Selbsterhaltung. Wenn der Mann aus der Höhle nebenan, eine Keule schwingend, über den Berg gerannt kam, um die Frau eines anderen zu stehlen, war dies eine klare Bedrohung. Sie bewirkte rasche Veränderungen in der Körperchemie, so daß man sofort zum Handeln bereit war und das Angemessene tat. Wenn man eine Chance zu haben glaubte, hat man seine Stellung behauptet und gekämpft; wenn nicht, ist man weggelaufen. In jedem Fall wurde auf die Bedrohung durch intensive körperliche Aktivität reagiert, die ausgelebt und zu einem klaren Abschluß gebracht wurde. Dann stand es einem frei, sich zu entspannen und entweder seine Wunden zu lecken oder sich über seinen Sieg zu freuen.

Dieser Ablauf fügte sich in den Rhythmus eines einfachen Lebens und hatte keine negativen Folgen. Daraus resultierende Ängste waren natürlich und beruhten lediglich auf Instinkt und Selbsterhaltungstrieb. Derartige Ängste verminderten kaum die Lebensqualität und führten zu keinen körperlichen Symptomen. Tiere, die unter für sie natürlichen Bedingungen leben, demonstrieren heute noch die Angemessenheit dieser Angriffs- oder Fluchtreaktion in einer körperlich orientierten Welt.

Für uns Menschen in der heutigen Welt sind die Dinge jedoch nicht mehr so einfach. Die Bedrohungen, denen wir heute ausgesetzt sind, sind nur selten rein körperlicher Art, sondern häufig sehr kompliziert. Die meisten, wenn nicht alle Bedrohungen, mit denen wir zu tun haben, sind emotionalen oder geistigen Ursprungs und oft schwer zu bewältigen.

Ob es sich nun aber um Schwierigkeiten mit einer Beziehung oder um finanzielle Probleme handelt – unsere körperlichen Reaktionen sind die gleichen geblieben. Wir reagieren auf die gleiche Weise, wenn der Chef unfreundlich ist und zu große Anforderungen an uns stellt oder wenn der Nachbar uns am Sonntagmorgen mit seinem Rasenmäher aus dem Schlaf reißt. Wir holen kurz Luft und spannen unsere Muskeln an. Unsere Körperchemie verändert sich und setzt uns instand, zu handeln. Aber können wir dem Chef die Nase einschlagen oder dem Nachbarn den Rasenmäher an den Kopf werfen? Nicht, wenn wir weiter das Gehalt bekommen wollen, das wir brauchen, um unsere Verpflichtungen zu erfüllen – nicht, wenn wir in unserem Gemeinwesen gesellschaftlich anerkannt bleiben wollen! Oft handeln wir dann unangemessen, und unsere Reaktion wird unterdrückt. Und jedesmal, wenn wir die gleiche Situation erleben oder auch nur daran denken, wird die ungelöste Spannung verstärkt.

Noch schlimmer ist, daß wir oft angemessen zu handeln glauben, und die Situation wird trotzdem nicht bewältigt. Es gibt keinen klaren Abschluß unseres Handelns, keine Entspannung, keine Wiederherstellung der normalen Körperchemie. Wir bleiben in einer

Situation gefangen, und die Veränderungen der Körperchemie bleiben bestehen.

Diese mit der Angriffs- oder Fluchtreaktion verbundenen Veränderungen der Körperchemie schaden nichts, wenn sie nur von kurzer Dauer sind. Ihr Zweck ist, uns für kurze Zeit in intensive Aktivität zu versetzen, doch auf längere Zeit oder auf Dauer sind sie nicht gut.

Wenn diese Veränderungen der Körperchemie länger andauern, so entsteht Streß, der auf den Menschen anhaltende ungünstige Wirkungen hat. *Streß entsteht, wenn der Mensch nicht imstande ist, auf eine Herausforderung angemessen zu reagieren und zu handeln und sie dadurch zu bewältigen.* Streß ist also die Folge eines ungelösten Problems.

Natürlich ist Streß eine sehr persönliche Sache. Er hängt im Grunde davon ab, wie wir auf ein Problem reagieren, und weniger von der Art des Problems. Ein Problem, das von einem Menschen leicht gelöst wird, kann bei einem anderen starken Streß auslösen.

Der nächste wesentliche Punkt ist, daß anhaltender Streß die Körperchemie auf eine Weise beeinflußt, daß das Immunsystem des Körpers geschwächt wird. Vor allem diese Veränderungen im Hormonhaushalt sind es, welche die Fähigkeit des Körpers, sich selbst instand zu halten und zu regenerieren, herabsetzen. Und so bahnt Streß zusammen mit anderen Faktoren wie ungesunder Ernährung im Lauf der Zeit vielen Krankheiten den Weg. Der amerikanische Ärzteverband ist der Ansicht, daß zwei Drittel aller Besuche bei praktischen Ärzten auf mit Streß zusammenhängende Symptome zurückzuführen sind. Streß ist auch, direkt oder indirekt, eine Hauptursache von Arbeitsunfähigkeit, Herzgefäßerkrankungen, Lungenkrankheiten, Unfallverletzungen, Leberzirrhose, Selbstmord und zahlreichen leichteren Krankheiten. Und ich bin überzeugt, daß Streß ein Hauptfaktor bei der Verursachung von Krebs ist.

Praktisch alle Krebspatienten, die ich befragt habe, sind der Meinung, daß Streß ein wesentlicher Faktor bei der Entwicklung ihrer Krankheit war. Die meisten gaben an, daß sie sich zu Beginn in einem chronischen Streßzustand befunden haben. Doch das Wichtigste ist, daß sie sich durchwegs mit einem allgemeinen psychologischen Profil von Krebspatienten identifizieren. Etwa 95 Prozent der befragten Patienten befanden sich in einem sehr schweren Streßzustand, der eine drastische Verschlechterung ihres Befindens zur Folge hatte. Das Streß erzeugende Ereignis lag lange vor der Diagnostizierung ihrer Krebserkrankung, doch seine ungünstigen Wirkungen hielten immer noch an. Mit diesem sehr wesentlichen Faktor werden wir uns eingehend in Zusammenhang mit den Krebsursachen (9. Kapitel) beschäftigen.

Wie können wir am einfachsten feststellen, ob wir unter Streß stehen? Wenn dies – wie in vielen Fällen – nicht offensichtlich ist, sind Muskelspannungen ein guter Anhaltspunkt. Wenn man unter Streß steht, ruft er körperliche Spannung hervor. Beobachten Sie Ihren Körper. Wenn Sie frei von Muskelspannungen sind und sich entspannt und wohl fühlen, dann haben Sie keine Streßprobleme. Wenn Sie dauernd die Stirn runzeln, die Zähne zusammenbeißen, wenn Ihre Schultern steif sind oder wenn Sie die Hände zu Fäusten ballen – Vorsicht! Das sind Warnsignale. Mit den richtigen Methoden können Sie jedoch Probleme vermeiden. Wenn man weiß, wie Streß zustande kommt, kann man leicht damit umgehen. Das Wichtigste ist nicht, ihn zu vermeiden, sondern richtig damit umzugehen. *Sie brauchen nichts weiter als eine Methode, mit der Sie den Streß lösen können.* Alle Menschen, die mit Streß erzeugenden Situationen gut fertig werden, haben eine eigene Methode, um sich zu befreien, zu entspannen, loszulassen.

Die einfachste, sicherste und zuverlässigste Methode – die beste, sich von Muskelspannungen und Streß zu befreien – ist passive *Meditation*. Da *Meditation* auf eine tiefe Entspannung von Körper und Geist zielt, macht sie es uns möglich, uns von Belastendem zu befreien – sie gestattet uns, alles loszulassen!

Die Entspannung, die wir anfangs während der Meditationsübungen finden, wird bald Teil unseres ganzen Lebens. Durch die Herstellung eines entspannteren Zustands wird unsere Körperchemie wieder normalisiert. Dadurch ist unser Körper wieder imstande, sich selbst instand zu halten und zu regenerieren, und die erste Grundbedingung zur Wiedererlangung unserer Gesundheit ist erfüllt – die Mithilfe des Körpers!

Die Rolle von Streß bei Krankheit und Gesundheit

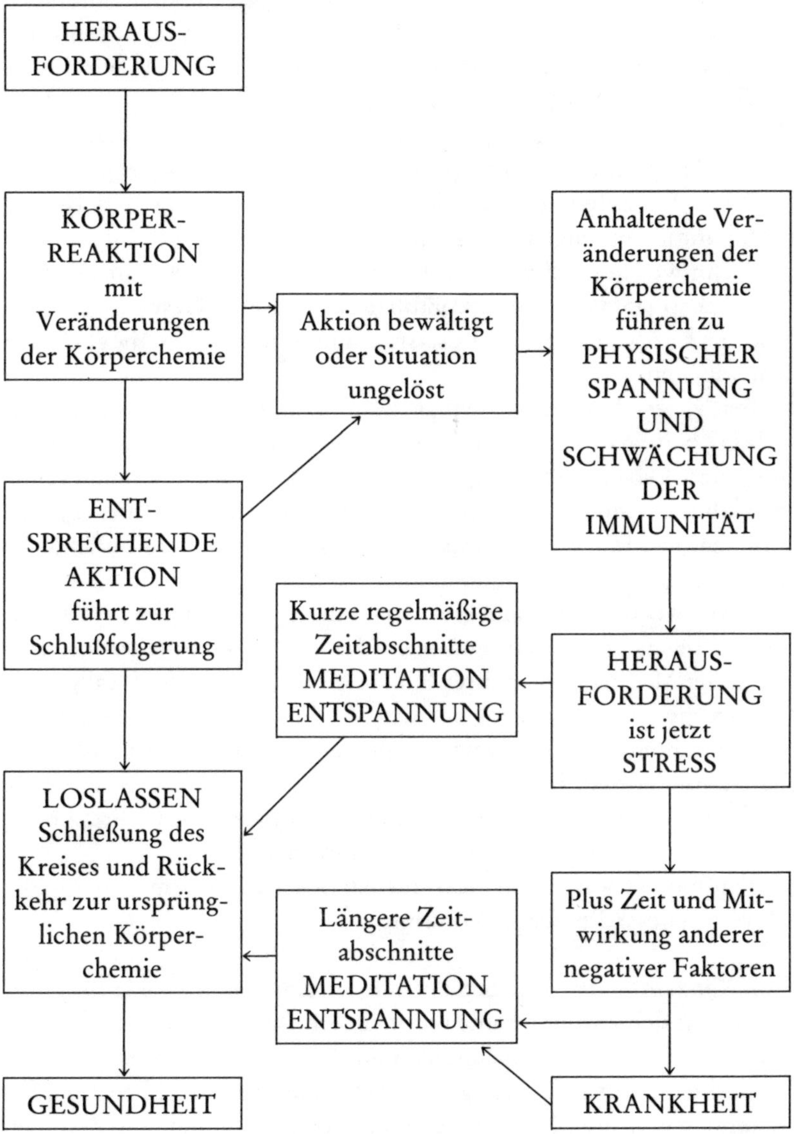

Wenn Sie also an sich eine leichte Form von Streß feststellen, doch noch keine Krankheitssymptome haben, werden kurze *Meditations-*Übungen ausreichen, um damit fertig zu werden. Ein Leben ohne Herausforderungen wäre langweilig und ohne Reiz, doch wir dürfen nicht zulassen, daß Herausforderungen zu Streß werden – sie sollten lediglich Anstöße zum Handeln sein. *Meditation* ist eine wunderbare Methode, Streß in Handlungsmöglichkeiten zu verwandeln.

Wenn Sie bereits ein Krankheitsproblem haben, so sind längere Meditations-Sitzungen angezeigt.

Wenn wir diesen Ablauf begreifen, verstehen wir, warum *Meditation* auf so einfache und unkomplizierte Weise zu Gesundheit führt, warum Entspannung und Loslassen, durch die Stille ermöglicht, so wichtig sind.

Bei vielen Menschen genügt also *Mediation.* Bei regelmäßiger Übung befreit sie sie von Streß und erlaubt ihnen, sich zu entspannen und das Leben voll zu genießen. Wenn Sie diese grundlegende Selbsthilfemethode anwenden und sie zu einem Teil Ihres Lebens machen, werden Sie bald feststellen, daß der Nutzen die anfängliche Mühe lohnt.

Bevor wir uns jedoch im einzelnen mit der Technik der *Meditation* beschäftigen, ist es sicher gut, wenn Sie einiges über die traditionelle Rolle der Meditation und ihren Sinn und Zweck erfahren. Im allgemeinen wurde sie als Werkzeug benützt, als Hilfsmittel für Menschen, die eine unmittelbare Erkenntnis der spirituellen Wirklichkeit anstreben. Es ist von Vorteil, diesen Prozeß zu verstehen, denn so erfahren Sie auch einiges über die historischen Hintergründe und die Prinzipien, die auch auf anderen Gebieten von Nutzen sind.

Traditionell war Meditation nur ein Schritt in einem fünfstufigen Prozeß. Dieser Prozeß beginnt mit

1 Konzentration: Der Schüler nimmt eine bequeme Haltung ein, entspannt sich körperlich und versucht sich dann auf eine einzige Sache zu konzentrieren. Entspannung und Konzentration sind einander förderlich, und so sind einige der Techniken hauptsächlich auf Entspannung gerichtet. Je mehr Sie sich entspannen, um so besser können

Sie sich konzentrieren. Der Gegenstand der Konzentration fällt im allgemeinen unter eine der vier folgenden Kategorien:

a) *Eine Aktivität* – Vor allem Atemübungen, ebenso Tanz und meditative Bewegung wie die chinesische Kunst des Tai Chi.
b) *Ein Objekt* (zum Beispiel eine Kerze oder ein Bild) – Hierzu werden Ikonen verwendet sowie Mandalas oder komplizierte Symbolbilder.
c) *Ein Laut* – Ein Laut wird ständig wiederholt, entweder in Form von Gesang (Chanten) oder stumm (als Gebet oder Mantra). Ein Mantra ist ein Wort oder eine Wortgruppe, die ständig wiederholt werden, z. B. bei der transzendentalen Meditation (TM).
d) *Ein Gedanke* – Hier erfolgt die Konzentration auf eine bestimmte Eigenschaft, z. B. Wahrheit, Ehrlichkeit, Gerechtigkeit.

Ganz gleich, worauf die Konzentration gerichtet ist; das Ziel ist, nur daran und an nichts anderes zu denken. Wenn dies gelingt, so geht die Konzentration in Meditation über.

2 Meditation ist im traditionellen Sinn die Fähigkeit, sich unter Ausschluß aller anderen Gedanken auf eine Sache zu konzentrieren: ein aktiver geistiger Prozeß, der einige Mühe erfordert. In diesem traditionellen Sinn ist Meditation eigentlich unabgelenkte Konzentration. Wird diese lange genug praktiziert, so führt sie zu:

3 Kontemplation – In der Kontemplation wird die Konzentration leicht und mühelos, als ob der Geist in einen Schongang geschaltet wird. Wenn dies geschieht, wird der logische, denkende Teil des Geistes durch den intuitiven, kreativen Aspekt abgelöst.

Es ist wichtig, zu erkennen, daß der Geist diese zwei Funktionsweisen besitzt – die rationale und die abstrakte. Die meisten von uns kennen nur die mit dem Tagesbewußtsein verbundene rationale Funktionsweise des Gehirns. Den ganzen Tag denkt, analysiert, bewertet unser Gehirn. Vom morgendlichen Aufstehen bis zum abendlichen Schlafengehen durchströmt uns ein ständiger Gedankenfluß. Diese rationale Aktivität des Geistes wird der linken Hälfte des Gehirns zugeschrieben.

Gewöhnlich assoziieren wir Nicht-Denken mit Schlaf oder Bewußtlosigkeit. Doch wohl jeder von uns kennt den flüchtigen, angenehm träumerischen Zustand vor dem Einschlafen, in dem wir bei Bewußtsein sind, ohne zu denken. Eine ähnliche Ruhe erfüllt uns in jenen herrlichen Momenten, wenn ein prächtiger Sonnenuntergang oder ein großes Kunstwerk unser Innerstes berührt. Dann gewinnt die mehr abstrakte als rationale Gehirnaktivität die Oberhand, die mit der rechten Gehirnhälfte zusammenhängt.

Scherzhaft könnte man also viele von uns als Halbidioten bezeichnen, weil wir, obgleich wir vernunftbegabte Wesen sind, nur die Hälfte unseres Gehirnpotentials nützen! Kontemplation ist eine Möglichkeit, die andere Hälfte zu trainieren. Wenn wir das tun, können wir neue Einsichten und Erkenntnisse gewinnen. Der Geist ist in dieser Phase des Prozesses jedoch immer noch aktiv. In der Kontemplation wird er lediglich auf eine Weise eingesetzt, die wir normalerweise nicht kennen.

Lange Kontemplationspraxis führt zum

4 Zustand des Einsseins: Dies ist eine noch abstraktere Ebene. In diesem Zustand verschmelzen der Kontemplierende, das Objekt der Kontemplation und der Akt der Kontemplation, so daß keine Trennung mehr empfunden wird, sondern nur ein ständiges Gefühl der Einheit. Diese Vereinigung ist es, welche die Mystiker aller Zeiten so inbrünstig angestrebt und, wenn sie sie erreichten, so poetisch geschildert haben. Sie führt zur höchsten Stufe der

5 Erleuchtung, dem „Wissen, das alles Begriffsvermögen übersteigt". In diesem Zustand wird dem Strebenden die wahre Offenbarung zuteil.

Wir können uns diesen fünfstufigen Prozeß besser vorstellen, wenn wir uns, zum Beispiel, auf eine Kerze konzentrieren. Am Anfang müssen wir Konzentration aufwenden, um stillzusitzen und unsere Aufmerksamkeit auf die Kerze zu richten. Immer wieder schweifen die Gedanken ab: Was wird es zum Abendessen geben? Was habe ich morgen zu erledigen? Soll ich mich an der Nase kratzen? usw.

Schließlich, wenn wir uns lange genug bemüht haben, können wir uns, ohne durch irgendwelche Gedanken abgelenkt zu werden, auf die Kerze konzentrieren. Das ist Meditation. Bald scheint ein anderer Prozeß zu beginnen, und abstrakte Gedanken über die Kerze steigen auf – über ihre Symbolik, ihre Form, ihr Licht –, und wir beginnen ihr Wesen auf einer neuen Ebene zu begreifen. Das ist Kontemplation. Zum Beispiel können Sie das Empfinden haben, daß das Licht der Kerze ein Symbol des göttlichen Funkens in Ihnen ist, und diese Erkenntnis kann sehr wertvoll für Sie sein. Mit der Zeit lösen sich auch alle derartigen Gedanken auf, und alles Bewußtsein von Aktivität und Zeit schwindet. Nur rückblickend sind Sie sich bewußt, daß Sie in einem Zustand waren, in dem Sie sich mit der Kerze eins gefühlt haben. Das ist die Vereinigung. Dieses Gefühl der Einheit kann sich über die Kerze und Ihre unmittelbare Umgebung hinaus ausdehnen, so daß Sie Ihre Einheit mit allem wahrnehmen. Schließlich können Ihnen ganz eindringlich und klar völlig neue Erkenntnisse zuteil werden. Wenn Ihnen in der Kontemplation etwa die Bedeutung des göttlichen Funkens klargeworden ist, so können Sie nun in der Erleuchtung erkennen, daß dieser göttliche Funke in Ihnen selbst und in allen Menschen ist. Dieses Wissen ist unabweislich, denn es wurde nicht durch Lesen oder durch Berichte anderer erworben, sondern durch unmittelbare Erfahrung, und selbst wenn Sie es in rationalen Begriffen nicht erklären können – Sie wissen einfach, daß es die Wahrheit ist.

Wesentlich ist, daß der eben dargestellte Prozeß ein aktiver ist und sich von der Art von *Meditation,* die wir für Heilzwecke benützen, grundlegend unterscheidet, denn diese ist passiv.

Es war ein Glück, daß ich meinen Krebs zu einer Zeit bekam, als Dr. Ainslie Meares die *Meditation* bei Krebspatienten anzuwenden begann. Mich erfüllte wachsendes Interesse für die traditionellen Meditationsformen, und ich hatte das Gefühl, daß durch diese Prinzipien die innere Harmonie, die ich verloren hatte, wiederhergestellt werden konnte. Ich war sicher, daß die Wiedererlangung dieser inneren Harmonie sich auf der äußeren körperlichen Ebene positiv auswirken würde. Dr. Meares war der Ansicht, daß *Meditation* Angst und Streß lösen würde. Dadurch würde der Kortisonspiegel in meinem Körper sinken, so daß mein Immunsystem wieder normal funktionieren konnte. Dann würde mein Körper sich selbst von den Tumoren befreien und den Zustand natürlicher Gesundheit wiederherstellen.

Nachdem ich selbst *Meditation* praktiziert und ihre Wirkungen bei anderen beobachtet habe, glaube ich sagen zu können, daß *Meditation* vor allem zwei positive Wirkungen zu haben scheint: *Meditation erhöht die Lebensqualität und die Lebensquantität. Menschen, die meditieren, fühlen sich besser und leben länger.*

Was die Lebensqualität betrifft, so sehen wir positive Wirkungen auf allen Ebenen menschlicher Erfahrung: auf körperlichem, emotionalem, geistigem und spirituellem Gebiet.

Körperliche Wirkungen

Abnorme physische Spannung ist, wie wir wissen, ein Streßsymptom, das die natürlichen Körperfunktionen behindert. *Meditation* löst körperliche Spannung. Viele Menschen staunen, wie gut sie sich körperlich fühlen, wenn diese Spannung beseitigt ist. Ihnen wird bewußt, wie groß diese Spannung war, bevor sie zu meditieren begannen. Sie hatten diesen Spannungszustand als normal betrachtet und merken erst jetzt, wie unangenehm er war. Sportler haben festgestellt, daß sie mit *Meditation* ihre Leistungen verbessern können, und die meisten Menschen berichten, daß ihre Leistungsfähigkeit bei alltäglichen Aufgaben bemerkenswert steigt. Die Pulsgeschwindigkeit sinkt, und sogar gefährlich hoher Blutdruck kann sich normalisieren. Bei Dr. Colin, einem Mitglied unserer Gruppe, das nicht an Krebs litt, sondern nur als interessierter Beobachter teilnahm, ging der stark erhöhte Blutdruck durch *Meditation* und Diät innerhalb von zwei Monaten auf Normalwerte zurück.

Emotionale Wirkungen

In emotionaler Hinsicht erfüllt uns *Meditation* mit Ruhe und Gelassenheit. Den Menschen fällt es leichter, sich selbst zu akzeptieren. Sie sind besser imstande, ihre Begrenzungen anzunehmen und ihre Fähigkeiten positiv einzusetzen. Die Folge ist, daß sie in der Lage sind, mit anderen Menschen auf offene, ehrliche und sinnvolle Weise umzugehen.

Jeder Krebspatient weiß, daß seine Krankheit zwischenmenschliche Probleme mit sich bringt. Bevor der Krebs diagnostiziert wurde, war er vielleicht Arzt, Tischler, Hausfrau oder dergleichen. Jetzt ist er für seine Freunde in erster Linie ein Krebskranker, und alles andere tritt in den Hintergrund. Das kann viele peinliche Situationen verursachen und zu einem weiteren Angstauslöser werden. Es ist bemerkenswert, wie sehr *Meditation* ein Akzeptieren der Situation und eine Offenheit bewirkt, die ansteckend ist und alle beruhigt.

Bei vielen Menschen vermindert *Meditation* Schuldgefühle und negative Emotionen und führt deshalb zu größerer Liebesfähigkeit. Oft ist das Ergebnis ein besseres Liebesleben, doch auch die Fähigkeit zu einer höheren Form von Liebe, zu Selbstlosigkeit und Mitgefühl wird gesteigert. Die Menschen entwickeln mehr Hingabefähigkeit und können deshalb ihren Mitmenschen besser helfen.

Geistige Wirkungen

Angst wirkt sich negativ auf alle Teile unseres Wesens aus. Sie kann zahllose Ursachen haben, die oft nicht feststellbar sind, und viele haben schon unzählige Stunden bei Psychotherapeuten mit der ergebnislosen Suche nach früheren Ursachen heutiger Ängste verbracht. In der Zeit im Mutterleib, bei der Geburt, in der Kindheit und Jugend kann man auf Ereignisse aller Art stoßen, die als Ursachen für Ängste und Streß in Frage kommen. Doch auch wenn die Ursache festgestellt wird, ist die Behandlung häufig schwierig.

Es gibt ein sehr gutes Beispiel dafür. Im Zweiten Weltkrieg befanden sich in den Hecks der Lancaster-Bomber Maschinengewehrschützen. Sie stiegen über eine Leiter in den Heckteil des Flugzeugs, legten sich in den engen Rumpf und wurden in einen Plexiglasbehälter eingeschlossen. Mit der übrigen Besatzung standen sie nur über Sprechfunk in Verbindung, so daß sie während des Fluges ganz allein mit ihrem Maschinengewehr waren. Hinzu kam, daß sie wußten, daß sie im Durchschnitt die Aussicht hatten, etwa zwei solche Einsätze lebendig zu überstehen. Dies war natürlich eine extreme, angsterzeugende Situation. Kein Wunder, daß jene Männer, die dies überlebten, nach dem Krieg in starke Spannungszustände gerieten, wenn sie gezwungen waren, sich in kleinen Räumen aufzuhalten, zum Beispiel in einer Toilette. Ebenso wie viele andere Menschen, die sich bemühen, eine Angst loszuwerden, kannten sie die Ursache ihres Problems. Und was taten sie? Sie ließen ausnahmslos die Toilettentür offen!

Zwei Prinzipien sind hier wirksam: Erstens genügt die Kenntnis der Ursache eines Problems meist nicht, um sich davon befreien zu können, sondern ebenso wichtig ist eine geeignete Methode. Zweitens wären die Angst und die Unannehmlichkeiten dieser Männer noch viel größer geworden, wenn sie den Zusammenhang zwischen ihrer Schwierigkeit, auf die Toilette zu gehen, und ihren Kriegserlebnissen nicht gekannt hätten.

Um Gesundheit zu erlangen, muß man also über seine Krankheit oder Störung möglichst gut Bescheid wissen und braucht außerdem geeignete Methoden zu ihrer Behandlung.

Unter dem Druck zu leben, der durch dauernde Angst hervorgerufen wird, erfordert ständige Anstrengung. Es ist, als versuche man die ganze Zeit den Deckel eines Dampfkochtopfs zuzuhalten – eine körperlich, emotional und geistig ermüdende Sache. Werden wir von der Angst befreit, so wirkt sich das positiv auf unser ganzes Wesen aus, und bald verschwinden die körperlichen Symptome.

Dr. Meares' größtes Verdienst ist vielleicht, bewiesen zu haben, daß *Meditation* unabhängig von der Ursache gegen Angst und vor allem auch ohne zwingende Feststellung der Ursache der Angst wirkt. Die Wirkung beruht darauf, daß der Streßzyklus kurzgeschlossen wird. *Meditation* ist eine zuverlässige Methode, die durch Streß veränderte Körperchemie rasch zu normalisieren und dadurch dem Körper die Wiederherstellung der Gesundheit zu ermöglichen. Deshalb ist es so wichtig, sich zu Beginn der Übungen zu entspannen, denn die Entspannung von Körper und Geist fördert die Wiederherstellung der Gesundheit, das heißt: Entspannung normalisiert die Körperchemie, und der Normalzustand ist Gesundheit. Am wesentlichsten ist, daß die Wiederherstellung der Gesundheit ungeachtet der Ursache des Streß geschieht – einfach dadurch, daß wir sie loslassen. Und das ermöglicht uns die *Meditation.* Ohne daß wir in der Vergangenheit herumzuwühlen brauchen, können wir durch sie leicht und mühelos zu blühender Gesundheit zurückfinden. Alles, was wir tun müssen, ist, uns an die einfache, unkomplizierte Technik zu halten – das heißt *loszulassen.*

Spirituelle Wirkungen

Manche Menschen finden, daß *Meditation* in spiritueller Hinsicht zu einem inneren Frieden führt, den sie nicht für möglich gehalten hätten. Glenyss, ein Mitglied unserer Gruppe, sagte mir kürzlich, obwohl es ihr körperlich noch nie so schlecht gegangen sei, habe sie sich noch nie so gut gefühlt. Sie strahlte vor Begeisterung und meinte, sie lebe so intensiv wie nie zuvor.

Dieser innere Friede ist so tief, daß er als eine echte, lebendige Erfahrung empfunden wird. Viele Menschen, die bereits einen festen religiösen Glauben haben, sind von der Tiefe dieser Erfahrung überrascht. Manche fürchten, daß sie durch *Meditation* in einen Konflikt mit ihrem Glauben geraten könnten, doch wird allgemein die Erfahrung gemacht, daß sie zu einer Vertiefung der jeweiligen religiösen Überzeugung und zu größerer persönlicher Zufriedenheit führt.

Noch stärker machen oft Menschen ohne feste religiöse Ansichten diese Erfahrung. Ich bin sicher, wir alle hätten gern eine Bestätigung dafür, daß das Leben nicht nur aus diesem irdischen Wirrwarr besteht. Früher haben die Menschen sich offenbar in dieser Hinsicht leichter mit den Versicherungen anderer zufriedengegeben, doch heute wendet man sich von der formalen Religion mehr und mehr enttäuscht ab und sucht die persönliche Erfahrung. Und die materielle Welt erscheint, um so eingehender sie erforscht wird, zwar immer intensiver, aber auch immer leerer. Es muß noch etwas Höheres geben. Durch *Meditation* gelangt man oft zu einer unmittelbaren Erfahrung dieses Höheren. Wenn man das Lächeln in den Gesichtern einiger unserer Krebspatienten sieht, so weiß man, wie echt und tiefgehend diese Erfahrung ist.

Die *Lebensqualität* ist von fundamentaler Wichtigkeit, denn sie macht das Leben lebenswert. *Meditation* hilft uns, auf allen Ebenen richtig zu handeln, und das erfüllt uns mit Frieden und Freude.

Doch wie steht es mit der *Lebensquantität?* Wie lange werde ich noch leben? Diese Frage kann in den tiefsten Winkeln unseres Geistes lauern und uns den Atem verschlagen, wenn wir unvorbereitet darauf stoßen. Einen Krebspatienten kann diese Frage mit einer ständigen, nagenden Angst erfüllen, wenn er nicht zu einer Haltung des Sichfügens und zu innerem Frieden gelangt. Mit *Meditation* ist das möglich.

Die Arbeit von Dr. Meares und anderer in den Vereinigten Staaten und in England, die ähnliche Techniken anwenden, beweist hinreichend, daß diese Methoden die Lebensquantität und Lebensqualität erhöhen. Meine eigenen Erfahrungen und die vieler Mitglieder unserer Krebshilfe-Gruppe bestätigen dies. Es gibt keinen Zweifel an der Wirksamkeit dieser Techniken. Ich bemerkte einmal gegenüber Dr. Meares, daß es mir so gut ginge, nachdem ich diese Krankheit gehabt hatte, daß ich wünschte, jeder würde sie bekommen, um den gleichen Nutzen daraus zu ziehen. Sicherlich ließ ich mich, als ich dies sagte, von meiner Begeisterung hinreißen, doch etwas Wahres ist daran. Jedenfalls hat sich meine Lebensqualität gegenüber der Zeit, bevor ich mein Bein verlor, ungeheuer verbessert. Und am besten fühle ich mich, wenn ich regelmäßig meditiere, wenn die *Meditation* zum festen Bestandteil meines Tagesprogramms gehört. Judy, eine Patientin unserer Gruppe, hat zu diesem Thema vor kurzem gesagt: „Krebs hat mir zu einem besseren Leben verholfen. Er hat mich so viel gelehrt, und ich habe so viel durch ihn gewonnen. Ich kann mir nicht vorstellen, wie ich das alles ohne Krebs erreicht hätte.“

3. Kapitel

Meditation – die Praxis

Wie geht das Ganze vor sich? Wie *meditiert* man?

Diese Art von Meditation ist eine ganz einfache Sache, doch wir sind in unserem heutigen Leben an sehr komplizierte Dinge gewöhnt. Wie können wir zur Einfachheit zurückfinden? Wie können wir lernen, still zu sein? Wie können wir „loslassen?"

Es hilft, wenn man versteht, was bei der *Meditation* vor sich geht. Das Ziel ist, den denkenden Teil unseres Gehirns zum Schweigen zu bringen. Wir haben bereits von der rationalen, analytischen, denkenden Funktion der linken Gehirnhälfte und der kreativen, intuitiven, fühlenden Funktion der rechten Gehirnhälfte gesprochen. Wenn wir *Meditation* darstellen und erklären wollen, wenden wir rationales, linksseitiges Denken an, um eine ihrem Wesen nach irrationale, doch sehr wertvolle Aktivität der rechten Gehirnhälfte zu beschreiben. Es ist gut, ja sogar notwendig, nach Erklärungen zu suchen, kritisch zu sein, alles, was wir tun, zu analysieren, doch wir sollten uns dabei unserer Grenzen bewußt sein.

Wir können viel darüber sagen, was *Meditation* ist, wie sie funktioniert und was sie bewirkt. Doch ihr wahres Wesen kann man nur voll begreifen, wenn man sie selbst praktiziert.

Dr. Meares fragte einmal in Nepal einen berühmten Yogi, was man bei der Meditation empfinde. Der Yogi antwortete mit der Gegenfrage, wie er den Geschmack einer Banane beschreiben würde. Man kann Worte verwenden, um etwas zu schildern und Vergleiche anzustellen, doch letzten Endes besteht die einzige Möglichkeit, zu erfahren, wie eine Banane schmeckt, darin, eine abzuschälen und ein Stück zu kosten! Es ist eine Sache der unmittelbaren Erfahrung.

Ich hoffe, diese Worte geben Ihnen den Anstoß und das Vertrauen, *Meditation* auszuprobieren – mit einer offenen, positiven Einstellung und im Bewußtsein, daß Sie sich auf eine sehr persönliche, faszinierende Sache einlassen.

Ich selbst habe erfahren, wie *Meditation* mein Leben verwandelt und verbessert hat, und ich habe es bei vielen anderen erlebt. Wahrscheinlich ist es die angenehmste Sache, die ich allein tun kann, und zugleich die nutzbringendste. Jeder sollte sie zu einem Teil seines Lebens machen.

Unser Bestreben ist also, unseren Körper und unseren Geist zur Ruhe zu bringen und auf einer sehr tiefen, fundamentalen Ebene Entspannung und Befreiung zu finden.

Die von uns angewandte Methode beginnt damit, den Körper zur Ruhe zu bringen. Später werden wir diese Ruhe auf unseren Geist ausdehnen.

Noch eine Erklärung: Zuerst benützen wir eine ziemlich formelle, dynamische Technik, um den Körper zu entspannen. Formell insofern, als wir auf eine festgelegte Weise beginnen, und dynamisch, weil bei weiterem Fortschreiten die Technik sich zu einem mehr und mehr automatisch ablaufenden Prozeß entwickelt und wir nur noch offen für die vor sich gehenden Veränderungen und Verbesserungen sein müssen.

Sehr wichtig ist unsere Einstellung. In unserer heutigen Welt sind wir es gewöhnt, nach Leistung zu streben. Wenn wir etwas haben wollen, müssen wir normalerweise dafür arbeiten oder darum kämpfen. In der *Meditation* müssen wir eine völlig andere Haltung einnehmen. Sobald wir damit beginnen, müssen wir alles Streben aufgeben, denn wenn wir versuchen, auf Biegen und Brechen zu meditieren, wird garantiert nichts dabei herauskommen! Unser einziges Bestreben sollte sein, die Zeit dafür festzusetzen und uns zu sagen: „Das ist die Zeit, in der ich meditiere, und es gibt nichts, was wichtiger ist." Das kann sehr mühevoll sein, doch sobald wir beginnen, ist Mühelosigkeit das Wichtigste. Es sollte ein einfacher, leichter, passiver Prozeß sein.

Um die Einstellung zu verstärken, daß dies ein gesundheitsfördernder Prozeß ist, finde ich es hilfreich, mit einer Affirmation zu beginnen. Nichts Starres oder Erzwungenes, sondern nur eine freundliche Absichtserklärung, zum Beispiel:

Ich schließe sanft die Augen
Ich wende mich nach innen
Ich weiß, daß jetzt Heilung geschieht

Viele Menschen finden es gut, ein Gebet folgen zu lassen, und auch dies kann gute Wirkungen haben. „Nicht mein, sondern dein Wille geschehe", scheint besonders gut geeignet. So kommen wir in die Stille, die wir suchen.

Wichtig ist auch die Umgebung, in der Sie meditieren – sie sollte so förderlich wie möglich sein. Ideal ist es, wenn Sie sich geborgen fühlen, wenn keine Möglichkeit besteht, daß Sie unterbrochen oder gestört werden, und wenn der Raum ruhig und angenehm ist. Eine Gruppe, in der alle Teilnehmer das gleiche tun, ist sehr hilfreich, doch *meditieren* kann man auch sehr gut allein.

Suchen Sie sich einen ruhigen Raum, in dem Sie sich wohl fühlen. Wenn nötig, bitten Sie die Leute Ihrer Umgebung, Sie nicht zu stören. Nehmen Sie sich vor, sich nicht darum zu kümmern, wenn jemand an der Wohnungstür klingelt oder anruft, oder hängen Sie das Telefon aus. Am Anfang ist es gut, immer den gleichen Raum zu benützen und, wenn möglich, jeden Tag zur gleichen Zeit zu üben.

Welche Haltung ist bei der *Meditation* einzunehmen? Die Haltung braucht nur zwei Voraussetzungen zu erfüllen – sie soll symmetrisch und ein wenig unbequem für Sie sein.

Die Symmetrie ist wichtig, weil sie das Empfinden von Ruhe und Ausgeglichenheit verstärkt, sie verleiht der Technik eine gewisse Förmlichkeit und macht sie zu etwas „Besonderem". Wenn Sie im Liegen meditieren wollen, legen Sie sich flach auf den Rücken, die Arme locker neben sich, die Hände geöffnet und mit der Innenseite nach oben. Die Beine sind ausgestreckt, und die Füße fallen entspannt nach außen. Wenn Sie im Sitzen üben, stellen Sie die Füße flach auf den Boden, halten Sie den Rücken möglichst gerade und den Kopf aufrecht oder angelehnt. Die Arme liegen auf den Armlehnen, die Hände hängen über die Enden herab. Wenn der Sessel keine Armlehnen hat, können die Hände flach auf den Schenkeln oder leicht geöffnet im Schoß liegen.

Eine andere Möglichkeit ist, daß Sie, ohne sich anzulehnen, auf dem Boden sitzen. Es gibt viele für die Meditation bestimmte Yoga-Haltungen, von denen die beliebteste der Lotussitz ist. Bei der von uns angewandten Methode ist jedoch keine bestimmte Haltung erforderlich. Wichtig ist nur, daß die Haltung symmetrisch und ein wenig unbequem ist.

Warum soll etwas, das uns so viele positive Wirkungen bringt, mit Unbequemlichkeit verbunden sein? Wenn Sie eine Zeitlang regelmäßig Ihre Übungen machen, werden Sie die anfängliche leichte Unbequemlichkeit bald nicht mehr spüren. Am Anfang ist sie jedoch wichtig, weil sie Ihnen eine bessere Konzentration ermöglicht, die notwendig ist, um sich tief zu entspannen. Je unbequemer Ihre Haltung am Anfang ist, um so tiefer müssen Sie sich entspannen, um ein Gefühl der Bequemlichkeit und Ruhe wiederzuerlangen. Wenn Sie dies selbst ausprobieren, werden Sie sehen, daß die leichte Unbequemlichkeit ein wesentlicher Teil des Prozesses ist.

Nun sind wir bereit, uns von unserem Körper in die *Meditation* führen zu lassen. Wir tun dies, indem wir unseren Körper entspannen, uns die Entspannung bewußt machen und sie auf unseren Geist ausdehnen. Zu Beginn benützen wir eine einfache Übung, um dieses Gefühl herzustellen und bewußt zu machen. Wenn uns dies gelungen ist und wir das Gefühl erzeugen können, brauchen wir die Technik nicht mehr. Übrigens, wie Sie sehen, zielt die Übung auf die Erzeugung eines Gefühls ab – einer abstrakten, rechtsseitigen Gehirnfunktion.

Wir beginnen, indem wir die Augen schließen und uns darauf konzentrieren, was wir empfinden, wenn unser Körper sich im Ruhezustand befindet. Dann spannen wir einen Körperteil an und spüren den Unterschied – das andere Gefühl, das unser Körper jetzt empfindet. Darauf entspannen wir den Körper und empfinden ein drittes Gefühl: tiefe Entspannung. Und schließlich entdecken wir noch einen anderen Zustand, in dem der Körper sich wiederum anders fühlt: das „Loslassen". Das werde ich später erklären.

Um dies alles zu verstehen, muß man es wirklich selbst erleben. Sie können ganz sicher sein – die Technik ist wirklich einfach. Sie konzentrieren sich auf einen bestimmten Körperteil und machen sich das Gefühl darin bewußt; dann spannen Sie ihn an, machen sich den Unterschied – die Spannung darin – bewußt, und entspannen ihn. Wenn Sie dies nacheinander mit allen Körperteilen tun, können Sie schnell lernen, Ihren Körper sehr tief zu entspannen.

Beginnen Sie mit den Füßen. Wenn Sie die gewählte Haltung eingenommen haben, schließen Sie langsam die Augen und richten Sie Ihre Aufmerksamkeit ganz auf die Füße.

Wenn Sie dies richtig machen, verlagern Sie das Zentrum Ihres Bewußtseins. Normalerweise ist das Zentrum Ihres Bewußtseins im Kopf, ungefähr zwischen Ihren Augen. Wir haben die Empfindung, daß sich dort unser Mittelpunkt befindet. Wenn Sie nun die Augen schließen und sich auf die Füße konzentrieren, werden sie zu Ihrem Zentrum. Machen Sie sich das besondere, für Sie charakteristische Gefühl bewußt. Wenn Ihnen dies anfangs schwerfällt, wird Ihnen der zweite Schritt dabei helfen. Ziehen Sie jetzt alle Muskeln in den Füßen zusammen, so daß sie angespannt sind, so fest, daß Sie sie nicht mehr bewegen können. Jetzt haben Sie ein ganz anderes Gefühl in den Füßen. Spüren Sie den Unterschied.

Jetzt entspannen Sie die Muskeln – lassen Sie sie ganz locker und weich werden. Je mehr Sie sie entspannen, um so schwerer werden Ihre Füße. Es ist, als ob sie schmelzen – wie Eis in der Sonne –, als ob sie in den Boden sinken. In tiefer Entspannung ist dieses Schweregefühl oft mit einem Wärmegefühl verbunden.

Das ist die ganze Technik: *Machen Sie sich den Körperteil bewußt, spannen Sie die Muskeln an und lassen Sie sie los.*

Es ist gut, zu Beginn alle Körperteile durchzugehen, um sich an das Anspannen der Muskeln zu gewöhnen. Dies ist jedoch nur eine einführende Technik, und wenn Sie sie befolgen, werden Sie bald den richtigen *Meditations*-Zustand erreichen. Dann ist die Technik nicht mehr wichtig, und Sie können ohne diese Vorbereitungen in *Meditation* gehen.

Machen Sie sich also zuerst damit vertraut, die verschiedenen

Muskelgruppen anzuspannen. Nehmen Sie eine symmetrische Haltung ein, schließen Sie die Augen und spannen Sie die Fußmuskeln an. Wenn Ihnen das schwerfällt, ziehen Sie die Zehen zu den Fersen zurück und vermeiden Sie zugleich jede Bewegung. Auf diese Weise werden die Muskeln fest angespannt, und Sie erhalten einen guten Eindruck, wie sich Spannung in diesem Körperteil anfühlt. Dann entspannen Sie die Muskeln.

Die Waden: Stellen Sie sich vor, daß jemand Ihren Fußknöchel in alle Richtungen zu ziehen versucht und daß Sie Widerstand leisten. So werden alle Wadenmuskeln angespannt. Vielleicht bemerken Sie, daß auch einige Schenkelmuskeln reagieren. Versuchen Sie das zu vermeiden und konzentrieren Sie sich voll auf Ihre Waden.

Die Schenkel: Sie bilden die größte Muskelgruppe des Körpers, und die Spannung darin ist leicht zu spüren. Wenn nötig, versuchen Sie die Füße vom Boden zu heben, und drücken Sie zugleich die Schenkel mit den Händen nach unten – so ist die Spannung am stärksten spürbar.

Das Gesäß: Die Gesäßmuskeln werden angespannt, indem Sie sie zusammenziehen und sich dabei ein wenig vom Stuhl erheben. Machen Sie sich dabei das ganze Beckengebiet bewußt – auch bei der Entspannung.

Der Bauch: Auch hier ist es sehr wichtig, die Entspannung im gesamten Gebiet zu spüren. Es ist nicht schwer, die Bauchmuskeln anzuspannen und dabei auch die unteren Rückenmuskeln einzubeziehen. Stellen Sie sich vor, Sie liegen auf dem Rücken, und jemand läßt einen Medizinball auf Ihren Bauch fallen – so reagieren die richtigen Muskeln! Wenn Sie dann die Muskeln entspannen, stellen Sie sich vor, daß sich auch alles im Innern Ihres Bauchs entspannt. Es ist nicht nötig, daß Sie sich eine entspannte Leber, eine entspannte Milz usw. vorstellen – Sie brauchen nur eine tiefe Entspannung in dem gesamten Gebiet zu spüren, ohne dabei Ihre Aufmerksamkeit auf bestimmte Organe zu richten.

Die Brust: Hier gilt das gleiche. Spannen Sie alle Brustmuskeln an, so daß Ihr Brustkorb ganz hart und steif ist. Dann entspannen Sie und spüren die die Entspannung im gesamten Brustbereich.

Betrachten Sie die Arme als Einheit. Machen Sie sie völlig steif, als ob Sie sich der Bewegung nach allen Richtungen widersetzten. Das Steifmachen stellt schnell das richtige Spannungsgefühl her. Dann entspannen Sie die Arme.

Die Schultern (einschließlich Hals): Spannen Sie hier die Muskeln an, indem Sie die Schultern heben und den Kopf senken. Spüren Sie dann die Entspannung in den Schultern, im Nacken und im Hals.

Die Kinnbacken: Beißen Sie die Zähne zusammen und spüren Sie die Spannung in den großen Kaumuskeln. Machen Sie sich die Entspannung im Mund, in den Lippen und Wangen sowie in den großen Muskeln am Rand der Kinnbacken bewußt.

Die Augen: Stellen Sie die Spannung her, indem Sie die Lider fest zusammenpressen. Spüren Sie die Entspannung in den Augen und in der Nase.

Die Stirn: Runzeln Sie die Stirn, so fest Sie können, spüren Sie die Spannung und lassen Sie los. Spüren Sie, wie die Stirn sich glättet.

Besonders wichtig sind die Stirn und die Hände, denn an diesen Stellen befinden sich über 60 Prozent der Nervenendungen unseres Körpers. Je mehr Nervenendungen wir entspannen, um so mehr entspannen wir unser Gehirn – je mehr wir die Entspannung spüren, um so mehr sind wir wirklich entspannt.

Wenn wir uns mit dem Anspannen und Entspannen der verschiedenen Muskelgruppen vertraut gemacht haben, sind wir für die richtige *Meditation* bereit. Wir müssen uns ihr ein wenig öffnen, auf ihre Einfachheit vertrauen, uns erlauben, in sie hineinzugleiten. Wir lassen uns dabei von unserem Körper führen. Wenn wir spüren, wie er sich entspannt, merken wir, wie sich unser Denkprozeß verlangsamt, und wenn der Körper in den Zustand des „Loslassens“ gleitet, erlauben wir dem Geist, mitzugehen.

Wenn der Körper sich zu entspannen beginnt, wird er ganz schwer. Er ist so locker und entspannt, daß wir das Gefühl haben, er sinkt in den Boden. Und während er tiefer in den Prozeß gleitet, gerät er in einen Zustand, den wir „Loslassen“ nennen. Eine neue Leichtigkeit erfüllt ihn. Wir spüren ein Kribbeln, ein Wärmegefühl, ein Gefühl der Behaglichkeit, der Freude und Ruhe. Wenn wir zulassen, daß dieses Gefühl auch von unserem Geist Besitz ergreift, schwindet bald alles

Wahrnehmen unseres Körpers und unserer Umgebung. Geräusche scheinen weit entfernt und unwichtig, und wir haben das Gefühl, uns auszudehnen und zu schweben.

Dieses Gefühl des „Loslassens" ähnelt zuerst dem Empfinden, regungslos in warmem Wasser zu schwimmen. Und dann ist es, als ob wir uns in diesem Wasser auflösen. Der Körper scheint nicht mehr wie sonst scharf abgegrenzt, sondern seine Konturen scheinen zu schmelzen. Normalerweise spüren wir zum Beispiel die Abgrenzungen unserer Hände. Bei der *Meditation* verschwinden diese Abgrenzungen. Es ist, als ob wir uns über unseren normalen Körperbereich hinaus ausdehnen.

Doch zurück zum „Praktischen". Zur Herbeiführung dieses Entspannungszustandes bedienen wir uns einfacher abstrakter Sätze, die ich in der Gruppe laut spreche. Allein können Sie sich diese Anweisungen erteilen, indem Sie sie innerlich denken oder indem Sie sie auf eine Kassette aufnehmen und sich vorspielen. Manche Leute finden es gut, bei jedem zweiten Atemzug einen Satz zu denken. Das heißt, man atmet ein, denkt beim Ausatmen einen Satz, atmet ein und aus und wieder ein und denkt beim nächsten Ausatmen den nächsten Satz.

Wenn die Entspannung sich vertieft, werden Sie merken, daß Ihr Atem automatisch langsamer wird. Sie brauchen auf Ihren Atem gar nicht zu achten – er wird ganz von selbst einen langsamen, regelmäßigen Rhythmus annehmen.

Wenn Sie die Muskeln anspannen, halten Sie die Spannung nur so lange, daß Sie sie deutlich spüren, und lassen dann los.

Wenn Sie also eine symmetrische Haltung eingenommen haben, erteilen Sie sich innerlich folgende Anweisungen:

Ich schließe sanft die Augen...
Ich wende mich nach innen...
Ich weiß, daß jetzt Heilung geschieht...
Ich richte meine Aufmerksamkeit auf meine Füße...
Ich konzentriere mich ganz auf meine Füße...
Ich bewege sie ein wenig...
Ich empfinde, wie meine Füße sind...

Jetzt spanne ich die Muskeln meiner Füße an...
Ich spüre die Spannung...
Ich spüre den Unterschied...
Nun lasse ich los...
Ich spüre, wie die Muskeln sich entspannen...
Vollkommen entspannen...
Loslassen...
Jetzt spüre ich meine Waden...
Ich spanne die Muskeln an...
und lasse los...
völlig los...
ein gutes Gefühl...
ein natürliches Gefühl...
ganz entspannt...
die Schenkel...
Ich spanne die Muskeln an...
und lasse los...
völlig los...
Meine Beine sind ganz schwer...
als ob sie in den Boden sinken...
immer schwerer und schwerer...
Ich lasse vollkommen los...
Mein Gesäß...
Ich spanne die Muskeln an...
und lasse los...
völlig los...
ganz entspannt...
Mein Bauch...
Ich spanne die Muskeln an...
und lasse los...
Ich spüre, wie der Bauch sich senkt...
ein gutes Gefühl...
Ich lasse völlig los...
Meine Brust...
Ich spanne die Muskeln an...

und lasse los...
völlig los...
tiefer und tiefer...
loslassen...
Meine Arme...
Ich spanne die Muskeln an...
und lasse los...
ganz entspannt...
auch die Hände...
ganz schwer...
völlig entspannt...
Loslassen...
Meine Schultern...
Ich spanne die Muskeln an...
und lasse los...
völlig los...
völlig entspannt...
tiefer und tiefer...
loslassen...
Meine Kinnbacken...
Ich spanne die Muskeln an...
und lasse los...
Mein Kinn fällt etwas herab...
ganz entspannt...
ein gutes Gefühl...
ein natürliches Gefühl...
Loslassen...
Meine Augen...
Ich spanne die Muskeln an...
und lasse los...
völlig los...
ganz entspannt...
tiefer und tiefer...
Meine Stirn...
Ich spanne die Muskeln an...

und lasse los...
völlig los...
Meine Stirn ist ganz entspannt...
ganz glatt...
tiefer und tiefer...
loslassen...
Seien Sie dann eine Weile still, und beenden Sie die Übung mit den Worten: „Gut...
Jetzt öffne ich langsam die Augen."

Welches sind die Wirkungen dieser Übung? Die meisten Menschen sind beim ersten Mal erstaunt über die tiefe körperliche Entspannung, die sie bewirkt. Sie empfinden dies als eine neue, faszinierende Erfahrung, die sie öfter erleben möchten. David, ein achtundfünfzig Jahre alter Krebspatient, sagte vor kurzem, er habe sein Leben lang schwer gearbeitet und das gern getan, doch als er diese Übung zum ersten Mal gemacht habe, sei ihm klargeworden, daß er das herrliche, angenehme Gefühl einer solchen tiefen Entspannung noch nie empfunden habe.

Wenn die Übung öfter gemacht wird, stellt sich die innerliche Ruhe immer schneller und häufiger ein. Jeder Mensch ist imstande, diesen Zustand zu erreichen. Manche stellen fest, daß ihr Geist sich fast sofort beruhigt; andere müssen länger üben. Ein höchst dramatisches Erlebnis hatte Jeff gleich beim ersten Mal: „Ich war so entspannt, daß ich das Gefühl hatte, alle Spannungen seien durch meine Füße abgeflossen und es sei nur eine leere Hülse zurückgeblieben. Und dann war mir, als ob jemand mit einem großen Krug voll vibrierendem flüssigem Licht kam und dieses durch meinen Kopf in mich hineinschüttete, so daß ich von strahlender Vitalität erfüllt war. So etwas habe ich noch nie erlebt. Ich fühle mich herrlich!"

Madge, eine andere Patientin, wurde durch immer wieder auftauchende Gedanken gestört, übte jedoch weiter, da sie an die Technik glaubte. Nach zwölf Wochen kam sie mit lächelndem Gesicht zu mir und sagte: „Endlich ist es soweit. Ich kann es spüren. Zeitweise ist mein Geist völlig still. Das Warten hat sich gelohnt." Diese Fälle zeigen, daß es die verschiedensten Erfahrungen gibt, daß praktisch keine der anderen gleicht.

Gedanken bereiten die meisten Schwierigkeiten. Fast jeder kann lernen, sich in sehr kurzer Zeit körperlich zu entspannen – in einer oder mehreren Sitzungen. Ich bin der Meinung, daß die völlige Entspannung des Körpers bei dem ganzen Prozeß eine große Rolle spielt, weil sie uns dem Loslassen schon sehr nahe bringt. Bereits dieser Zustand körperlicher Ruhe hat sehr positive Wirkungen. Es ist zwar gut, sich den Zustand zum Ziel zu setzen, in dem auch der Geist losläßt, doch darf man sich nicht angestrengt darum bemühen, denn wenn trotz aller Bemühungen Gedanken auftreten, kann die Enttäuschung darüber alles zerstören. Es ist eine große Versuchung, gegen die Gedanken anzukämpfen und zu versuchen, sie zu unterdrücken. Das stärkt sie jedoch nur. Bei solchen Versuchen setzen wir den rationalen Teil unseres Geistes ein, und gerade diesen wollen wir doch zum Schweigen bringen. Wir müssen einfach passiv und geduldig sein.

Wenn die Gedanken weiterfließen, können wir kurz zum Körper zurückkehren und mit Hilfe der Anweisungen die einzelnen Körperteile noch stärker entspannen. Wenn wir uns auf die Entspannung konzentrieren, die wir im Körper empfinden, wird sie auch unseren Geist erfassen, und die Zeiten der Stille werden immer länger.

Gegenüber unerwünschten Gedanken sollten wir die Haltung eines unbeteiligten Beobachters einnehmen, ähnlich, wie wenn wir uns einen Film im Fernsehen anschauen. Wenn es sich um einen spannenden Film handelt, der unsere Aufmerksamkeit voll beansprucht, sitzen wir am Rand des Sessels und identifizieren uns so stark mit dem Geschehen, als seien wir darin verwickelt. Ist es jedoch schon spät am Abend, sind wir müde, und der Film ist alt und langweilig, dann lehnen wir uns zurück und interessieren uns nicht besonders für die Handlung. Wir sehen die Bilder vorbeiziehen und hören die Geräusche, doch wir sind nur unbeteiligte Beobachter.

Wenn wir die gleiche Haltung gegenüber unerwünschten Gedanken einnehmen, stärken wir sie nicht. Wenn wir sie nur weiterfließen, kommen und gehen lassen, dann tun sie genau das – und hören bald auf.

Wir dürfen uns durch Schwierigkeiten nicht frustrieren lassen. Mit Sicherheit hören sie alle mit der Zeit auf. Das gilt für alle Abwehrreaktionen, die der Körper von Zeit zu Zeit einsetzt, um sich zu behaupten. Wir dürfen nicht vergessen, daß die Hauptfunktion des Körpers Selbsterhaltung ist, und durch passive *Meditation* konfrontieren wir ihn mit einer neuen, unbekannten Technik, die Empfindungen der Offenheit und Schutzlosigkeit hervorruft. Doch für die meisten Menschen ist es eine positive, oft sogar ungemein angenehme Erfahrung.

Bei manchen Menschen, vor allem (aber nicht immer) bei solchen, die in einem starken Spannungszustand sind, setzen sich Körper und Geist unbewußt zur Wehr. Es kann sein, daß sie mit der Entspannung beginnen und bereits Veränderungen spüren, und dann werden sie durch eine negative Reaktion herausgerissen. Manche spüren ein plötzliches Zucken im Körper, andere befällt plötzlich starke Angst. Dies alles sind Abwehrreaktionen. Sie beweisen, daß etwas Einschneidendes geschieht – daß sie bereits auf dem Weg zur Entspannung sind. Das einzig Richtige ist, weiterzumachen. Dann werden sich nach mehreren Sitzungen Körper und Geist darauf einstellen und Ihnen erlauben, diese Schwelle zu überschreiten und mit der *Meditation* Fortschritte zu machen.

Angenehmere Erfahrungen hatte Harold, ein dreiundsechzig Jahre alter Patient, der regelmäßig schöne Farben und Bilder sah und wohlklingende Töne hörte. Manche, wie die achtundvierzigjährige Judith, entspannen sich so tief, daß sie das Gefühl haben, ihr Atem bleibe stehen. Bei anderen treten die aus der Schlafforschung bekannten schnellen Augenbewegungen ein. All dies ist sehr interessant, lenkt uns aber vom eigentlichen Ziel ab. Wenn wir uns zu sehr mit solchen Phänomenen beschäftigen, erreichen wir nicht den Zustand der Stille, in dem Heilung geschieht. Was wir suchen, ist Einfachheit und Stille.

Seien Sie sich darüber klar, daß Sie am Anfang wahrscheinlich gute und schlechte Sitzungen erleben werden. Je mehr Sie üben, um so mehr gute Sitzungen werden Sie erleben.

Und schließlich: Woran liegt Ihnen mehr – an *Lebensqualität* oder *Lebensquantität*? Über Ihre Ziele und Prioritäten sollten Sie sich völlig im klaren sein. Der Zeitaufwand muß auf Ihre Bedürfnisse und Interessen abgestimmt werden.

Die Lebensqualität wird stark verbessert, wenn sie zwei- oder dreimal am Tag zehn bis zwanzig Minuten meditieren. Wollen Sie Ihre Lebensquantität beeinflussen, so sollten Sie anstreben, dreimal täglich je eine Stunde zu meditieren.

Ich halte es für sehr wichtig, daß Sie sich in dieser Hinsicht ein Ziel setzen. Finden Sie Ihre Prioritäten heraus und setzen Sie sich ein Ziel für die nächste Woche. Die besten Wirkungen sind bei mindestens drei Sitzungen pro Tag zu erwarten. Entscheiden Sie, wie lange jede Sitzung dauern soll. Es ist besser, sich am Anfang ein bescheidenes Ziel zu setzen und es zu erreichen, als an zu hohen Ansprüchen zu scheitern.

Wenn Ihr Ziel feststeht, üben Sie eine Woche lang. Dann beurteilen Sie Ihre Ergebnisse, überprüfen Sie Ihre Ziele und Prioritäten und setzen Sie sich ein neues Ziel.

Als ich begann, war meine Situation sehr kritisch, und so meditierte ich drei Monate lang jeden Tag fünf Stunden. Dann machte ich ein Jahr lang täglich drei Sitzungen von einer Stunde und seither jeden Tag eine einstündige Sitzung. Sicher ist das ein großer Zeitaufwand, doch ich tat es, weil ich es gut fand und weil es positive Wirkungen hatte. Aus diesen Gründen meditiere ich auch weiterhin eine Stunde täglich.

Wenn Ihr Ziel Lebensqualität ist und Sie wenig Zeit zu haben glauben, dann werden Ihnen zehn bis zwanzig Minuten am Tag eine Menge bringen. Halten Sie sich aber den Mann vor Augen, dem man gesagt hatte, er habe wahrscheinlich nur noch drei Wochen zu leben. Er kam zu Dr. Meares, voll Begeisterung für seine Ideen, und wollte mit der *Meditation* beginnen. Als ihm jedoch gesagt wurde, daß er täglich drei Stunden dafür aufwenden müsse, erwiderte er: „Oh, soviel Zeit hab' ich dafür nicht“, und ging!

Ich bin sicher, daß *Meditation* sowohl die Lebensqualität wie die Lebensquantität entscheidend verbessert.

Doch nur Sie selbst können es tun.

4. Kapitel

Entspannung – der Schlüssel zu richtigem Handeln

Die natürliche Fähigkeit des Körpers, sich selbst zu heilen, die wir oft als selbstverständlich betrachten, grenzt ans Wunderbare.

Nehmen wir zum Beispiel die Heilung eines gebrochenen Beins. Am Anfang steht die Verletzung – ein Knochen bricht, und die zersplitterten Teile klaffen auseinander. Muskeln sind verletzt, oft kommt es zu inneren Blutungen – eine ziemlich schwere Schädigung. Häufig muß eine Operation vorgenommen werden, und in vielen Fällen wird ein Stahlnagel eingeführt, um die gebrochenen Knochenteile miteinander zu verbinden und zusammenzuhalten. Doch sobald die richtigen Bedingungen geschaffen sind, wächst der Knochen automatisch von selbst wieder zusammen, die Muskeln regenerieren sich, und die normale Funktionsfähigkeit kehrt zurück. Nach sechs Monaten sieht der Knochen auf einem Röntgenbild genauso aus wie vorher. Was für ein erstaunlicher Prozeß!

Sehen wir uns diesen Prozeß genauer an. Zuerst wurden die richtigen Bedingungen geschaffen, und dann *heilte der Körper sich selbst*. Das medizinische Eingreifen war notwendig, um diese richtigen Bedingungen herzustellen. Doch die Ärzte haben nichts geheilt. Sie haben nichts weiter getan, als die Knochen wieder zusammenzufügen und damit die wichtigste Voraussetzung dafür zu schaffen, daß die Heilung des Bruchs stattfinden konnte. Dann mußte der Patient sich um das Bein kümmern und dafür sorgen, daß der Heilungsprozeß voranging. Doch der Patient brauchte zu dem komplizierten Prozeß, durch den der Knochen wieder zusammenwuchs, nichts zu tun. *Der Körper heilte sich selbst* – automatisch.

Der Normalzustand des Körpers ist Gesundheit. Er verfügt über eine Vielfalt komplizierter Mechanismen zur Erhaltung der Gesundheit. Wenn der Körper aus dem Gleichgewicht gerät, werden diese Mechanismen von selbst wirksam und stellen die Gesundheit wieder her. Werden diese Mechanismen ausgeschaltet oder geschwächt, dann entsteht Krankheit.

Welches ist nun das besondere Problem bei Krebs? Warum wird der Körper mit ihm anscheinend nicht fertig? Es gibt in dieser Hinsicht keinen Unterschied zwischen Krebs und einem Beinbruch! Wenn wir die richtigen Bedingungen schaffen, heilt der Körper sich selbst.

Bei einer akuten Erkrankung wie einem Beinbruch ist das ärztliche Eingreifen ein sehr sinnvoller erster Schritt. Durch Einrichten des Knochens und Fixierung des Beins werden die richtigen Bedingungen hergestellt. Der Patient sorgt für die Beibehaltung dieser Bedingungen, indem er das Bein ruhig hält, und eine entsprechende Ernährung und Umgebung sorgen dafür, daß der normale Heilungsprozeß stattfinden kann. Krebs jedoch ist eine chronische Krankheit. Seine Entwicklung dauert lange, und er hat, wie wir noch sehen werden, eine Vielzahl von Ursachen. Es ist deshalb sehr wichtig, die Ursachen zu beseitigen und die richtige Umgebung zu schaffen, in der die Heilung stattfinden kann. Dabei muß viel mehr in Betracht gezogen werden als die Körpermechanismen, die bei der chirurgischen Behandlung eines gebrochenen Beins von Bedeutung sind. Der ganze Mensch muß in Betracht gezogen werden.

Wir wollen uns hier mit der Rolle des Patienten bei der Wiederherstellung seiner Gesundheit beschäftigen. Was ist also die einer Heilung förderliche Umgebung – im allgemeinen und bei Krebs im besonderen? Wir streben einen Zustand der Harmonie, der Normalität an, denn der Normalzustand des Körpers ist Gesundheit, und Gesundheit schließt Krebs aus.

Noch einmal: In einem gesunden Körper gibt es keinen Krebs. In Amerika wurde einem Mann mit Nierenversagen eine Niere transplantiert. Niemand wußte, daß die Niere, die man ihm einpflanzte, bereits von Krebs befallen war. Natürlich gab man ihm das Immunsystem schwächende Medikamente, um zu verhindern, daß sein Körper die neue Niere abstieß. Das bedeutete, daß die normalen Abwehrmechanismen seines Körpers nicht richtig funktionierten. In ganz kurzer Zeit hatte der Krebs nicht nur die gesamte Niere erfaßt, sondern sich auch in den Lungen des Mannes ausgebreitet. Da Lebensgefahr bestand, wurden die seine Immunität schwächenden Medikamente abgesetzt, und die neue Niere entfernt, und man schloß ihn wieder an ein Dialysegerät an. Was geschah? Seine Abwehrmechanismen erholten sich schnell, und der Krebs in seinen Lungen verschwand – automatisch, ohne äußerlichen Eingriff. Die normale Fähigkeit seines Körpers, sich selbst zu heilen, bewirkte dies. Da das Immunsystem seines Körpers wieder funktionierte, erkannte es den Krebs, der nicht dorthin gehörte, und entfernte ihn.

Wir müssen unserem Körper die Möglichkeit geben, das gleiche zu tun. Wir müssen unser Immunsystem stärken und die einer Heilung förderlichen Bedingungen herstellen. Das liegt in unserer Macht.

Es besteht ein sehr enger Zusammenhang zwischen unseren Körperfunktionen und unserer Psyche. Das heißt, wenn wir geistig und gefühlsmäßig ruhig und entspannt sind, dann ist auch unser Körper entspannt. Haben wir jedoch Angst oder stehen wir unter Streß, so wirken sich die subtilen, doch sehr folgenschweren Veränderungen unserer Körperchemie aus, indem sie unter anderem körperliche Spannung hervorrufen. Dieser Reflex ist ein wichtiger Faktor, den wir uns bei unseren Bemühungen, die körperliche Gesundheit wiederherzustellen, zunutze machen können.

Streß, Angst, Spannung	=	Schwächung des Immunsystems
Entspannung	=	Gesundheit

Wenn Körper und Psyche entspannt sind, so befinden wir uns in Harmonie, und diese Harmonie ist Gesundheit. In sehr tiefer Entspannung kann die natürliche Heilkraft unseres Körpers unsere Gesundheit wiederherstellen – wahre, vollkommene Gesundheit, auch des Körpers.

Der erste Schritt, der leicht zu verstehen und zu erlernen ist, besteht darin, den Körper tief zu entspannen. Die Befreiung von emotionalem und mentalem Streß ist oft schwierig, da die Ursachen von Angst schwer zu finden und mit konventionellen Methoden zu behandeln sind. Doch wenn wir den Körper entspannen, so bewirkt dies reflexartig emotionale und geistige Entspannung.

Angst, Streß und körperliche Spannung sind eng miteinander verbundene und in Wechselwirkung stehende krankmachende Faktoren. Gelingt es jedoch, den Teufelskreis, den sie bilden, an irgendeiner Stelle zu durchbrechen, dann kann sich die Entspannung ausbreiten, und die Heilung beginnt.

Beobachten wir einmal, mit welcher Leichtigkeit und Geschmeidigkeit sich eine Katze bewegt – als sei sie die Ruhe selbst. Muß sie jedoch schnell auf etwas reagieren, so kann sie das augenblicklich. Dann greift sie blitzartig an oder läuft mit erstaunlicher Schnelligkeit weg. Umgekehrt hält sie oft inne, betrachtet etwas eingehend und setzt dann wieder ihre Tätigkeit fort. Konzentration und Entspannung fördern sich gegenseitig. Das Verhalten einer Katze zeigt sehr gut, was Entspannung bedeutet. Da sie körperlich entspannt ist, kann sie jederzeit auf die richtige Weise reagieren.

Wenn wir entspannt sind, reagieren wir richtig. Wir reagieren nicht zu stark und handeln nicht überstürzt; doch wir sind auch nicht schlapp und unfähig, das Richtige zu tun. Wir handeln einfach richtig.

Es ist nicht notwendig, den Problemen des täglichen Lebens aus dem Weg zu gehen. Es ist gut, daß das Leben voller Herausforderungen ist, die uns anspornen, unser Bestes zu geben. Streß verursachen diese Herausforderungen nur, wenn wir nicht richtig mit ihnen umgehen.

Reagieren wir auf Herausforderungen nicht richtig, dann beeinträchtigen Spannung und Angst unser Verhalten. Sie wirken sich negativ auf unser Urteils- und Reaktionsvermögen aus, so daß wir falsch handeln. Je entspannter wir sind, um so wahrscheinlicher ist es, daß wir das Richtige tun. Es ist richtig, einen gesunden Körper zu haben, und ein gesunder Körper ist ein entspannter Körper.

Wie können wir diese Entspannung finden? Die Standardmethoden zur Entspannung sind Schlaf, Sport, Hobbys und Ferien. Sie alle haben ihre Berechtigung. Schlaf ist ein ausgezeichnetes Mittel gegen akuten Streß. Selbst wenn er mit Medikamenten herbeigeführt wird, kann er dazu verhelfen, mit einer momentanen starken Streßbelastung fertig zu werden. Um Erschöpfung und Streß zu vermeiden, brauchen wir regelmäßigen und ausreichenden natürlichen Schlaf. Die Qualität unseres Schlafs können wir verbessern, wenn wir vor dem Zubettgehen körperliche Entspannungsübungen machen.

Wenn Sie abends zu Bett gehen, sollten Sie fünf oder zehn Minuten Ihrer Entspannung widmen. Das ist sehr wichtig, denn wenn Sie mit angespannten Muskeln zu Bett gehen, gleicht Ihr Körper einer gespannten Feder, und es wird die halbe Nacht dauern, bis die Spannung sich gelöst hat. Schlafforscher haben beobachtet, wie bei angespannten Menschen die sich entspannenden Muskeln zucken – bei manchen die ganze Nacht, so daß sie aufwachen, ohne viel gesunden, entspannten Schlaf gehabt zu haben. Deshalb sollten Sie vor dem Schlafengehen ein paar Minuten für die körperliche Entspannungsübung aufwenden. Sie werden sehen, wieviel leichter Sie einschlafen, wenn Sie durch und durch richtig entspannt sind. Vielleicht werden Sie sogar weniger Schlaf als früher brauchen und sich beim Aufwachen trotzdem viel frischer fühlen.

Bei chronischem Streß hilft Schlaf jedoch wenig. Wir wachen mit den gleichen Problemen und Verhaltensweisen, mit denen wir zu Bett gegangen sind, wieder auf. Sehen wir uns also weiter um.

Sport ist sicher eine gute Sache. In der richtigen Dosis befreit er durch Ermüdung der Muskeln von körperlicher Spannung und stellt deshalb eine natürliche Form der Entspannung dar. Außerdem wirkt er kräftigend und verbessert das körperliche Befinden. Sport sollte zu unserem Gesundheitsprogramm gehören, doch an unserer Grundkondition ändert er nichts.

Ähnlich ist es mit Hobbys und Ferien. Sie können sehr angenehme Abwechslungen sein, denn sie bieten die Gelegenheit, ein wenig zu entspannen und loszulassen. Sicher können sie zu unserem Wohlbefinden beitragen. Doch meistens ändern sie wenig an unserer allgemeinen Lage. Was bleibt also?

Offensichtlich die *Meditation*. Einer der Gründe, warum unsere *Meditations*-Technik so gut wirkt, ist, daß sie mit einer tiefen körperlichen Entspannung beginnt. Und dann erweitert die Entspannung des Geistes die Wirkung.

Sobald wir gelernt haben, uns bei unseren *Meditations*-Übungen vollkommen zu entspannen, beginnen wir die positiven Wirkungen des Loslassens zu spüren, und unsere Körperchemie normalisiert sich. Der nächste Schritt besteht darin, die guten Wirkungen der *Meditation* auf unser Alltagsleben auszudehnen. Das ist überaus wichtig. Die Entspannung, die wir in der *Meditation* spüren, muß zu einem Teil unseres Lebens werden. Wir müssen anstreben, stets so entspannt wie möglich zu sein, außer in Augenblicken tatsächlicher Bedrohung, denn Entspannung ist die Voraussetzung für eine normale Körperchemie und Gesundheit.

Das heißt nicht, daß wir träge oder lethargisch sein sollen. Wir können weiterhin schnell reagieren und rege und munter sein, doch zugleich – wie die Katze – entspannt. Es gibt verschiedene Methoden, dies zu erreichen.

Wenn Sie zu *meditieren* beginnen, werden Sie bemerken, daß die Ruhe, die Sie währenddessen erfüllt, auch kurze Zeit danach anhält. Regelmäßige *Meditation* mehrmals am Tag erweitert diese Wirkung, so daß die positiven Folgen einer Sitzung bis zur nächsten anhalten. Deshalb ist es gut, mehrere Sitzungen über den Tag zu verteilen. Während es anfangs oftmals gute und schlechte Sitzungen gibt, werden Sie bald eine sich steigernde allgemeine Wirkung verspüren, was sich wiederum positiv auf die einzelnen Sitzungen auswirkt.

Diese Wirkung kann noch gesteigert werden, indem Sie die Qualität der *Meditation* verbessern und die Entspannung den ganzen Tag über aufrechterhalten.

Die Technik, die wir anwenden, um in der *Meditation* den Zustand der Stille zu erreichen, sollten wir nur als Mittel zum Zweck betrachten. Im Lauf der Zeit jedoch brauchen wir für die Technik immer weniger Zeit aufzuwenden, und schließlich können wir sie ganz aufgeben.

Am Anfang benützen wir also das Anspannen und Loslassen der Muskeln, um eine tiefe Entspannung herbeizuführen und wahrzunehmen, was für ein Gefühl es ist, tief entspannt zu sein. Die Notwendigkeit, den Körper gut zu entspannen, ist deshalb der Ausgangspunkt, doch bald werden wir feststellen, daß wir die gleiche Entspannung, die gleiche körperliche Ruhe auch erreichen können, ohne vorher die Muskeln anzuspannen.

Der nächste Schritt ist, nur an die Muskeln jedes Körperteils zu denken und sie zu entspannen, ohne sie zuerst anzuspannen. Das Endergebnis sollte die gleiche tiefe körperliche Entspannung sein wie bei der vorausgegangenen Technik. Jetzt tun wir jedoch weniger, was uns ablenkt. Wir müssen weniger denken, wenn wir die Muskeln nicht anspannen, und können uns dem Gefühl der Ruhe noch besser hingeben. Das Ziel, das wir anstreben, ist, daß wir uns nicht mehr auf verschiedene Körperteile zu konzentrieren brauchen. Wir brauchen uns nur hinzusetzen, um zu spüren, wie eine Woge der Entspannung den ganzen Körper durchströmt und uns mit tiefer, vollkommener Ruhe erfüllt.

Wir sollten uns jedoch nicht bemühen, den Prozeß zu beschleunigen. Bevor wir den nächsten Schritt tun, sollten wir uns in der Phase, in der wir uns befinden, völlig sicher fühlen. Das Wichtigste ist die Ruhe. Keine Anstrengung, keine Mühe, nur ein natürliches Fortschreiten zu einer schnelleren, leichteren Methode. Das Wesentlichste ist und bleibt, daß Körper und Geist tief entspannt sind.

Wenn alles gut klappt, können wir einen Schritt weitergehen, indem wir eine etwas unbequemere Ausgangsposition einnehmen.

Die etwas größere Unbequemlichkeit dient dazu, das Erreichen der körperlichen Entspannung ein wenig zu erschweren. So müssen wir uns auf das, was wir tun, mehr konzentrieren, und das verstärkt zweifellos die Wirkung der *Meditation*. Man muß es einfach ausprobieren; dann wird man es selbst spüren.

Wenn Sie bis jetzt in einem Sessel mit Armstützen meditiert haben und es Ihnen gut gelingt, dann versuchen Sie es nun in einem Sessel ohne Armstützen. Es ist nur eine kleine Veränderung, doch ich bin sicher, Sie werden eine andere Wirkung spüren. Wenn Ihnen dies leicht und mühelos gelingt, dann gehen Sie zur *Meditation* auf einem Schemel ohne Rückenlehne über. Dies ist wieder etwas schwieriger, doch immer noch relativ leicht, und es wird Ihnen neue positive Wirkungen bringen. Als nächstes könnten Sie sich auf den Fußboden setzen oder ins Freie gehen. Die frische Luft, die Geräusche und Gerüche erhöhen die Natürlichkeit des Ganzen und wiederum die Wirkung.

Ich selbst *meditiere* im allgemeinen morgens und mittags auf dem Fußboden oder auf einem Stuhl. Da mir nach einem langen Tag auf meinem einen Bein oft der Rücken weh tut, lege ich mich abends häufig auf eine harte Unterlage, da ich mich so besser entspannen kann. Das Liegen erleichtert mir also die körperliche Entspannung, doch es gibt keinen Zweifel, daß die *Meditation* im Sitzen bessere allgemeine Wirkungen hat.

Eine andere Technik, die ich anwende, um den Körper tief zu entspannen, ist die Verbindung von Visualisierung (bildliche Vorstellung) mit *Meditation*. Ich achte jedoch darauf, diese Übungen von der normalen passiven *Meditation* zu trennen. Es steht jedem frei, sie ebenfalls zusätzlich zu machen.

Wir werden uns in diesem Buch noch mit anderen Methoden der Meditation, Visualisierung und Kontemplation beschäftigen. Wenn Sie sich dafür entscheiden, diese Techniken zusätzlich anzuwenden, dann sollten Sie sie getrennt von der passiven *Meditation* durchführen, da sie etwas völlig anderes sind.

Die Wirkung der normalen passiven *Meditation* beruht auf Einfachheit und Stille. Etwas völlig anderes ist es natürlich, wenn Sie in der *Meditation* aktiv Ihren Geist einsetzen. Der aktive Geist ist jedoch ebenfalls eine wichtige Kraftquelle, die Sie gut nützen können. Visualisierung, bei welcher der Geist aktiv eingesetzt wird, ist also eine empfehlenswerte Ergänzung der anderen Übungen. Seien Sie sich jedoch bitte klar darüber, daß das Wichtigste stets die passive, stille *Meditation* bleiben muß.

Üben Sie zuerst passive Meditation, bis Sie sie gut beherrschen. Erst wenn dies der Fall ist, beschäftigen Sie sich mit zusätzlichen Methoden.

Ich kann dies nicht genug betonen. Für gesundheitliche Zwecke eignet sich Stille besser als geistige Gymnastik. Wenn man sich darüber im klaren ist, kann man durch mit der körperlichen Entspannung verbundene Visualisierungsübungen eine tiefere Entspannung und erhöhte Vitalität erlangen. Ein weiterer großer Vorteil ist die Entwicklung eines stärkeren Körperbewußtseins. Diese Technik bringt Sie in besseren Kontakt mit Ihrem Körper und macht Sie empfänglicher für seine Botschaften. Und umgekehrt lernen Sie ihn besser zu beherrschen.

Die folgende Übung nenne ich *Visualisierung des strahlenden Lichts*. Nehmen Sie sich dafür mindestens dreißig Minuten Zeit. Visualisierungsübungen können in jeder Position durchgeführt werden, doch ich finde, daß diese eine am besten gelingt, wenn man sich auf eine harte Unterlage legt, am besten auf den Fußboden. Wählen Sie eine mit einem Teppich bedeckte Stelle oder breiten Sie eine Decke aus. Legen Sie sich flach auf den Rücken, die Hände locker neben sich ausgestreckt, die Beine gerade, die Füße etwas nach außen fallend. Richten Sie jetzt Ihre ganze Aufmerksamkeit auf Ihre eine große Zehe. Stellen Sie sie sich innerlich vor, gehen Sie in sie hinein, schauen Sie sich genau ihr Inneres an, entspannen Sie sich dabei und spüren Sie die Entspannung. Gehen Sie auf der Haut herum, unter den Nagel, durch Gelenke, Sehnen und Muskeln. Sie werden merken, daß Sie alles ganz deutlich sehen und darin ein tiefes Gefühl der Entspannung hervorrufen können. Während Sie das tun, werden Sie spüren, daß die Zehe etwas wärmer wird und vielleicht ein wenig zu kribbeln beginnt. Stellen Sie sich jetzt vor, daß strahlendes weißes Licht sie durchdringt, als sei die Zehe eine Glühbirne mit einem Dimmerschalter. Drücken Sie auf diesen Schalter, und lassen Sie das Licht immer stärker werden, bis die Zehe von strahlendem weißem Licht erfüllt ist. Genießen Sie dieses herrliche Gefühl. Wenn es Ihnen gut gelingt, werden Sie an nichts anderes denken und nur dieses Strahlen spüren.

Im Grunde ist dies der fünfstufige aktive Meditationsprozeß mit Ihrem eigenen Körper als Mittelpunkt Ihrer Wahrnehmung. Sie konzentrieren sich auf Ihre große Zehe mit der aktiven Meditation und Kontemplation, daß sie entspannt ist, und während sie sich mit strahlendem weißem Licht füllt, fühlen Sie sich eins mit ihr. Es mag seltsam klingen, daß Sie sich mit Ihrer eigenen Zehe und im Lauf des weiteren Prozesses mit Ihrem ganzen Körper eins fühlen, ist es aber nicht. In diesem Zustand wahrer Einheit und wahrer Ausgeglichenheit liegen Harmonie, Heilung und Gesundheit. Wenn Sie dieses Gefühl festhalten, hat es sehr positive Wirkungen.

Beginnen Sie also mit einer Zehe. Gehen Sie dann zur nächsten und weiter, bis der ganze Fuß „leuchtet". Vielleicht werden Sie bei der ersten Sitzung Ihre ganze Zeit für nur einen Fuß aufwenden müssen. Das ist ganz in Ordnung. Bei der nächsten Sitzung werden Sie das Gefühl in diesem Fuß leicht wiederherstellen und bald mit dem nächsten beginnen können. Nehmen Sie sich bei jeder Sitzung weitere Körperteile vor, bis Sie das Gefühl im ganzen Körper herstellen können. Dieses Gefühl von Entspannung, Leichtigkeit und Vitalität ist das Wesentliche. Wenn Ihnen die Übung gut gelingt, dann verfügen Sie über eine Methode, mit der Sie sich tief entspannen und auf erstaunliche Weise mit Energie und Lebenskraft aufladen können. Durch regelmäßiges Üben – ein paar Wochen lang einmal am Tag – werden Sie ganz neue Bereiche des Körperbewußtseins und der Entspannung kennenlernen.

Wie genau Sie sich die einzelnen Körperteile in der Visualisierung vorstellen können, ist nicht so wichtig. Natürlich kann jemand mit guten anatomischen Kenntnissen ein detaillierteres Bild zustande bringen als andere. Das Wichtige ist, engen Kontakt zu allen Teilen seines Körpers herzustellen und ihrer gewahr zu sein. Deshalb sollten Sie in großen, komplizierten Bereichen – wie etwa dem Bauch – mit der Vorstellung arbeiten, daß Sie mit Ihrem Geist das ganze Gebiet durchdringen. Dann überlassen Sie sich dem Gefühl tiefer Entspannung und empfinden Sie das Glühen.

Das gleiche sollten Sie bei Körperteilen tun, die von Krebs oder anderen Krankheiten befallen sind. Stellen Sie sich ohne jede Mühe oder Anstrengung vor, wie Sie das Gebiet durchstreifen, entspannen Sie den Körperteil und erfüllen Sie ihn mit Licht, bis er genauso hell ist wie der übrige Körper. Auf diese Weise wird im ganzen Körper ein Gefühl der Einheit hergestellt – einer lebendigen, gesunden Einheit, die den Heilungsprozeß fördert.

Anfangs werden Sie das Entspannen kranker Körperteile vielleicht als unangenehm empfinden. Das liegt daran, daß das umgebende Gebiet durch einen Abwehrmechanismus oft angespannt ist. Durch die Übungen wird die Spannung gelöst, was häufig vorübergehend unangenehme Empfindungen, Kribbeln und sogar Muskelzuckungen hervorruft. Sie können jedoch sicher sein, daß diese Empfindungen bald einem Gefühl von Wärme und Ruhe weichen werden, und deshalb eignet sich diese Technik auch gut zur Schmerzkontrolle. (Siehe 6. Kapitel) Das Ziel der Übung ist wiederum, uns in tiefe Entspannung zu versetzen, verbunden mit einem Gefühl der Ganzheit und Vitalität. Letzten Endes dient auch diese Übung dazu, uns in jene Stille zu versetzen, die wir mit der passiven *Meditation* erreichen. Dieses Ziel ist das Wesentliche daran.

Die Visualisierungsübung bringt uns auch in engeren Kontakt mit unserem Körper, so daß wir besser imstande sind, den ganzen Tag über den Grad unserer Entspannung zu beurteilen. Entspannung ist eins unserer Ziele, und wir können unseren Fortschritt daran messen, wie entspannt wir uns den ganzen Tag über fühlen. Je entspannter wir sind, um so größer ist unser Fortschritt.

Wenn Sie ein besseres Körperbewußtsein entwickeln, werden Sie fast mit Sicherheit feststellen, daß in manchen Teilen mehr Spannung herrscht als in anderen. Solche angespannten Stellen sind meistens die Muskeln der Stirn, der Kinnpartie, der Schultern, der Hände und des unteren Rückens. Wenn Sie in eine streßerfüllte Situation geraten, werden Sie merken, daß sich einer oder mehrere dieser Körperteile anspannen. Achten Sie darauf, wenn Sie sich das nächste Mal unter Druck gesetzt fühlen.

Erinnern Sie sich an den Reflex:

Angst + Streß	=	Muskelspannung
Muskelentspannung	=	Keine Angst oder Streßwirkung

Wenn wir die Körperteile, in denen sich Spannung zeigt, herausgefunden haben, können wir uns darauf konzentrieren, diese Stellen zu entspannen, und wenn uns das gelingt, sind wir auf dem besten Weg zu völliger Entspannung. Dies ist ein sehr guter Abwehrmechanismus, den Sie gegen Streß einsetzen können. Wenn Sie in irgendeiner Situation merken, daß sich Streß aufbaut, dann konzentrieren Sie sich darauf, diese Körperteile zu entspannen. Sie werden merken, daß die ganze Situation entschärft wird, wenn Sie Ihren Körper entspannen. Haben Sie erst einmal bei Ihren Übungen das Gefühl der Entspannung kennengelernt, dann sind Sie imstande, es jederzeit willentlich herzustellen. Bald wird es zu Ihrem natürlichen Zustand. Frei von Spannung sind Sie dann fähig, richtig zu reagieren, und es wird Sie kein Streß mehr befallen.

Das Ideal wäre, den ganzen Tag entspannt und völlig unempfindlich gegenüber Streß zu sein. Das regelmäßige Üben dieser Techniken kann uns diesem Ziel sehr nahe bringen, und es gibt noch mehr, was wir tun können, um es zu erreichen. Nehmen Sie jede Gelegenheit während des Tages, jeden Augenblick der Ruhe wahr, um den Grad Ihrer Entspannung zu überprüfen. Nehmen Sie eine innere Inventur vor. Beginnen Sie bei den Körperteilen, in denen zuerst Spannung auftritt, und entspannen Sie sie. Am Anfang kann es sein, daß Sie sie jedesmal, wenn Sie an sie denken, entspannen müssen. Tun Sie das lächelnd; seien Sie sich bewußt: Je schlimmer die Spannung am Anfang ist, um so mehr können Sie auf weite Sicht durch Entspannung gewinnen!

Versuchen Sie das Gefühl der Entspannung bei jeder Gelegenheit zu empfinden. Nach einer Weile werden Sie ständig entspannt sein und den wundervollen Unterschied spüren.

Nützen Sie alle Gelegenheiten. Wenn Sie mit dem Auto fahren, vergeuden Sie nicht die kostbaren Sekunden, die Sie vor einer roten Ampel stehen. Entspannen Sie sich möglichst tief, und spüren Sie, wie gut das ist. Achten Sie auch während des Fahrens darauf, daß Ihre Hauptspannungszonen entspannt sind. Dann wird sich auch Ihr übriger Körper wohl fühlen.

Der Schlüssel dazu ist das Prinzip, daß Sie nur die Muskeln einsetzen sollten, die Sie für eine bestimmte Tätigkeit brauchen. Muskeln sollten entweder eine bestimmte Funktion erfüllen oder ruhen. Sie sollten frei von jeder Restspannung sein. Denken Sie an die Katze. Wenn wir sie in Zeitlupe beobachten, sehen wir, wie sich, wenn sie beim Laufen das Bein nach vorn streckt, die Muskeln an der Vorderseite des Beins zusammenziehen, während die Muskeln an der Rückseite entspannt bleiben. Nichts behindert den Fluß ihrer Bewegungen. Schauen Sie sich im Vergleich dazu an, wie ein angespannter Mensch geht: Ruckartig, auf höchst linkische Weise, bewegt er sich voran. Die Bewegungen der entspannten Katze sind fließend. Wenn sie ein Bein nach hinten streckt, ziehen sich die Muskeln an der Rückseite des Beins zusammen, und die an der Vorderseite bleiben entspannt.

Ich habe gesehen, wie viele Menschen einfach dadurch, daß sie lernten, sich richtig zu entspannen, Anmut und Charme entwickelten. Am auffallendsten war das bei Edna, einer älteren Patientin. Als sie Entspannung lernte, wichen Kummer und Spannung aus ihrem Gesicht. Eine Diät trug das ihre dazu bei, daß neue Vitalität und Kraft sie erfüllten und ihr eine Ausstrahlung verliehen, die alle bemerkten.

Wenn Sie diese Techniken anwenden, werden Ihr Körper und Ihr Geist bald entspannt sein, und die *Meditation* wird sich positiv auf Ihr ganzes Leben auswirken. Sie werden in jeder Lage richtig reagieren und auf dem Weg zu vollkommener Gesundheit sein.

5. Kapitel

Positives Denken – die Macht des Geistes

Passive *Meditation* wirkt auf subtile, sanfte, fast automatische Weise. Wir brauchen dabei nicht zu denken; ja, unser Geist kann uns dabei sogar im Weg stehen. Um die positiven Wirkungen dieser *Meditation* zu erlangen, brauchen wir nichts zu tun, als die Technik anzuwenden und dabei genügend Ausdauer aufzubringen.

Eine andere ungeheure – und konkretere – Kraftquelle stellt jedoch unser aktiver Geist dar. Die Macht des Geistes bringt zur Verwirklichung, was wir denken. Sie ist eine sehr wirkungsvolle Kraft, doch sie hat kein Unterscheidungsvermögen. Ob sie uns zu Erfolg oder Mißerfolg verhilft, hängt völlig davon ab, wie wir sie einsetzen.

Untersuchungen in England haben gezeigt, daß Krebspatienten mit einer positiven Einstellung und einem starken Lebenswillen länger leben als ihre pessimistischen Leidensgenossen. Und was noch wichtiger ist: Ihre Lebensqualität ist wesentlich besser. Es ist erwiesen, daß selbst die beste Behandlung der Welt bei einem negativ eingestellten Patienten kaum Aussicht auf Erfolg hat. Die Haltung des Patienten ist von entscheidender Bedeutung. Ich erinnere mich an Anne, eine Frau, deren Befund trotz fortgeschrittenem Krebs lange Zeit unverändert blieb. Sie fühlte sich körperlich gut, machte sich aber Sorgen um ihre Zukunft und ihre Kinder und quälte ihre Ärzte mit der Frage, wie lange sie schätzungsweise noch zu leben hätte, bis ein Spezialist eines Tages die Geduld verlor und ihr sagte: „Drei Monate." Ihr Mann berichtete mir, daß die Wirkung verheerend war. Noch während der Unterredung mit dem Arzt verschlechterte sich ihr Zustand drastisch, und mit größter Pünktlichkeit starb sie genau drei Monate später.

Andererseits erinnere ich mich an eine gute Freundin, die zur gleichen Zeit wie ich bei Dr. Meares mit intensiver *Meditation* begann. Wir waren beide begeistert über unsere Aussichten, gerieten aber um die gleiche Zeit in eine Krise. Meine Krise veranlaßte mich, eine Menge anderer Möglichkeiten zu erforschen, doch sie vertraute mir an: „Ich habe alles andere versucht. Ich glaube, daß an Dr. Meares' Methode etwas dran ist. Wenn er mich nicht retten kann, gibt es keine andere Möglichkeit mehr." Mit völliger Hingabe kämpfte sie weiter und machte eine sehr schwere Zeit durch. Schließlich ging die Krise vorbei, und ihre Tumore bildeten sich zurück. Sie wurde von verschiedenen Journalisten interviewt, und Zeitungen berichteten über ihren Fall. Doch durch all das Interesse wurde sie aus ihrer Ruhe gerissen, und ihr Zustand verschlechterte sich. Als sie sich zurückzog und ihre Bemühungen verstärkte, erholte sie sich wieder, und es ging ihr gut, bis Dr. Meares einen Monat in Urlaub ging. Als er zurückkam, waren ihre Tumore wieder da. Unter seiner Anleitung intensivierte sie ihre passive *Meditation*, und der Krebs bildete sich wieder zurück. Ein paar Monate später drängte sie jedoch eine Freundin, eine andere Methode auszuprobieren. Obwohl sie in gutem körperlichem Zustand und frei von Tumoren war, geriet sie wieder in Verwirrung. Sie verlor alle Initiative, ihr Zustand verschlechterte sich rapid, und bald darauf starb sie. Eine unglaubliche Geschichte, die zeigt, wie wirkungsvoll die *Meditation* gegen ihren Krebs war und wie ihr Geist diese Wirkung zunichte machte.

Noch unglaublicher ist die Geschichte eines amerikanischen Bauern mit Kehlkopfkrebs. Ein praktischer Arzt, der den Krebs diagnostizierte, überwies ihn in ein großes Krankenhaus in der nächsten Stadt und sagte ihm, man werde ihn dort mit einer neuen Bestrahlungstherapie heilen. Nach seiner Ankunft im Krankenhaus unterzog man ihn einer Generaluntersuchung. Als der Arzt ihm ein Thermometer in den Mund steckte, merkte er, daß der Mann annahm, dies sei die neue Wundermethode. Nach mehreren Wiederholungen dieser „Behandlung" war der Krebs völlig verschwunden!

Wir lächeln vielleicht darüber, daß dieser einfache Bauer durch ein Thermometer geheilt wurde, doch wir sollten nicht die Bedeutung des Prinzips übersehen, das hier so eindrucksvoll wirkte. Das Ganze ist ein

Beweis für die Macht positiven Denkens. Was wir brauchen, ist eine für moderne, kritische Menschen akzeptable Basis, auf der wir die gleiche Positivität aufbauen können.

Wenn wir an unseren Spezialisten „glauben" und er uns offen heraus erklärt, wir hätten nur noch drei Monate zu leben, so wird dadurch eine Hürde aufgebaut, die eine Gesundung fast unmöglich macht. Ich hingegen hatte das große Glück, in meiner positiven Einstellung stets bestärkt zu werden. Ich war überzeugt, daß ich gesund werden würde. Ein weiterer glücklicher Umstand war, daß Gayle mich mit ihrer ebenso positiven Einstellung unterstützte. Sogar als mein Zustand sich so verschlimmerte, daß mein Arzt meinte, mein Tod stehe unmittelbar bevor, waren wir beide sicher, daß wir eine Lösung finden würden, was dann tatsächlich geschah. Die gleiche positive Haltung hatten alle mir bekannten Menschen, die auf ähnliche Weise ihren Krebs besiegt haben. Wenn sie sie nicht von Anfang an hatten, so lernten sie, ihre Positivität zu entwickeln.

Das ist das Faszinierende – Positivität kann man erlernen! Dies ist um so wichtiger, wenn wir bedenken, wie sehr wir damit den Menschen unserer Umgebung helfen können. Wenn wir, die wir in dieser Lage im Zentrum der Aufmerksamkeit stehen, positiv eingestellt sind, so färbt das auf alle anderen ab. Wenn Sie voll Optimismus und Begeisterung zu Ihrem Arzt gehen, dann wird er sich viel mehr bemühen, Ihnen zu helfen, und das verbessert wiederum Ihre Aussichten.

Mein Freund Jazzer war in dieser Hinsicht ein Meister. Die Behandlung, der er sechs Jahre lang wegen seiner Hodgkinschen Krankheit unterzogen wurde, brachte viele Probleme mit sich. Doch immer wenn er zur Behandlung ging, tat er dies mit der inneren Einstellung, den Ärzten und Schwestern ihre Aufgabe zu erleichtern und selbst das Beste aus seiner Lage zu machen. Seine gute Laune steckte alle an, und jeder tat sein Möglichstes, um ihm zu helfen. Als er gegen die verfügbaren Behandlungsmethoden resistent wurde, hatte er immer noch genug Lebensmut, um einen eigenen Weg zur Gesundung zu suchen. Mit Unterstützung seiner Freunde sowie durch entsprechende Ernährung und Heilmeditation ist seine Krankheit völlig zurückgegangen – und er lächelt strahlender denn je!

Wenn Sie also Ihre erste grundlegende Entscheidung getroffen haben, gesund zu werden, brauchen Sie Positivität! Wenn Ihre Einstellung bereits positiv ist, dann machen Sie sich klar, was Sie an Gutem besitzen, und versuchen Sie es zu vermehren. Wenn Sie an Ihrer Positivität zweifeln oder sich über Ihre negative Einstellung klar sind, dann müssen Sie eine eindeutige Wahl treffen. Entweder ist Ihre Einstellung positiv oder nicht. Sie müssen sich dafür entscheiden, positiv zu sein und dann das Notwendige tun, um Ihre Positivität zu entwickeln. Diese Entscheidung ist von größter Wichtigkeit.

Tun Sie es nicht als simpel ab, das Positive zu wählen. Es ist so einfach. Es ist eine der Grundentscheidungen im Leben, die bewußt getroffen werden kann. Wir müssen die Positivität fest in uns verankern. Sie muß zu einer ständigen Haltung werden, die wir bei jeder Gelegenheit verstärken.

Das können wir mit Hilfe von aktiver Meditation und Kontemplation (Betrachtung) tun. Dies ist eine Methode, die sich von der passiven *Meditation*, die wir bereits gelernt haben, stark unterscheidet. Hier können wir aktiv etwas tun, um unser Ziel zu erreichen: Positivität!

Nehmen Sie dazu Ihre übliche *Meditations*-Haltung ein, und entspannen Sie sich körperlich auf die gleiche Weise wie bei Ihren bisherigen Übungen. Doch dann versuchen Sie nicht, Ihren Geist zu beruhigen, sondern konzentrieren Sie sich aktiv darauf, was Positivität für Sie bedeutet. Meditieren Sie über den Begriff Positivität. Denken Sie eingehend darüber nach, betrachten Sie ihn von allen Gesichtspunkten aus. Finden Sie eine Definition dafür, vergleichen Sie ihn mit Negativität, denken Sie an positive Menschen, die Sie kennen, an positive Seiten Ihres Charakters. Machen Sie sich klar, warum Sie positiver sein wollen.

Wenn Sie länger darüber meditieren, werden Sie begreifen, was Positivität ist und was sie für Sie bedeutet. Das kann zwischen einer und mehreren Sitzungen dauern. Machen Sie regelmäßig weiter, bis Sie sicher sind, sich einen guten Überblick verschafft zu haben. Dann kontemplieren Sie über Positivität und können neue Erkenntnisse gewinnen.

Treffen Sie jetzt Ihre Entscheidung. Sagen Sie sich: „Ich bin jetzt ein positiver Mensch." Wiederholen Sie diese Bejahung innerlich immer wieder, bis Sie spüren, daß Sie überzeugt davon sind. Bejahungen sind etwas Wunderbares. Sie funktionieren! Durch Anwendung solcher einfacher, regelmäßiger Erklärungen können wir unser Denken so konditionieren, daß es zu dem von uns gewünschten Handeln führt.

Wenn Sie morgens aufwachen, wiederholen Sie also zwei Minuten lang innerlich oder flüsternd den Satz: „Ich bin jetzt ein positiver Mensch." Nehmen Sie sich die Zeit, es während des Tages mindestens zwei weitere Male zu tun. Wenn Sie im Auto fahren, sprechen Sie ihn laut oder singen Sie ihn, wenn Sie wollen! Tun Sie es auf eine Weise, die Ihnen Spaß macht: Singen Sie ihn zu verschiedenen Melodien oder sprechen Sie ihn auf theatralische Weise, aber tun Sie es regelmäßig. Denn wenn Sie dann eine Entscheidung treffen müssen, wird eine leise Stimme in Ihrem Innern sagen: „Ich bin jetzt ein positiver Mensch." – und die Entscheidung, die Sie treffen, wird positiv sein! Wenn Sie merken, daß die Methode wirkt und daß Sie positiver werden, wird es Ihnen nächstes Mal noch leichter fallen, positiv zu sein. Und da Sie das Angestrebte in die Praxis umsetzen, schließt sich der Kreis der Positivität, und Ihr Leben wird sich ständig verbessern.

Bald werden Sie merken, daß Sie ein neues Gefühl erfüllt – das Gefühl, selbst für Ihre Lage verantwortlich zu sein. Was Sie tun, tun Sie aus einem positiven Gefühl heraus. Sie wollen es tun, es ist Ihre Entscheidung. Sie empfinden sich als Herr der Lage, und Ihre inneren Kräfte werden schnell wachsen.

Sie werden erkennen, daß Ihre frühere negative Einstellung so gut wie immer eine Folge der „Opferrolle" war, die Sie gespielt haben, eine Haltung, in der Sie sich als hilfloses Opfer eines blindwütigen Geschicks gefühlt haben, das Sie ins Verhängnis stürzen wird. Das war die denkbar negativste und destruktivste Einstellung, die Sie haben konnten. Wenn Sie dies von Ihrem neuen positiven Standpunkt aus erkennen, dann verzeihen Sie sich. Sie sind ja jetzt ein positiver Mensch. Erinnern Sie sich sanft daran, daß Sie nicht mehr so sind, und überlegen Sie sich, wie Sie vermeiden können, in diese negativen Verhaltensweisen zurückzufallen.

Wenn es Ihnen gelingt, positiv zu handeln, dann beglückwünschen Sie sich. Im stillen natürlich, doch voll Freude. Bejahen Sie Ihre neue Einstellung und praktizieren Sie sie bei der nächsten Gelegenheit. Sie werden natürlich Höhen und Tiefen erleben – deshalb müssen Sie ausdauernd sein. Das ist der Schlüssel zum endgültigen Erfolg. Wenn Sie ihn erreicht haben, müssen Sie verschiedene wichtige Methoden anwenden, um Ihr Streben, positiv zu sein, weiterzuentwickeln.

Von größter Bedeutung ist die Fähigkeit, *Entscheidungen zu treffen*. Bei allem, was Sie tun, müssen Sie sicher und voll Zuversicht sein. Es gibt eine Methode, die Ihre Fähigkeit, positive Entscheidungen zu treffen, stärkt. Wir werden später auf sie zurückkommen. Als erstes müssen Sie sich über die zu treffende Entscheidung völlig im klaren sein. Diese scheinbare Selbstverständlichkeit dürfen Sie nicht übersehen. Das Erkennen, was getan werden muß, ist eine eigene Fähigkeit.

Nehmen wir zum Beispiel an, Sie wollen entscheiden, welche Art von Ernährung für Sie die beste ist. Der erste Schritt ist, Informationen zu sammeln. In diesem Fall gibt es eine ungeheure Menge von Informationen, und es könnte endlos dauern, sie zu sammeln. Wir müssen uns also eine zeitliche Begrenzung setzen – einen Zeitpunkt, zu dem wir die Entscheidung treffen wollen. Wenn es um Ernährung geht, können wir vielleicht eine Woche zum Sammeln der Informationen ansetzen; bei einfacheren Entscheidungen kann ein Tag oder eine Stunde genügen. Wir sammeln also möglichst viele Informationen aus uns richtig erscheinenden Quellen. Wenn der Zeitpunkt für die Entscheidung da ist, müssen wir die Informationen überprüfen und abwägen. Es kann hilfreich sein, aufzuschreiben, was für und gegen die verschiedenen Möglichkeiten spricht. Die rationale linke Gehirnhälfte muß eine große Rolle spielen, doch vergessen Sie nicht die andere, die intuitive Hälfte. Bei sehr wichtigen Entscheidungen empfehle ich nachdrücklich, die Technik der *Kontemplation* anzuwenden.

Dazu entspannen Sie sich zuerst und konzentrieren Sie sich auf alle Aspekte der zu treffenden Entscheidung; dann meditieren und kontemplieren Sie. Dadurch werden Sie ein tiefes Verständnis des Sachverhalts erlangen und vielleicht neue Einblicke in schwierige Teilbereiche gewinnen. Auf diese Weise können Sie viel sicherer sein, daß die

Entscheidung, die Sie treffen werden, die richtige ist. Ebenso sollten Sie Ihrer Intuition vertrauen, die sich oft während der Kontemplation einstellt. Doch ganz gleich, welche Methode Sie anwenden – schließlich müssen Sie Ihre Entscheidung treffen. Manchen Menschen fällt das schwer, anderen leicht. Wenn es für Sie schwierig ist, wird dieser Prozeß Ihnen bald helfen. Wenn gar nichts hilft, werfen Sie eine Münze! Doch treffen Sie Ihre Entscheidungen auf klare, eindeutige Weise.

Und jetzt das Wichtigste: *Akzeptieren* Sie, daß dies die beste Entscheidung ist, die Sie unter den gegebenen Umständen treffen können. Seien Sie bereit, sie völlig zu akzeptieren. Manche Entscheidungen haben sowohl Vorteile wie Nachteile und werden getroffen, weil sie bei Abwägung die besten Aussichten zu bieten scheinen. Sie müssen imstande sein, diese Weisheit zu akzeptieren, und überzeugt sein, daß es unter den gegebenen Umständen am besten ist, gemäß dieser Entscheidung zu handeln. Und dann müssen Sie ohne weiteres Zögern und ohne Bedenken alles tun, um Ihre Entscheidung in die Tat umzusetzen.

Dieser Entschluß kann durch die Anwendung von Bejahungen oder durch Visualisierungen erleichtert werden. *Bejahungen* (Affirmationen) sind wirklich eine wunderbare Sache, denn wenn Sie sie anzuwenden beginnen, spielt es keine Rolle, ob Sie an sie glauben oder nicht. Wiederholen Sie sie einfach, und sie werden in Erfüllung gehen.

Während der Arbeit an diesem Buch habe ich mich eine Weile von meiner Familie zurückgezogen, um mich ganz auf seine Fertigstellung zu konzentrieren. Obwohl ich anfangs müde und lustlos war, bejahte ich: „Mein Vorrat an harmonischer Energie ist unerschöpflich." Ich begann um halb sieben Uhr abends zu schreiben und arbeitete ununterbrochen bis halb zwei Uhr nachts. Am nächsten Morgen um halb neun begann ich wieder und arbeitete mit nur wenigen kurzen Pausen bis ein Uhr nachts.

Bejahungen sind ein ausgezeichnetes Mittel zur Änderung alter Verhaltensweisen. Wenn Sie zu dem Entschluß kommen, sich in irgendeiner Weise ändern zu wollen, zum Beispiel Ihr Reaktionsvermögen zu verbessern, dann versuchen Sie es mit Bejahungen. Sie brauchen nur klar und deutlich in einem kurzen Satz zu formulieren, was Sie anstreben – dann werden Sie automatisch die richtigen Entscheidungen treffen, um es zu verwirklichen. Lassen Sie alle Skepsis beiseite. Bejahungen funktionieren wirklich – das ist keine Einbildung. Die einzige Mühe, die Sie dabei aufwenden müssen, ist, sich ganz klar vorzustellen, was Sie möchten. Und dann müssen Sie klar und deutlich darum bitten. Wenn es gut funktioniert, brauchen Sie nur einmal darum zu bitten. Wenn ich in die Stadt zum Einkaufen fahre und um einen Parkplatz vor einem überfüllten Kaufhaus bitte, bekomme ich ihn. Das praktiziere ich seit Jahren. Vergesse ich jedoch diese innerliche Bitte, dann bekomme ich nie einen Parkplatz! Parkplätze sind natürlich wichtig für mich, doch ich bin überzeugt, daß man sich mit dieser Methode auch alles andere verschaffen kann. Es gibt jedoch Dinge, um die ich niemals bitten werde. Vielleicht ist das ein Überbleibsel meiner alten Verfassung, vielleicht ein Akzeptieren meiner persönlichen Begrenzungen, doch es ändert nichts an meiner Überzeugung, daß die Methode grundsätzlich funktioniert. Natürlich weiß ich auch, daß meine *Wünsche* nicht das gleiche sind wie meine *Bedürfnisse*. Oft wünsche ich mir Dinge, ohne sie wirklich zu brauchen! Aber wenn Sie etwas wirklich brauchen, dann bitten Sie darum, und Sie werden es empfangen.

Visualisierung funktioniert auf die gleiche Weise. Bei dieser Methode stellen Sie sich Ihre Ziele bildlich vor, zum Beispiel, wie Sie passive Dinge tun, wie Sie auf den benötigten Parkplatz fahren, wie Sie die für Sie richtige Nahrung essen, wie Sie wieder gesund werden, wie Sie fröhlich und guter Laune sind. Sie können Ihre passive *Meditation* damit beenden, daß Sie sich vorstellen, wie Sie gesund und in bester Verfassung einen Strand entlanglaufen. Die häufige Anwendung solcher Visualisierungen von Gesundheit und Glück ist überaus wertvoll.

In den Vereinigten Staaten haben ein Radiologe und seine Frau, eine Psychologin, Entspannung mit Visualisierung kombiniert und auf ganz besondere Weise nutzbar gemacht. In ihrem ausgezeichneten Buch *Getting Well Again* schildern die Simontons, wie sie Menschen darin ausbilden, ihren Krebs mit geistigen Mitteln zu bekämpfen. Ihre Techniken sind zweifellos erfolgreich und der Erwähnung wert. Sie werden in Verbindung mit Bestrahlung angewandt und können sicher auch eine chemotherapeutische Behandlung unterstützen.

Der Ausgangspunkt ist körperliche Entspannung. Mit geschlossenen Augen wird ein geistiges Bild aufgebaut, in dem man sich die Krebszellen schwach und verwirrt vorstellt. Dann stellt man sich eine starke, wirkungsvolle Behandlung vor, welche die Krebszellen zerstört. Eine weitere Vorstellung besteht darin, daß das gesunde Gewebe in der Umgebung des kranken sich leicht von eventuellen, durch die Behandlung hervorgerufenen Schädigungen erholt. Und dann eilen, entsandt vom körpereigenen Abwehrsystem, die weißen Blutkörperchen herbei, um die restlichen Krebszellen zu erledigen, wodurch der Krebs aus dem Körper vertrieben wird. Am Schluß sehen die Patienten sich völlig gesund bei der Verwirklichung ihrer Lebensziele.

Die Simontons weisen ihre Patienten an, sich dies alles in Symbolen vorzustellen. So kann man sich den Krebs als Hacksteak vorstellen und die weißen Blutkörperchen als Hunde, die sich darauf stürzen und es auffressen. Die Visualisierung solcher symbolischer Bilder fällt den meisten Menschen nicht schwer.

Als ich einige Zeit chemotherapeutisch behandelt wurde, wandte ich diese Technik an – oder besser gesagt, eine Variante davon, denn von den Simontons wußte ich damals noch nichts. Während mir die Mittel gespritzt oder durch Infusion zugeführt wurden, entspannte ich mich so gut wie möglich und schloß die Augen. Ich hieß die Medikamente willkommen und stellte mir vor, wie sie zu dem vom Krebs befallenen Körperteil eilten und dort die kranken Zellen umbrachten. Dann stellte ich mir vor, wie andere spezialisierte Zellen die Wucherungen des Knochengewebes, die sich durch den Krebs gebildet hatten, auffraßen. Die Aufgabe dieser sogenannten Osteoklasten ist normalerweise die Umformung und Neubildung von Knochen, und ich bin sicher, daß diese Visualisierung viel zu meiner Gesundung beitrug. Mir fiel diese Vorstellung leicht; sie war mir angenehm und erfüllte mich mit Zuversicht, und ich habe diese Technik häufig angewendet.

Diese Methode ist jedoch nicht ganz unproblematisch. Patienten, die über eine gute Vorstellungskraft verfügen und starke, klare Visualisierungen erzeugen können, kann sie sehr gute Ergebnisse bringen.

Bestehen jedoch Zweifel oder ist man tief innerlich der Meinung, daß die Behandlung nutzlos ist, dann kann diese Technik diese Ängste und den Krebs selbst verstärken und ihn gegen die Behandlung resistent machen. Da ich einen solchen Fall erlebt habe, bin ich vorsichtig. In unserer Gruppe war eine Frau, die allein durch Diät und Medidation ihren Krebs stabilisiert hatte. Er blieb achtzehn Monate inaktiv, doch als er nicht völlig verschwand, wurde sie ungeduldig. Sie hatte immer noch Angst, der Krebs könnte wieder aktiv werden. Auf eigene Faust wandte sie diese Visualisierungsmethode an, doch ihre Vorstellungsbilder waren nicht vollkommen positiv. Nach kurzer Zeit wurde ihr Krebs wieder aktiv, und sie war gezwungen, schulmedizinische Behandlungsmethoden in Anspruch zu nehmen.

Ich halte die Visualisierung für eine gute Methode, doch bedarf sie genauer Anleitungen durch einen Spezialisten. Aus diesem Grund habe ich in der Öffentlichkeit nicht viel darüber gesprochen. Außerdem bin ich der Meinung, daß die bei den Visualisierungen verwendeten Symbole nicht aggressiver Art sein sollten. Hunde, die Fleisch zerreißen, oder gegeneinander kämpfende Armeen sind Konfliktsymbole, die ich nicht verwenden würde. Bei der Arbeit mit meinem Körper ziehe ich eine Atmosphäre der Kooperation und des Respekts vor. Auch wenn diese Technik in Verbindung mit im Grunde aggressiven und destruktiven Methoden wie Chemotherapie und Bestrahlung angewandt wird, sind mir die natürlichen, Kooperation symbolisierenden Vorstellungen lieber, auf die ich in diesem Kapitel noch näher eingehen werde.

Ein anderer Einwand, den ich gegen Visualisierungsmethoden habe, ist, daß es nicht in der Absicht der Natur liegt, daß der Geist *bewußt* in die Einzelheiten eines Heilungsprozesses eingreift. Werden die richtigen Bedingungen hergestellt, so reichen unsere automatischen Selbstheilungsmechanismen völlig aus, und um die Einzelheiten brauchen wir uns nicht zu kümmern. Stellen Sie sich vor, Sie würden versuchen, Ihrem Körper vorzuschreiben, was er tun soll, um ein gebrochenes Bein zu heilen. Detaillierte pathologische Kenntnisse wären bereits eine Voraussetzung, und es wäre so gut wie unmöglich, sich die einzelnen komplizierten Teile des Prozesses bildlich vorzustellen.

Wir können jedoch unseren Geist einsetzen, um die idealen Bedingungen zu schaffen, unter denen eine Heilung stattfinden kann. Durch die regelmäßige Vorstellung von Bildern, die Gesundheit und Ganzheit ausdrücken, können wir uns darauf programmieren, diesen Zustand zu erreichen. Dies ist bei Krebs besonders hilfreich, da wir bei dieser Krankheit mit so vielen negativen Vorstellungen konfrontiert sind. Ob unsere eigenen pessimistischen Erwartungen, die unbedachten Bemerkungen von Ärzten oder Pflegepersonal oder die Gedankenlosigkeit von Freunden und Verwandten – all diese negativen Programmierungen müssen durch Vorstellungen von Heilung und Gesundheit ausgeglichen werden.

Die Visualisierung eignet sich sehr gut zur Schaffung eines positiven Selbstbildes. Friede ist mir lieber als Krieg, und deshalb bevorzuge ich Vorstellungen von Kooperation, bei denen der Körper einfach das tut, was für ihn natürlich ist: die Gesundheit wiederherzustellen. Aus diesem Grund wandte ich in Verbindung mit meiner Chemotherapie eine ziemlich nüchterne Form der Visualisierung an oder die bereits früher beschriebene Licht-Meditation.

Es ist jedoch nichts dagegen einzuwenden, daß man sich bildlich vorstellt, wie durch Chemotherapie oder Bestrahlung Krebszellen zerstört werden. Wenn Sie sich für diese Behandlungsmethoden entschieden haben, möchten Sie ja, daß sie genau das bewirken. Zugleich sollten Sie sich aber vorstellen, daß Ihr Körper kräftig und gesund ist, daß er immer gesünder wird und daß er durch die Behandlung nicht geschädigt wird. Auf diese Weise können Sie dazu beitragen, die Wirkung der Behandlung zu verstärken.

Man kann dies auf die gleiche Weise tun wie ich, indem man sich über den ablaufenden Prozeß informiert und ihn sich bildlich vorstellt, oder auf die von den Simontons empfohlene abstrakte Weise, indem man Symbole für die Behandlung, den Krebs, die Abwehrmechanismen des Körpers und für die Heilung und Gesundung verwendet.

Wenn Sie sich dazu entschließen, Symbole zu verwenden, dann nehmen Sie eine bequeme Sitzhaltung ein und entspannen sich körperlich. Dann denken Sie sich eine bildliche Vorstellung aus, in der alle Komponenten des Prozesses, den sie fördern wollen, durch Symbole ausgedrückt sind. Suchen Sie nach Symbolen, die auf natürliche Weise das von Ihnen Angestrebte bewirken. Bildliche Vorstellungen und ihr Sinn und Gehalt sind eine persönliche, individuelle Sache, daß es ein Unding wäre, sozusagen „ideale“ Symbole vorzuschlagen. Jeder wird in dieser Hinsicht etwas anderes herausfinden. Wesentlich ist, daß Sie diese Vorstellung als positiv empfinden.

Geoff stellte sich seinen Krebs zum Beispiel als einen Schneeball vor, der einen Berg hinunterrollt, und seine Abwehrmechanismen als Sonne, die ihn schmelzen läßt. Da für mich ein Schneeball etwas ist, das, wenn es einen Berg hinunterrollt, immer größer wird, wäre diese Vorstellung für mich nicht gut gewesen. Deshalb betone ich noch einmal – bei Unsicherheit und Zweifeln sollte man fachmännischen Rat suchen.

Eine dritte, viel sicherere Methode der Visualisierung kann in allen Situationen angewandt werden. Dies ist eine noch abstraktere und harmonischere Form, die auf mächtigen Symbolen beruht. Und von der Anwendung der Vorstellung, einen Strand entlang zu laufen, haben wir ebenfalls bereits gesprochen.

Ein Beispiel ist das strahlende Licht. Dr. Alec Forbes vom Bristol Cancer Care Centre hat eine weitere kompliziertere Methode entwikkelt. Man beginnt dabei mit körperlicher Entspannung und begibt sich auf eine innere Phantasiereise, die aus einer Aufeinanderfolge archetypischer Symbole besteht, wie sie von C. G. Jung und später in der Psychosynthese verwendet wurden. Dies ist eine sehr angenehme Methode, ein gesundes, positives und harmonisches Selbstbild zu schaffen.

Auch hier beginnt man damit, eine angenehme Sitzhaltung einzunehmen und sich körperlich zu entspannen. Dann stellt man sich mit geschlossenen Augen vor, ein Feld zu betreten. Es ist „Ihr“ Feld, ein Ort, der für Sie etwas „Besonderes“ bedeutet. Es kann ein wirkliches Feld oder ein Produkt Ihrer Phantasie sein. Sie gehen darüber und betrachten seine Schönheit. Sie spüren das Gras unter Ihren Füßen und die warme Luft auf Ihrem Gesicht. Sie hören den Gesang der Vögel, das Zirpen der Grillen und das Rauschen des Windes in den Bäumen.

Sie kommen an einen See, der tief oder seicht sein kann, je nachdem, ob Sie schwimmen oder ein Ruderboot benützen wollen. Sie ziehen Ihre Kleider aus, lassen sie zusammen mit Ihren Sorgen am Ufer liegen und steigen mit einem freudigen Gefühl ins Wasser. Wenn Sie wollen, können Sie sich darin waschen oder, wenn Sie dazu Lust haben, schwimmen. Vielleicht mögen Sie auch von dem süßen Wasser trinken. Nach einer Weile erreichen Sie das andere Ufer, wo sich ein Wasserfall befindet. Sie stellen sich darunter, lassen das Wasser über sich fließen und betreten dann eine dahinterliegende Höhle. Der Eingang der Höhle ist von dem Licht erhellt, das durch den Wasserfall scheint, und wenn Sie in die Höhle treten, sehen Sie am anderen Ende helles Sonnenlicht. Wenn Sie die Höhle verlassen, treten Sie auf eine Lichtung mit Blumen, Bäumen und Sträuchern, und wenn Sie weitergehen, kommen Sie zu einer Bank, auf der Handtücher und neue saubere Kleider liegen. Sie trocknen sich ab, ziehen die Kleider an und gehen dann durch einen Wald zurück zu Ihrem Feld.

Es ist sehr empfehlenswert, diese Visualisierungsübungen, das „strahlende Licht" oder die „innere Reise" am Ende der passiven *Meditation* zu machen. Auch die aktiven Visualisierungen nach Simonton sollten nach der *Meditation* durchgeführt werden, da auf diese Weise die positiven Wirkungen der Beruhigung und der Anregung des Geistes kombiniert werden.

Visualisierungsübungen in der Praxis

Sowohl die Simonton- wie die Forbes-Technik kann nützlich sein. Die Simonton-Methode kann besonders gut in Verbindung mit Chemotherapie oder Bestrahlung eingesetzt werden. Sie kann die Wirkung der Behandlung wesentlich verstärken, die Kooperationsbereitschaft des Patienten erhöhen und sein Befinden erheblich verbessern. Dr. Forbes' „Reise" kann jedem helfen.

Ich bin der Meinung, daß es hilfreich sein kann, diese Methoden zusätzlich zur passiven *Meditation* einzusetzen, wenn man darin genügend Übung hat. Da es sich um aktive geistige Techniken handelt, führen sie nicht wie die *Meditation* zum Loslassen, helfen aber auf andere Weise. Deshalb ist es wichtig, zuerst gut meditieren zu lernen. Wenn Ihre zeitlichen Möglichkeiten und Prioritäten es zulassen, sollten Sie, wenn Sie wollen, die zusätzlichen Methoden ausprobieren. Sorgen Sie aber dafür, daß Ihre Vorstellungen wirklich positiv sind, und ziehen Sie beim leisesten Zweifel einen Fachmann zu Rate.

Beachten Sie:

1. Geistige Kräfte können uns sehr helfen, doch sie müssen richtig gelenkt werden.
2. Bei Krebs können die innere Einstellung, der Glaube und das Befinden des Patienten entscheidend für Erfolg oder Mißerfolg sein.
3. Ein glücklicher Mensch wird schnell gesund, ein unglücklicher langsam.
4. Wir müssen nicht unbedingt aktiv an den Heilungsprozeß denken, um ihn zu beeinflussen, doch eine allgemeine positive Haltung ist von großem Vorteil.
5. Der Körper heilt sich automatisch selbst, wenn die richtigen Bedingungen hergestellt werden.
6. Der Geist kann diese Bedingungen und den Heilungsprozeß selbst stark beeinflussen.
7. Es ist hilfreich, Techniken anzuwenden, die den Geist beruhigen und anregen.

Ob Sie Bejahungs- und Visualisierungstechniken anwenden oder nicht – wenn Sie Entscheidungen verwirklichen wollen, dann müssen Sie gemäß diesen Entscheidungen handeln. Es besteht immer die Gefahr, daß man von einer guten Idee begeistert und zu ihrer Verwirklichung entschlossen ist und schon am nächsten Tag von allen möglichen anderen Dingen abgelenkt wird. Lassen Sie nicht zu, daß solche Dinge, so wichtig sie auch zu sein scheinen, Sie von Ihrem Entschluß abbringen. Stellen Sie sich darauf ein, daß Sie Hindernisse überwinden müssen. Sie werden gute und schlechte Tage erleben. Die wichtigste Eigenschaft, die Sie brauchen, um Positivität zu entwickeln, ist *Ausdauer.* Sie dürfen nicht aufgeben, bevor Sie Ihre Ziele erreicht haben.

Ausdauer erfordert *Disziplin,* die man ebenfalls erlernen kann – eine sehr lohnenswerte Sache. Tun Sie jeden Tag irgend etwas, das nur dazu dient, Ihre Disziplin zu festigen. So können Sie zum Beispiel darauf verzichten, etwas zu essen, was Ihnen besonders gut schmecken würde, oder Sie können wie ich Ihre tägliche Dusche damit beenden, daß Sie das heiße Wasser abschalten und das kalte voll aufdrehen. Dazu brauche ich große Disziplin! Obwohl es überaus belebend und erfrischend ist und ich es seit Jahren mache, kostet es mich immer noch ziemliche Überwindung. Übt man bewußt Disziplin, so erleichtert dies die Anwendung von Selbstdisziplin in wichtigeren Fällen – so eben auch das Durchhalten der Höhen und Tiefen eines Heilungsprozesses. Wenn Sie diese Entscheidungsmethode anwenden, werden Sie in der Lage sein, die für Ihre Lage richtigen Entscheidungen zu treffen. Und wenn Sie gemäß Ihren Entscheidungen handeln und die nötige Ausdauer aufbringen, werden Sie Ihre Ziele erreichen.

Wenden Sie die Entscheidungsmethode zum Beispiel auf dem Gebiet der Ernährung an, dann müssen Sie die Möglichkeiten abwägen und sich für die Diät entscheiden, die sich am besten für Sie eignet, und sich dann voll daran halten. Wenn Sie es gewöhnt sind, beim Kochen Salz zu verwenden und das Essen ohne Salz fade finden, dann schauen Sie sich nach anderen Gewürzen um. Sie werden bald feststellen, daß sich Ihr Geschmackssinn verbessert, und daß Gemüsearten, die früher alle gleich schmeckten, in Wirklichkeit einen sehr angenehmen eigenen Geschmack haben. Sie können die Bejahung anwenden: „Ich habe ein Gespür für die meiner Gesundheit förderlichste Nahrung." Sie können sich bildlich vorstellen, wie Sie mit gutem Appetit und Genuß die für Sie bekömmlichste Nahrung essen.

Es ist nützlich, sich eine Frist zur Überprüfung einer Entscheidung zu setzen – im Fall einer neuen Ernährungsweise vielleicht einen Monat. Halten Sie sich also einen Monat lang hundertprozentig an die neue Diät. Widerstehen Sie allen Abweichungen oder der Verlockung, in dieser Zeit dies oder jenes hinzuzufügen. Sie haben eine Entscheidung getroffen und sich das Ziel gesetzt, sie einen Monat lang zu überprüfen. Halten Sie sich strikt daran. Nach einem Monat nehmen Sie eine Beurteilung vor. Hat die Entscheidung die erhofften Ergebnisse gebracht? Müssen Sie sie abändern? Wenn das Ganze nicht so geklappt hat, wie Sie dachten, dann werden Sie, wenn Sie Ihre Vorsätze strikt befolgt haben, keine quälenden Zweifel befallen wie „Ob das

Ganze wohl mehr gebracht hätte, wenn...?" Sie werden imstande sein, diese Sache ohne Bedauern aufzugeben und etwas anderes zu versuchen. Ist hingegen alles entsprechend Ihren Erwartungen abgelaufen und hat es Ihnen Nutzen gebracht, so werden Sie mit größerer Zuversicht den nächsten Schritt tun. Setzen Sie sich eine neue Frist, halten Sie durch und nehmen Sie, wenn die Zeit abgelaufen ist, eine Überprüfung vor. Finden Sie heraus, was an der Sache gut für Sie ist und was nicht. Wenn Sie so weitermachen, wird Ihre Zuversicht wachsen, und Ihre Gesundung wird Fortschritte machen.

Der nächste Abschnitt der positiven Methode ist die Schaffung einer heilsamen Umgebung. Es geht dabei um all die kleinen, manchmal sehr subtilen Dinge, die zu einer Umgebung beitragen, welche der Wiederherstellung Ihrer Gesundheit förderlich ist.

Sie können Ihre Zuversicht und Ihre Positivität durch die Wahl des richtigen Umgangs stärken. Meiden Sie negative Pessimisten und suchen Sie die Gesellschaft heiterer Menschen, in deren Gegenwart Sie sich wohl fühlen. Wenn nötig, bitten Sie taktvoll jene Leute, deren Einfluß Sie als negativ empfinden, sich von Ihnen fernzuhalten, bis es Ihnen besser geht. Shirley, eine Frau, die ich kannte, fühlte sich, wenn es ihr schlecht ging, von einer sehr aufdringlichen, geschwätzigen Freundin buchstäblich körperlich attackiert. Die Freundin war jedoch so einsichtsvoll, ihre Bitte, sie eine Weile nicht zu besuchen, zu respektieren, so daß die Freundschaft nach einer heilsamen Pause weiterbestand.

Eine Gruppe von Menschen, die das gleiche tun, bietet große moralische Unterstützung. Wir stellen immer wieder fest, daß Leute, die sich unseren Gruppen neu anschließen, durch die positive Einstellung anderer, welche die Methoden bereits anwenden, sehr gestärkt werden. Andererseits wird die Zuversicht der alten Mitglieder erhöht, wenn sie sehen, wie die Lebensqualität der Neuen sich verbessert, so daß die Positivität der Gruppe ständig wächst. Wenn Sie wollen, können Sie in Ihrer Umgebung das gleiche bewirken. Denken Sie sich Möglichkeiten aus, andere Menschen glücklich zu machen. Übernehmen Sie die Initiative. Sagen Sie Ihren Besuchern, wie gut sie ausschauen, wie sehr Sie sich freuen, sie zu sehen. Finden Sie heraus, was Sie zu ihrem Glück beitragen können, und alle werden davon profitieren.

Sobald Sie damit beginnen, werden Sie feststellen, daß es viele Wege gibt, Ihren Elan zu verstärken. Bei der Festsetzung von Prioritäten ist es sehr wertvoll, Bedürfnisse zu verbalisieren. Wenn Sie Ihre Probleme aufschreiben oder über sie sprechen, erweitert das Ihre Perspektive, entlastet Sie und trägt zur Verbesserung der Resultate bei.

Eine sehr gute Gewohnheit ist das Führen eines Tagebuchs. Ich selbst habe ein Übungsbuch geführt, in das ich regelmäßig eintrug, was ich getan hatte und was ich plante. Das Schreiben zwingt Sie, die Dinge innerlich zu klären, und hilft Ihnen, Entscheidungen zu treffen und zu überprüfen. Ich fand es auch hilfreich, durchzusehen, was ich Monate zuvor geschrieben hatte und danach meinen Fortschritt zu beurteilen. Wenn Sie in ein Tief geraten, kann Ihnen das helfen, es zu überwinden.

Ebenso vorteilhaft ist es, jemanden zu haben, mit dem man reden kann – jemanden, mit dem Sie völlig offen und aufrichtig über alles, was Sie auf dem Herzen haben, sprechen können.

Vielleicht müssen Sie sich einen solchen Menschen erst suchen. Wenn Ihnen ein Verwandter dafür als geeignet erscheint, so ist nichts dagegen einzuwenden, doch vielen Menschen ist ein Freund oder auch ein völlig Außenstehender lieber. Am besten, Sie fragen einfach jemanden, der Ihnen geeignet erscheint, ob er bereit ist, Ihnen zuzuhören, wenn Sie jemanden brauchen, mit dem Sie reden können. Fast jeder Mensch empfindet es als schmeichelhaft, um so etwas gebeten zu werden. Haben Sie niemanden, der diese Rolle übernehmen könnte, dann nehmen Sie die fachmännische Hilfe eines Arztes, eines Geistlichen oder eines ausgebildeten Beraters in Anspruch. Solche Gespräche können wirklich sehr hilfreich sein. Sie werden merken, wie befreiend und spannungslösend es sein kann, über Ihre Probleme zu reden. Wenn ein Problem unlösbar scheint, dann eröffnen sich oft neue Perspektiven, wenn Sie darüber sprechen, und eine Lösung bietet sich an. Ein ebenso gutes Mittel zur Kommunikation und Problemlösung kann das Schreiben von Briefen sein. Dadurch, daß Sie Briefe abschicken und bekommen, gerät etwas Positives in Bewegung. Manche Menschen finden es sogar gut, ihren nächsten

Angehörigen zu schreiben. Es fällt ihnen leichter, auf diese Weise ihre Gedanken und Gefühle mitzuteilen und die familiären Bindungen zu erhalten und zu verstärken.

Bei Ihren persönlichen Beziehungen ist Aufrichtigkeit etwas sehr Wichtiges. Wie oft werden Sie gefragt: „Wie geht's dir heute?“ und Sie fühlen sich schrecklich, doch niemand soll es wissen. Also antworten Sie halbherzig: „Danke, gut.“ Unsinn! Sie wissen, daß Sie da eine falsche Fassade aufbauen, und Ihr Freund oder Ihre Freundin weiß es ebenfalls. Ihre Unaufrichtigkeit hat nicht nur eine Barriere geschaffen, die andere Leute davon abhält, auf normale Weise mit Ihnen zu sprechen, sondern Sie haben außerdem die Vorstellung verstärkt, daß Krebs etwas Entsetzliches ist, das man verbergen muß.

Seien Sie positiv. „Ach, ich fühle mich heute schrecklich, aber ich tue dies und das, und morgen wird es mir bestimmt viel besser gehen.“ Sofort herrscht eine ganz andere Atmosphäre. Sie haben Ihren Freund oder Ihrer Freundin die Achtung erwiesen, ihm oder ihr die Wahrheit zu sagen. Er/Sie wird das schätzen, und wenn er/sie etwas zu Ihrer Lage sagen und Ihnen Vorschläge machen will, steht ihm/ihr das frei. Sie haben eine positive Feststellung getroffen und gezeigt, daß Sie zuversichtlich sind. Sobald Klarheit über Ihren Gesundheitszustand herrscht, können Sie darüber genauso normal reden wie über jedes andere Thema.

Krebs kann besiegt werden. Angst ist eine der stärksten Waffen, über die der Krebs verfügt. Wir als Krebspatienten können und müssen der Allgemeinheit helfen, diese Angst zu überwinden und auf richtige und wirkungsvolle Weise mit dem Krebs umzugehen.

Auch Lesen kann Ihre Positivität verstärken. Es gibt eine Fülle inspirierender und informativer Bücher, aus denen Sie Kraft schöpfen können. Wir waren überrascht, wie oft unsere Probleme dadurch gelöst wurden, daß wir in Büchern Antwort auf unsere Fragen fanden. Oft waren wir mit einer Situation konfrontiert, für die wir keine Lösung wußten. Immer wieder erlebten wir, daß wir zu einem Buch hingezogen wurden, das die Antwort enthielt! Als wir uns dessen bewußt wurden, zogen wir einfach irgendein Buch aus dem Regal, schlugen es an irgendeiner Stelle auf und fanden dort die Antwort.

Seit ich dies so oft erlebt habe, weiß ich, was Intuition bedeutet – oder wie man es sonst nennen will. Je mehr wir uns darauf verließen, um so besser funktionierte es. Ein Freund erfuhr auf besonders überzeugende Weise, wie bedeutungsvoll „Zufälle“ sein können. John, der an einer multiplen Sklerose mit starken körperlichen Behinderungen litt, machte große Fortschritte auf dem Weg zur Gesundung. Plötzlich trat jedoch ein Stillstand ein, und er war ziemlich verzweifelt. Eines Morgens ging er hinaus, um seine Zeitung zu holen. In seinem Briefkasten steckte jedoch nicht nur eine falsche Zeitung, was höchst ungewöhnlich war, sondern der Wind hatte sie auch noch herausgerissen und vor seine Tür geweht. Als er sich bückte, um sie aufzuheben, fiel sein Blick auf einen Namen. Es war der Name eines guten alten Freundes, und er stand in einer Todesanzeige. John ging zur Beerdigung, und in der melancholischen Stimmung, die ihn danach erfüllte, durchstöberte er eine Buchhandlung. Aus einem Regal, an dem er vorbeikam, ragte ein Buch halb heraus. Als er einen Blick darauf warf, entdeckte er zu seiner Verblüffung, daß auf dem Umschlag der Vor- und Zuname seines Freundes stand! Nicht sein Freund hatte es geschrieben, sondern ein Autor gleichen Namens, und es handelte von seinem Problem! Als wir John das letzte Mal sahen, hatte er gerade eine zehn Kilometer weite Wanderung durch den Busch hinter sich – etwas, woran er ein Jahr zuvor nicht einmal zu denken gewagt hätte.

Sie sollten so klug sein, Ihrer Intuition zu folgen und auf Hinweise, die Ihnen den richtigen Weg zeigen, zu achten. Wir haben festgestellt, daß die besten Wege jene waren, auf denen alles glatt ging. Wenn es dauernd Schwierigkeiten gab, befanden wir uns meistens in einer Sackgasse. Jedesmal, wenn wir auf diese Weise geführt wurden, wurde unser Glaube an diese Dinge verstärkt. Wir halten nichts mehr von „Zufällen“.

Sehr viel für Ihr Befinden können Sie mit regelmäßigen körperlichen Übungen tun. Diese werden Sie nicht nur körperlich entspannen und mit größerer Vitalität erfüllen, sondern sich auch positiv auf Ihre emotionale und geistige Verfassung auswirken. Die American Heart Foundation ist der Ansicht, daß wöchentlich dreimal eine Stunde körperlicher Übungen bereits gute Ergebnisse bringen. Laut ihren

Empfehlungen soll man der persönlichen Situation angemessene Übungen wählen. Für jemanden, der bettlägerig ist, kann eine Reihe von Übungen mit den Armen ausreichen. Für Unternehmungslustigere kann Jogging oder eine andere anstrengendere Sportart das Richtige sein. Wichtig ist, daß Sie auf Ihre Grenzen achten. Ein guter Anhaltspunkt für Ihre persönliche Grenze ist, daß Sie bei einer Übertreibung und zu starker Belastung des Herzens nicht mehr imstande sind, eine Unterhaltung zu führen. Wenn Sie also zum Beispiel beim Jogging an einen Punkt kommen, wo es Ihnen schwerfällt zu sprechen, dann verlangsamen Sie das Tempo, bis Sie wieder dazu imstande sind, und laufen Sie dann wieder schneller. Man sollte sich am Anfang nicht zuviel zumuten.

Viele entschließen sich zu täglicher körperlicher Bewegung, vor allem, wenn sie merken, welchen Nutzen sie ihnen bringt. Für ältere Menschen ist Spazierengehen eine gute Übung, und viele machen sich einen halbstündigen Spaziergang nach dem Mittagessen zur täglichen Gewohnheit. In unseren Gruppen gibt es Leute, die Radfahren, Tennis spielen, Schwimmen oder Gymnastik machen. Sie wirken gesünder als die meisten Menschen, die man auf der Straße sieht. Ein Mann beklagte sich lachend darüber, daß er so gesund aussah. „Obwohl ich doch so krank bin, sehe ich so gut aus. Deshalb hat niemand Mitleid mit mir."

Großen Gewinn brachten mir auch Atemübungen, die ich nachdrücklich empfehle. Eine kurze Übung gleich am Morgen draußen im Freien, am besten barfuß in Kontakt mit der Erde und ohne Brille sind ein ausgezeichneter Tagesbeginn.

Die besten Atemübungen kommen aus dem Yoga und werden in Indien Pranayama genannt. Sie reinigen das Blut, die Nerven und die Lungen, verbessern die geistige Konzentration und Stabilität und sind deshalb ein weiteres wertvolles Mittel zur Wiederherstellung der Gesundheit. Diese Atemübungen werden in den meisten Yogaschulen gelehrt. Die besten Bücher, die ich auf diesem Gebiet kenne, stammen von Ramacharaka.

Unsere gesamte Umgebung wirkt sich auf unsere Lebensqualität aus und ist deshalb von großer Bedeutung für den Heilungsprozeß. Je mehr Harmonie wir suchen und finden, um so besser sind unser Befinden und unser Fortschritt. Auch gute beruhigende Musik und Farben haben förderliche Wirkungen. Vermeiden Sie es, sich grellen, krassen Eindrücken auszusetzen, und suchen Sie das Natürliche. Sehr empfehlenswert sind Ausflüge aufs Land, doch auch daheim können wir viel tun, um uns zu harmonisieren und in Einklang mit der Natur zu bringen.

Überaus wichtig ist eine kreative Tätigkeit. Mit eigenen Händen etwas Schöpferisches zu tun, ist die beste seelische Nahrung. Es stärkt unser Selbstwertgefühl und befriedigt einen Grundtrieb unseres menschlichen Wesens. Wenn Sie schon früher gemalt, gestrickt, Möbel, Kleider oder sonst etwas angefertigt haben, so wenden Sie Ihr Interesse wieder dieser Tätigkeit zu. Oder suchen Sie sich eine neue. Gartenarbeit ist bestens geeignet. Sie ist wunderbar kreativ, bringt Sie in Kontakt mit der Natur. Sie können Ihre Nahrungsmittel selbst anbauen oder, wenn Sie Blumen pflanzen, mit dem Schönen Umgang pflegen, und Sie sind dabei die ganze Zeit an der frischen Luft und in körperlicher Bewegung. Diese Tätigkeit hat eine Unzahl guter Seiten und ist meine Lieblingsbeschäftigung. Gut ist es auch, Zimmerpflanzen zu ziehen. Sie bringen die Natur ins Haus und tragen durch ihre Frische und Lebendigkeit dazu bei, eine der Heilung förderliche Umgebung zu schaffen.

Anderen zu helfen ist eine großartige Möglichkeit, sich selbst zu helfen. Kranke meinen oft, sie hätten ein Recht darauf, egozentrisch zu sein, und andere müßten alles für sie tun. In Wirklichkeit ist es so, daß man um so mehr bekommt, je mehr man gibt. Suchen Sie also Gelegenheiten, anderen zu helfen. Viele Mitglieder unserer Gruppe arbeiten freiwillig in Krankenhäusern oder Gemeindeeinrichtungen. Andere versuchen, ihren Freunden und ihrer Familie zu helfen. Bettlägerigen Patienten bietet sich die Möglichkeit, anderen durch Gebet zu helfen. In allen diesen Fällen wird immer wieder die Erfahrung gemacht, daß man nicht nur ein Mehrfaches zurückbekommt, sondern daß schon das Tun selbst Befriedigung bringt.

Und vergessen wir nicht das Lachen. Ja, das Lachen. Bei allem, was es zu überlegen und zu tun gibt, könnte man so ernst und gesetzt werden, daß man ganz vergißt, sich zu vergnügen! Nehmen Sie sich die Zeit, richtig zu lachen – es ist ein wundervolles Mittel zur Befreiung. Schauen Sie sich im Theater Komödien an. Besorgen Sie sich Videokassetten mit den alten Filmen von Buster Keaton und Charlie Chaplin. Leihen Sie sich in der Bücherei lustige Bücher aus und scheuen Sie sich nicht, herzlich zu lachen.

Lachen ist fast ebenso wichtig wie das Allerwichtigste, die *Meditation,* die in ihrer passiven Form subtil und stetig zu einer positiven Einstellung führt. Wenn Sie sie praktizieren, können Ihnen Streß und Angst nichts mehr anhaben. Sie fühlen sich einfach gut. Sie haben das Gefühl, das Richtige zu tun. Sie werden mit größerer Wahrscheinlichkeit richtige Entscheidungen treffen.

Krebspatienten kommen oft mit der Meinung zu uns, sie könnten nichts tun, um sich selbst zu helfen. Bald merken sie, daß so viele Entscheidungen zu treffen sind, daß es so viele zur Gesundung führende Methoden gibt, zwischen denen eine Wahl zu treffen ist. Wie sollen sie für all das die Zeit aufbringen? Welches sind die wichtigsten Dinge? Sie sollten an das schöne chinesische Sprichwort denken. „Eine tausend Meilen weite Reise beginnt mit einem Schritt."

Für den idealen ersten Schritt halte ich die *Meditation.* Ihr sollten Sie sich zuerst widmen, und zwar mit voller Hingabe. Wenn Sie gut damit zurechtkommen, brauchen Sie möglicherweise nichts anderes. Ich glaube jedoch, daß es erforderlich sein wird, daß Sie sich Gedanken wegen Ihrer Ernährung machen und noch verschiedenes andere tun. Wenden Sie die Entscheidungstechniken zur Feststellung Ihrer Prioritäten an und stellen Sie einen Handlungsplan auf. Studieren Sie die vielfachen Möglichkeiten, und wählen Sie zusätzlich jene aus, die Sie zur Zeit für sich als passend empfinden. Wahrscheinlich stehen in diesem Buch einige Dinge, die Ihnen sofort ins Auge springen. Beginnen Sie mit jenen, die Ihnen besonders wichtig erscheinen.

Meditation, Ernährung und positives Denken sind die Grundpfeiler, auf denen sich alles aufbaut. Eine beliebige Zahl von Hilfsmethoden können Sie als Ziegel zur Errichtung Ihrer Gesundheit benützen. Hier eine Zusammenfassung der möglichen Wege zur Schaffung und Erhaltung einer positiven Einstellung:

1. *Positives Denken*
   Entscheiden Sie sich, positiv zu sein
   Meditieren und kontemplieren Sie darüber
   Beschließen Sie, das Nötige zu tun
   Bejahen Sie es mit Affirmationen und stellen Sie sich bildlich vor, wie Sie es tun
   Tun Sie es
   Seien Sie ausdauernd
2. *Das Treffen der Entscheidung*
   Bestimmen Sie die zu treffende Entscheidung
   Bestimmen Sie einen Zeitpunkt, wann die Entscheidung getroffen werden soll
   Sammeln Sie Informationen, halten Sie sie, wenn nötig, schriftlich fest
   Denken Sie nach
   Wägen Sie ab
   Entscheiden Sie
   Akzeptieren Sie Ihre Entscheidung als die beste, die Sie unter diesen Umständen treffen können
   Streben Sie an, die vorteilhaften Wirkungen auf ein Maximum zu steigern, die Rückschläge auf ein Minimum zu senken
   Stecken Sie sich Ziele (die evtl. den Behandlungszeitraum einschließen)
   Handeln Sie gemäß der Entscheidung – legen Sie sich fest
   Unterstützen Sie sich, wenn nötig, mittels Visualisierung oder Bejahung
   Nicht aufgeben
   Disziplin halten
3. *Schaffung einer heilungsfördernden Umgebung*
   Inspiration
   Ernährung
   Verbaler Ausdruck
   - Tagebuch
   - guter Zuhörer
   - Entwickeln der Kommunikationsfähigkeit

- Briefe schreiben

Lesen

Bewegung

- körperlich
- durch Atmung

Musik, Farben, Natur, Atmosphäre

schöpferische Tätigkeit

Lachen

anderen helfen

Aktive Visualisierung

- bildliche Vorstellungen
- symbolische Bilder in Verbindung mit der Behandlung
- abstrakte Bilder in jedem möglichen Zusammenhang

Passive *Meditation*

Als ich auf meine Gesundung hinarbeitete, waren Gayle und ich in jedem Stadium bestrebt, uns immer nur auf eine Sache zu konzentrieren. War die sondiert und abgewogen, haben wir sie entweder in unser Programm aufgenommen oder beiseite gelassen. Änderungen wurden – und werden – auf der Suche nach unserem Optimum ständig vorgenommen. Jetzt ermutigen wir andere, es genauso zu machen. Es ist ein allmählicher Prozeß mit dem Ziel, die Gesundheit völlig wiederherzustellen.

Erspüren Sie Ihre physischen und psychologischen Grenzen. Es ist unmöglich, alles heute zu schaffen oder morgen! Es braucht Zeit. Das zu lernen, fiel mir sehr schwer. An hartes athletisches Zehnkampftraining gewöhnt, konnte ich mich nur schwer mit neuen Grenzen abfinden. Anfangs geriet ich in ziemliche Schwierigkeiten, weil ich mich körperlich überschätzte und mir zuviel zutraute. Auch in den letzten Jahren kam es immer wieder mal vor, daß mein Körper mich warnte, mir Zeit zu nehmen, mir Urlaub und Erholung zu gönnen.

Sie müssen unbedingt lernen, sich an Ihre physischen und psychologischen Grenzen zu halten. Ihre Aufgabe besteht darin, auf die Kombination hinzuarbeiten, die Ihnen persönlich die besten Ergebnisse bringt, und zwar sowohl hinsichtlich der Lebensqualität wie auch der Lebensquantität.

Bestimmen Sie zuerst, was für Sie Vorrang hat. Die Aufstellung einer Prioritätenliste ist eine große Hilfe. Dann benötigen Sie die Disziplin, um sich an Ihre Entscheidungen zu halten und Ihren Gesundheitsplan auszuführen. Seien Sie versichert, daß andere es bereits geschafft haben, während wieder andere gerade dabei sind. Sie fühlen sich ausnahmslos „besser als gut".

6. Kapitel

Schmerzkontrolle – es ist ja nur Schmerz!

Wir sprachen davon, daß der Schmerz ein Grundhindernis ist, das im Genesungsprozeß überwunden werden muß. Krebs ist mit zwei starken Befürchtungen verbunden, der Furcht, daß er Schmerzen verursacht, und der Furcht, daß er zum Tode führt. Diese Befürchtungen sind der Hauptgrund, weshalb die Gesellschaft das Wort „Krebs" nicht hören oder erwähnen mag; Schmerzen und Tod sind die zwei Dinge, die unsere Gesellschaft unter allen Umständen zu vermeiden sucht. Wir leben in einer Kultur, die diese Dinge mit Abscheu betrachtet und als unkontrollierbare, negative Vorkommnisse behandelt. Infolgedessen begegnet man ihnen häufig mit Panik, weil der einzelne sich unfähig fühlt, sich aus eigener Kraft aus der Situation zu befreien. Das führt oft dazu, daß sich die Menschen auf Hilfsmittel von außen verlassen, die nichts zu ihrer Lebensqualität beitragen.

Die Angst wirkt sich über die Patienten hinaus aus, da nämlich Verwandte und Freunde häufig die Frage beschäftigt, ob ihre Lieben „Schmerzen haben" oder nicht. Diese Sorge ist natürlich und verständlich, aber meiner Erfahrung nach oft übertrieben und von den persönlichen Ängsten der Verwandten beschattet. Das führt zu einer unnatürlichen Einstellung und ist häufig Ursache von Spannung und Angst, was hinwiederum einen angemessenen Umgang mit den Problemen verhindert. Schmerzkontrolle muß sein, aber die vollkommene Lebensqualität bleibt von größter Wichtigkeit. Eine Gesellschaft von Pillenschluckern, die beim geringsten Ziehen oder Stechen zum Schmerzmittel greift, ist keine Lösung.

Wir brauchen eine neue Einstellung, die die Fähigkeit des einzelnen fördert, die meisten, wenn nicht alle, aufkommenden Schmerzen zu bewältigen. Natürlich muß man kein Krebspatient sein, um von einer solchen Einstellung zu profitieren. Ich sehe hierin eine Grundvoraussetzung zur Selbstabwehr. Es wäre großartig, wenn man den Schmerz ohne Angst und Schwierigkeiten überwinden könnte.

Ein solcher Vorsatz macht die Selbstüberwindung des Schmerzes zu einer ganz realen Möglichkeit, aber sie erfordert eine Methode, die den meisten Menschen vollkommen neu ist.

Bevor wir weiter von Schmerzkontrolle sprechen, ist eine Warnung angezeigt. *Der Schmerz ist ein Signal dafür, daß etwas nicht stimmt.* Es ist wichtig zu wissen, *was* nicht stimmt, auf jede Warnung zu achten und die notwendigen Schritte zu unternehmen. Der Mensch kann lernen, von Schmerzen unberührt zu bleiben, so daß Kopfweh ihm nichts ausmacht, daß Rückenschmerzen seine Beweglichkeit nicht beeinträchtigen. Das ist gut, sofern der Schmerz chronischer Natur ist und der Betroffene sicher sein kann, daß eine andere, über das übliche Maß hinausgehende Behandlung nicht notwendig ist. Anne hatte drei Rückenwirbel gebrochen. Sie wandte diese Methoden dermaßen wirksam an, daß alle anfangs unerträglichen Schmerzen verschwanden und sie sich wieder normal bewegen konnte. Sie mußte nur äußerst vorsichtig sein und durfte sich nicht übernehmen, weil ihr Rücken sehr instabil war. Ähnlich ist es mit dem Abschalten von Kopfschmerzen: Sie müssen wissen, daß es schlichtweg Kopfschmerzen ohne ernstere Ursache sind.

Nachdem wir nun festgestellt haben, daß der Schmerz eine Funktion hat, arbeiten wir mit der Grundvoraussetzung, daß echter Schmerz nicht weh tut! Sie werden erkennen, daß diese anscheinend übertriebene Behauptung stimmt. Doch zunächst wollen wir diese Erkenntnis aus Ihrem normalen Schmerzempfinden ausklammern. Wir alle wissen aus Erfahrung, daß ein Schmerz, der ein bestimmtes Maß übersteigt, höllisch weh tut. Ob der Schmerz nun eine physische Ursache hat, etwa einen Schnitt im Finger, oder eine psychologische, etwa eine beendete Liebesbeziehung – wenn wir Schmerzen spüren, erwarten wir normalerweise, daß es weh tut.

Anhaltende Schmerzen können Ihre ganze Aufmerksamkeit erfordern. Alles andere wird sogleich nebensächlich. Wenn Schmerzen für Sie eine Realität sind, hat ihre Behandlung Vorrang.

Nachdem ich nun gesagt habe, daß wir Schmerzen normalerweise als weh tuend empfinden, und ich eine der bekanntlich schmerzhaftesten Krebsformen hatte, wie kann ich da behaupten, daß Schmerz nicht weh tut? *Echter* Schmerz tut nicht weh. Nicht viele Menschen haben echte Schmerzen erlebt. Wenn wir das Wesen des Schmerzes erst begriffen haben und seine Grundbestandteile kennen, können wir ihn am eigenen Leib erfahren und lernen, daß Schmerz nicht weh tun muß.

Der Schmerz ist ein Reiz, den wir als unangenehm empfinden und der als Warnsignal funktioniert. Er ist ein Anzeichen dafür, daß etwas nicht stimmt. Wir müssen uns bewußt machen, daß dieses Etwas physischer, psychologischer oder sogar spiritueller Natur sein kann. Gewöhnlich betrachten wir den Schmerz als rein physisch, und deshalb fällt es uns so schwer, richtig damit umzugehen. Den reinen (körperlichen) Schmerz bezeichne ich als echten Schmerz, und der tut nicht weh. Wir Menschen empfinden solche Schmerzen höchst selten, weil unsere meisten Schmerzen von psychologischen Untertönen begleitet sind. Tiere dagegen können das Wesen des echten körperlichen Schmerzes unschwer demonstrieren.

Ich erinnere mich an einen jungen Hund, der vor nicht langer Zeit in meine Praxis kam. Er war vier Monate alt und gehörte einem Polizisten. Der Besitzer kam mit ihm in die Praxis, sagte, der Hund sei von einem Auto angefahren worden, und er glaube, ihn erschießen zu müssen, wolle aber vorher wissen, ob wir nicht etwas tun könnten.

Als ich den Hund sah, konnte ich zuerst das Problem nicht erkennen, denn ich sah nichts weiter als einen kleinen Hund, der sich schwanzwedelnd in der Praxis umsah. Er reagierte wie jeder quicklebendige Hund, versuchte mich abzuschlecken und wedelte mit dem Schwanz. Als ich mir jedoch seine Vorderpfoten ansah, stellte ich fest, daß die Haut ganz abgeschürft und beide Gelenke gebrochen waren. Die zwei bloßgelegten Gelenke baumelten locker. Ich bin überzeugt, daß allein der Schock einem Menschen arg zugesetzt hätte, aber dieser kleine Hund sah sich in der Praxis um, als sei nichts geschehen.

Als ich ihn untersuchte und seine Pfoten bewegen mußte, reagierte er zunächst mit dem Versuch, die Pfoten wegzuziehen. Als er nicht von mir loskommen konnte, versuchte er mich zu beißen, nicht gerade fest, aber er wollte mir deutlich zu verstehen geben, daß ihm lieber wäre, ich würde unterlassen, was ich vorhatte. Deshalb hielt meine Assistentin ihm den Kopf. Jetzt konnte er nicht loskommen, und beißen konnte er uns auch nicht; er fand sich sogleich mit seiner Situation ab und ließ sich untersuchen. Er wedelte nicht mehr mit dem Schwanz und sah etwas unglücklich drein, aber sobald wir mit der Untersuchung seiner Beine fertig waren, sah er sich wieder im Zimmer um, als sei nichts geschehen.

Später gaben wir ihm eine Narkose, um ihn zu säubern und seine Pfoten still zu halten, währen die Gipsverbände fest wurden. Etwa nach zwei Monaten wurde der Gips abgenommen, und der kleine Hund lief wieder herum. Im Laufe des nächsten Monats wuchs das Fell auf seinen Beinen nach. Er war wieder ein normaler Hund!

Dieses Erlebnis zeigt deutlich, was es mit dem Schmerz auf sich hat und wie man damit umgehen muß. Es war eine bemerkenswerte Demonstration, daß Schmerz in normalem Rahmen nicht weh tut. Der Schmerz ist ein Reiz. Für den kleinen Hund waren die Schmerzen ein Warnsignal. Sie sagten ihm, daß, wenn er sich bewegte oder bewegt wurde, die Pfoten schlimmer schmerzen würden. Hätte er in der Wildnis gelebt und sich lange genug still verhalten können, wären seine Pfoten ebenso geheilt wie mit unseren Gipsverbänden.

Der Schmerz war ein Warnreiz, vermutlich nicht angenehm, aber trotzdem für den Hund nur ein Reiz. Als er sich in einer leicht unbehaglichen Situation befand, war er bereit, den Reiz zu akzeptieren und das Beste aus seiner Lage zu machen.

Vergleichen Sie die Reaktion des Hundes mit dem Beinbruch bei einem Menschen. Wir spüren zunächst den Schmerz des Vorgangs, der den Bruch verursacht. Aber im selben Augenblick fängt es in unserem Kopf zu rasen an: „Verdammt, ich hab mir das Bein gebrochen! Werde ich je wieder gehen können? Wer erledigt meine Arbeit? Bin ich gut genug versichert?“ Und so weiter und so fort. Das ist der psychologische Aspekt des Schmerzes; Sorge und Angst gehen mit ihm Hand in Hand.

Echter physischer Schmerz tut nicht weh. Er ist lediglich ein unangenehmer Reiz. Psychologischer Schmerz kann entsetzlich weh tun. Zwischen den physischen und psychologischen Aspekten des Schmerzes unterscheiden zu können, ist von grundlegender Bedeutung für den richtigen Umgang mit ihm.

Stellen Sie sich einen Tag vor, an dem es 42° heiß ist. Heiß, ungemütlich – aber schmerzhaft? Nur ganz wenige Menschen würden es so empfinden. Wir wissen, daß die rein physische Wirkung einer solchen Temperatur nicht schädlich ist, und morgen wird es ohnehin kühler sein. Also ertragen wir es und erledigen unsere Aufgaben so gut wir können.

Aber stellen Sie sich vor, was geschähe, wenn die Menschen bei einer Temperatur von 43° zu sterben begännen! Die psychologische Schmerzkomponente würde in Aktion treten. Konfrontiert mit einem Grund, die Temperatur zu fürchten, würden die Menschen sich zweifellos auf das Wetter konzentrieren und ihre Aktivitäten drastisch einschränken. Ich bin überzeugt, daß infolgedessen 42° tatsächlich zu einer schmerzhaften Temperatur würden!

Diese psychologische Schmerzkomponente ist bei Menschen sehr stark ausgeprägt. Gewiß beruht darauf das phantastische Phänomen der Placebo-Wirkung. Ein Placebo ist ein Scheinmedikament, eine Tablette, die meistens aus Zucker besteht und dazu dient, die Wirksamkeit von Medikamenten unter bestimmten Voraussetzungen zu testen. Zahlreiche Versuche haben die Wirksamkeit von Placebos zur Kontrolle selbst schlimmster Schmerzen bewiesen.

Wir müssen uns bewußt machen, was das Placebo demonstriert. Wenn eine Zuckertablette unsere Schmerzen lindern kann, dann können wir bestimmt lernen, das selbst zu tun und die Wirkung zu erzielen, die wir sonst dem Placebo zuschreiben.

Ein Placebo ist ein äußerliches Mittel, das wir zur Behandlung des nichtphysischen Aspektes unseres Leidens anwenden können. Wir können lernen, die Placebo-Wirkung für uns selbst nutzbar zu machen.

Wir können den Schmerz in seiner echten, reinen, nicht weh tuenden und überwindbaren Form erfahren. Dies ist für mich eine wesentliche Methode zur Selbstabwehr, die sich jeder aneignen sollte.

Durch sie können wir uns von der Angst vor Schmerzen befreien und unser Wohlbefinden beträchtlich verbessern.

Früher hatte ich eine sehr niedrige Schmerzschwelle. Als ich noch Sport trieb, konnte ich gut vierhundert Meter laufen, aber auf einer größeren Strecke war meine Leistung kläglich. Es tat zu weh! Um 1500 Meter zu laufen, und erst recht für einen Marathonlauf, muß man unbedingt eine hohe Schmerzschwelle haben. Ich habe das nicht ausgehalten. Sogar die Entfernung von Fäden war früher für mich ein ausgesprochen schmerzhaftes Erlebnis. Als mein Bein amputiert wurde, vermied ich jedoch Schmerzmittel, wenn irgend möglich. Ich fürchtete, von ihnen abhängig zu werden. Der Knochenkrebs, den ich hatte, ist normalerweise sehr schmerzhaft, und da ich es damals nicht besser wußte, hatte ich große Angst. Wenn der Krebs wiederkehrte, was sollte ich tun, wenn die Schmerzmittel nicht wirkten? Wie sollte ich mit chronischen schlimmen Schmerzen fertig werden?

Ich lernte es durch Erfahrung und Schmerztraining! Wir trainieren auf so vielen Gebieten, um unsere Fähigkeiten zu verbessern. Ich habe hart trainiert, um meine sportlichen Leistungen zu verbessern. Warum nicht trainieren, um unsere Leistung im Umgang mit Schmerzen zu verbessern?

Indem ich das tat, habe ich mich von der Angst vor Schmerzen befreit. Während ich früher vor einem Zahnarztbesuch Todesängste ausstand, sehe ich darin heute eine Gelegenheit, mir meine Befreiung aus dem Würgegriff des Schmerzes zu bestätigen. Ich war imstande, Schnitte ohne Narkose selbst zu nähen, und stellte dabei wieder einmal staunend fest, daß Schmerz, echter Schmerz, wirklich nicht weh tut.

Ich habe auch andere davon profitieren sehen. Ich erinnere mich an einen jungen Mann namens John, der eine große Angst vor Schmerzen bei Injektionen hatte. Weil er chemotherapeutisch behandelt wurde, bereitete er mit seiner Angst beträchtliche Schwierigkeiten. Jedesmal, wenn er eine Spritze bekommen sollte, zog er instinktiv mit einem raschen Ruck den Arm weg. Oft waren acht oder neun Versuche erforderlich, bis die Nadel in seiner Vene war, was alle Anwesenden zur Verzweiflung brachte.

Nachdem er gelernt hatte, sich zu entspannen und richtig mit dem

Schmerz umzugehen, zog er nicht nur den Arm nicht mehr zurück, sondern er spürte die eindringende Nadel gar nicht mehr.

Um richtig mit dem Schmerz umzugehen, müssen wir die physischen und psychologischen Aspekte betrachten. Der Ausgangspunkt ist, den Schmerz zu verstehen und anzunehmen. Dann müssen wir den Schmerz in seiner reinen, nicht weh tuenden Form erfahren, um unsere neue Einstellung dazu zu festigen. Das empfehle ich jedem. Warten Sie nicht, bis Sie Schmerzen haben und es tun müssen – beugen Sie vor, und lernen Sie, daß Schmerz nicht weh tun muß.

Wir haben eine kritische Einstellung zum Schmerz. Bedenken Sie, daß wir jahrelang von einer den Schmerz fürchtenden Gesellschaft in dem Glauben erzogen wurden, daß Schmerzen weh tun und möglichst vermieden werden sollten. Der richtige Ausgangspunkt ist zweifellos, die Kinder zu einer vernünftigen Einstellung zum Schmerz zu erziehen.

Der Umgang mit dem Schmerz sollte nicht von Emotionen geprägt sein. Es besteht keine Notwendigkeit, ein Aufhebens davon zu machen. Wenn ein Kind hinfällt und sich verletzt, mögen Trost und Behandlung durchaus am Platze sein. Dennoch sollte man nicht übertreiben. Kinder werden so rasch von den Emotionen derer beeinflußt, mit denen sie zusammen sind. Beobachten Sie doch nur einmal, wie eine Gruppe Erwachsener auf ein kleines Kind wirkt, das hingefallen ist. „Ach du meine Güte!“ rufen sie und fuchteln entsetzt mit den Händen. „Armes Kind, wo tut's denn weh?“

Wir haben den Einfluß der Gesellschaft bei unseren eigenen Kindern beobachtet. Das älteste, Rosemary, hatte anfangs eine beachtliche Schmerz-Toleranz. Die üblichen Stöße und Kratzer waren ihr höchstens lästig. Es war ihr viel wichtiger, mit Lernen, Experimentieren und dergleichen fortzufahren, als sich um Schmerzen zu kümmern. Sie stand einfach auf und machte weiter, während Gayle und ich Mühe hatten, unsere Besorgnis im Zaum zu halten. Beruhigt, weil ihr offenbar nichts weh tat, waren wir bald imstande, angemessen zu reagieren, und die kleinen Mißgeschicke des Alltags wurden zu Nicht-Ereignissen. Als Rosemary jedoch zwei Jahre alt wahr, bedurfte es nur weniger Episoden mit Erwachsenen, die sich bei ein paar unbedeutenden Stürzen überschwenglich besorgt zeigten, und schon reagierte sie auf die stereotype Weise. Bald waren derartige Stürze Anlaß zu Tränen und anscheinend ernsthaften Schmerzen. Interessanterweise aber war die Reaktion um so geringer, je schlimmer das Mißgeschick war. Es schien, als ob die geringfügigeren Vorfälle ein Ventil für aufgestaute Emotionen seien. Es hat mehrere Jahre gedauert, Rosemary dahin zu erziehen, daß sie Schmerzen akzeptierte und richtig damit umging.

Vor nicht langer Zeit hatte Rosemary eine tiefsitzende Geschwulst im Fuß, die ihr sehr lästig war. Gewöhnt, mir bei der Arbeit in der Praxis zuzusehen, erklärte sie schließlich, sie werde die Geschwulst herausschneiden. Ob sie nicht meine, daß das weh tun werde? „Nein, Daddy. Ich mach mich einfach ganz schlapp." Wir hatten ihr beigebracht, sich zu entspannen, und sie beherrscht es ausgezeichnet. Wenn sie sich „ganz schlapp" machte – tief entspannt, so daß ihre Muskeln locker waren wie eine Stoffpuppe – würde sie keinen Schmerz spüren. Gründlich entspannt, faßte sie die Geschwulst mit einer Operationsschere und entfernte sie vollständig. Das Schwierigste dabei war, daß Gayle und ich unsere Reaktion unter Kontrolle hielten. Was Rosemary mit der lästigen Geschwulst anstellte, war genau das Richtige, und deshalb war es so einfach. Wir hätten vielleicht nicht so erstaunt sein sollen, als wir sahen, wie die Theorie in die Praxis umgesetzt wurde. Rosemary kann jetzt mit richtigen Schmerzen sehr gut umgehen, aber sobald sie emotional erregt ist, führt der kleinste Vorfall zu einem Ausbruch. Physische Schmerzen spürt sie kaum, aber auf psychologische Schmerzen reagiert sie stark.

Der Ausgangspunkt bei der Schmerzkontrolle ist also das Erkennen der und der Umgang mit den psychologischen Belastungen, die wir dem Schmerz auferlegen. Diese Belastungen sind hauptsächlich entweder das Ergebnis von Ängsten oder von den Bemühungen, sich zusammenzureißen, um die Schmerzen auszuhalten.

Die Ängste sind leichter zu verstehen. Es können persönliche Ängste sein wie etwa: Warum habe ich Schmerzen? Werden sie noch schlimmer? Werde ich wieder gesund? Werde ich sterben? Es können finanzielle Sorgen sein: Werde ich wieder arbeiten können? Werde ich meine Stellung wiederbekommen? Es können gesellschaftliche Sorgen sein: Wird man mich ablehnen? Was wird meine Familie tun? Was werden meine Freunde denken? Werden sie mich meiden? Im Nu hat man eine Liste von Schrecknissen aufgestellt, die bei jeder Krankheit nur zu leicht Wirklichkeit werden, und bei Krebs ganz besonders.

Vielleicht ist es das größte Erfordernis im Umgang mit solchen Ängsten, daß wir unsere Situation so akzeptieren können, wie sie ist. Wenn wir dazu imstande sind und somit auf bestmögliche Weise mit unserer Lage fertig werden, während wir gleichzeitig vermeiden, uns besorgt zu fragen, was das Morgen bringt oder nicht bringt, sind wir frei von psychologischen Schmerzen. So schwierig uns das scheinen mag, das Akzeptieren unserer Situation ist möglich. Das bloße Erkennen dieser Notwendigkeit ist schon der halbe Weg zum Ziel. Wenn wir dann ergründen, was den Schmerz verursacht, wissen wir, wie wir damit umgehen müssen. Regelmäßiges *Meditieren* und positives Denken führen unweigerlich zu einem Seelenfrieden, der das Akzeptieren nach sich zieht. Viele Menschen haben das erkannt, und indem sie die genannten Methoden anwendeten, haben sie zu einer Ruhe gefunden, der automatisch das Nachlassen der Schmerzen folgte.

(Im 10. Kapitel wird eingehender behandelt, wie man Ängste überwinden und durch positive Empfindungen ersetzen kann.)

Die andere Seite unseres Umgangs mit dem Schmerz ist die Tatsache, daß wir bei der Empfindung von Schmerzen oft einen Hintergedanken haben: Wir gewinnen etwas, oder wir sind bestrebt, etwas zu gewinnen, wenn wir den Schmerz ertragen. Dieser Gedanke, daß Schmerzen eine gewinnbringende Nebenwirkung haben, ist höchstwahrscheinlich mehr oder weniger eine Komponente jeder Schmerzempfindung.

Viele Menschen haben ein schlechtes Gewissen, weil sie krank sind, und akzeptieren deshalb, daß sie „leiden“. Krebs und Schmerzen zu haben gehört zu der Strafe, die solche Menschen annehmen. Dieser Selbsteinschätzungs-Aspekt ist sehr wichtig. Sehen Sie sich als Kranken, mit dem es bergab geht, oder sehen Sie sich als vorübergehend krank auf dem Weg zur Genesung? Ich bin überzeugt, daß Menschen, die zu letzteren zählen, bei demselben Reiz weniger Schmerz spüren.

Unsere persönliche Reaktion auf Schmerzen hängt stark von unserer

Einstellung, unserem Gemütszustand und unserem Grad des Wohlbefindens ab. Wir müssen uns nicht bestrafen, indem wir den Schmerz akzeptieren. Wenden Sie auch hier die Prinzipien des positiven Denkens an und konzentrieren Sie sich auf angenehme Tätigkeiten. Lachen ist besser als Aspirin!

Die nutzbringenden Nebenwirkungen beziehen häufig auch die anderen Menschen in unserem Leben ein. Wenn wir „Schmerzen haben“, versammeln sich Verwandte und Freunde um uns und stillen oft ein emotionales Bedürfnis. Auch dies ist kein Grund für ein schlechtes Gewissen – es sei denn, Sie tun es ganz bewußt! Aber es muß einen besseren Weg geben. (Im 10. Kapitel werden Wege gezeigt, wie man seine Bedürfnisse stillt, ohne Zuflucht zu Krankheit und Schmerzen zu nehmen.)

Der psychologische Aspekt des Schmerzens ist sehr kompliziert. Um richtig damit umzugehen, müssen wir unser Wesen ehrlich erkennen und offen gestehen, welche Ziele wir haben und wie wir sie zu erreichen gedenken. Auch in dieser Hinsicht wird Krebs zu einer Übung in Selbsterfahrung und Selbstentwicklung.

Was den Schmerz betrifft, so ist die Erkenntnis der psychologischen Aspekte bereits der halbe Weg zur Schmerzkontrolle. Um sicher zu sein, daß wir den Schmerz unter Kontrolle haben, brauchen wir jedoch Übung! Haben wir einmal den rein physischen Schmerz als Realität erfahren und wissen, daß er nicht weh tut, können wir diese Erkenntnis auf jedes Schmerzerlebnis anwenden.

Wir können dies üben, indem wir uns von dem psychologischen Aspekt des Schmerzes lösen und uns dann einen kontrollierten schmerzhaften Reiz zufügen. Um psychologische Belastungen zu vermeiden, müssen wir uns sicher fühlen, die Situation unter Kontrolle haben und vom Einfluß unseres Denkens und unserer Gefühle befreit sein. Diese Kriterien erfüllen wir am besten, wenn wir die Übungen anfangs während des *Meditierens* durchführen.

Wir beginnen mit der Wahl eines geeigneten Reizes. Wir wollen uns keine körperliche Verletzung zufügen, deshalb genügt eine Papierklammer. Bedenken Sie, daß jeder Mensch eine andere Schmerzschwelle hat. Beginnen Sie damit, daß Sie eine geeignete Stelle an Ihrem

Arm oder Ihrer Hand suchen, wo die Papierklammer einen annehmbaren Reiz erzeugt. Die obere Hälfte des Unterarms hat eine dicke Haut und ist ziemlich robust. Wenn die Klammer dort keine starke Reaktion hervorruft, versuchen Sie es an der weichen Innenseite des Arms. Wenn nötig, probieren Sie es an den Hautlappen zwischen den Fingern aus. Das Ziel ist, einen starken, aber erträglichen Reiz zu erzeugen. Indem wir ihn uns selbst zufügen, behalten wir die Kontrolle. Wir wissen, daß wir den Reiz, wann immer wir wollen, abstellen können.

Nehmen Sie nun Ihre normale *Meditations*positur ein und entspannen Sie Ihren Körper gründlich. Lassen Sie auch den Geist zur Ruhe kommen. Wenn Sie soweit sind, öffnen Sie notfalls ein wenig die Augen, und bringen Sie die Klammer an. Welche Reaktion ruft sie hervor?

Falls Sie einen Schmerz spüren, werden Sie vermutlich einen automatischen Reflex beobachten. Ihre Muskeln werden sich anspannen. Die Muskeln in der Hand und im Arm werden sich wahrscheinlich als erste zusammenziehen; falls Sie stark reagieren, kann sich der ganze Körper versteifen. Wenn Sie den Körper nun wieder entspannen können, geschieht etwas Merkwürdiges. Der Schmerz verschwindet allmählich und hinterläßt einen bloßen Reiz. In der Ruhe können Sie den echten Schmerz erleben. Je öfter Sie dieses Experiment machen und damit vertraut werden, um so leichter ist es, den echten, nicht weh tuenden Schmerz zu erfahren.

Weil dieser Reflex für uns so wichtig und nützlich ist, müssen wir ihn uns voll bewußt machen. Angst und Streß führen nicht nur zu Spannung, sondern rufen infolgedessen starke Schmerzen hervor. Umgekehrt lindert Entspannung Angst und Streß, und der Schmerz tut nicht mehr weh. Wieder ist Entspannung der Schlüssel. Wenn wir unseren Körper frei von Spannung halten, werden wir feststellen, daß wir auf dem besten Wege sind, den Schmerz unter Kontrolle zu bekommen. Aus diesem Grund sind diese Übungen leichter und wirksamer, wenn sie während der täglichen *Meditation* durchgeführt werden.

Nach diesen leichten Anfangsübungen gehen wir zu schwierigeren und wirkungsvolleren über. Steigern Sie zunächst den Reiz, indem Sie stärkere Klammern nehmen. Oder legen Sie sich mit einem Stein unter den Schultern auf den Rücken oder denken sich andere Methoden zum Experimentieren mit dem Schmerz aus.

Als nächstes, das ist sehr wichtig, gehen Sie zu lebensechteren Situationen über, indem Sie die Kontrolle über die Übungen abgeben. Lassen Sie die Klammern von jemand anderem anbringen, während Sie *meditieren,* und fügen Sie so das Element des Unerwarteten hinzu. Wenn Sie ins Freie gehen und sich in die Nähe eines rotierenden Rasensprengers setzen, erzielen Sie wieder eine andere Form von unvorhersehbarem Reiz. Die Vollendung des Experimentierens ist womöglich *Meditation,* wo sich Fliegen oder Mücken tummeln! Schaffen Sie sich die Gelegenheit, die Realität des echten Schmerzes zu erleben.

Gewinnen Sie durch die Übungen Zuversicht, und wenden Sie dann Ihre neue Fähigkeit im wirklichen Leben an. Wenn Sie Injektionen bekommen, entspannen Sie sich während der Prozedur und genießen Sie das schmerzfreie Erlebnis.

Ich erinnere mich gut an meinen ersten Zahnarztbesuch, nachdem ich beschlossen hatte, ohne Narkose auszukommen. Ich hatte es im Gefühl, daß die Methode funktionieren würde, aber noch hatte ich sie nicht ausprobiert. Als eine Zahnfüllung nötig war, plante ich für den Vormittag des großen Tages ein leichtes Arbeitspensum. Ich *meditierte* mehr als an den vorangegangenen Tagen und machte mehrere Übungen, bevor ich aufbrach. Ich kam ungewöhnlich zeitig beim Zahnarzt an, setzte mich ins Wartezimmer und *meditierte* abermals. Als ich aufgerufen wurde, ließ ich mich auf dem Behandlungsstuhl nieder, entspannte mich und versenkte mich so rasch wie möglich ins *Meditieren.* Als ich murmelte, ich wünschte keine Betäubung, machte der Zahnarzt mir nicht gerade Mut, als er erschrocken fragte: „Ist das Ihr Ernst?“ Standhaft sagte ich ihm, es sei mein Ernst, und die Bohrerei nahm ihren Lauf!

Ich war von dem Resultat verblüfft. Ich spürte nicht nur keinen Schmerz, ich spürte nahezu überhaupt nichts. Auf meine Fragen antwortete der Zahnarzt, ja, es sei eigentlich eine schmerzhafte Prozedur. Die faule Stelle befand sich nahe dem Zahnnerv. Ich hätte es ganz sicher spüren müssen. Ich war begeistert! Zum erstenmal war ein Besuch beim Zahnarzt für mich ein positives Erlebnis. Ich ging hinaus, ohne daß eine Mundhälfte sich taub und schief anfühlte. Ich hatte weder Schmerzen noch sonst ein unangenehmes Gefühl, und der Zahn war wieder in Ordnung.

Ich ließ danach noch eine Menge an meinen Zähnen machen, einschließlich Kronen. Je mehr Vertrauen ich gewann, um so überflüssiger wurde die „Stärkung durch *Meditation.*" Eines Morgens schnitt ich mir mit einer elektrischen Säge in den Finger. Ich hatte Glück, daß ich ihn nicht abschnitt. Ich nähte die klaffende Wunde eigenhändig ohne Betäubung. Und am gleichen Nachmittag bekam ich in einer anderthalbstündigen Sitzung beim Zahnarzt sechs Füllungen, wieder ohne Betäubung oder sonstige besondere Vorkehrungen. Ich spürte alles, aber keinen Schmerz, nur einen Reiz, auf den ich allerdings gern verzichtet hätte! Und bedenken Sie, es war noch gar nicht lange her, daß ich bekanntlich kaum Schmerzen ertragen konnte!

Eine weitere angenehme Nebenwirkung dieser Übungen mit dem Schmerz ist, daß sie die Wirkung unserer *Meditation* vertiefen. Ein solcher Umgang mit dem Schmerz verlangt unsere ganze Aufmerksamkeit und sorgt dafür, daß wir unser gestecktes Ziel nicht aus den Augen verlieren. Wenn wir unsere Gedanken frei schweifen lassen, stellt der Schmerz sich ein und ermahnt uns, bei der Sache zu bleiben. Dieser zusätzliche Nutzen, den wir aus den Übungen ziehen, verdoppelt ihren Wert.

Diese Übungen sind ideal, wenn wir uns gut fühlen. Dann können wir uns Zeit lassen, und es besteht kein Zwang zu sofortigem Erfolg.

Was aber, wenn der Schmerz bereits ein Problem ist? Ich bin überzeugt, die Annahme, daß Schmerz ein nicht weh tuender Reiz ist, ist die beste Art, mit ihm umzugehen. Der psychologische Aspekt des Schmerzes muß erkannt und behandelt werden. Doch bis man soweit ist, braucht man Zeit, Übung und Unterstützung. Man muß kein schlechtes Gewissen haben, wenn man solche Hilfe in Anspruch nimmt. Wenn Ihre Schmerzen über das erträgliche Maß hinausgehen, ist es durchaus angebracht, Erleichterung zu suchen. Sobald Sie die Situation unter Kontrolle haben, werden Sie imstande sein, Ihre eigenen Hilfsmittel neu zu aktivieren. Es ist tröstlich zu wissen, daß die meisten Großstädte über Spezialkliniken zur Schmerzkontrolle verfügen, wo die ganze Skala der Möglichkeiten erforscht wird. Eine solche große Klinik in England berichtete, daß in einem Jahr vierhundert Patienten mit einem spezifischen Schmerzproblem aufgenommen wurden; lediglich zehn konnte nicht befriedigend geholfen werden.

Die Skala der Möglichkeiten zur Schmerzerleichterung beginnt mit schmerzstillenden Medikamenten. Sie sind durchaus am Platze, können jedoch problematisch sein. Manche machen süchtig, andere beeinträchtigen unseren normalen Denkprozeß und verringern unsere Lebensqualität. Nichtmedikamentöse Mittel sind auf jeden Fall vorzuziehen. Zusätzliche Hilfe durch Berater, Hypnotherapeuten, Akkupunkteure und Physiotherapeuten mit mechanischen Hilfsmitteln wie transkutane (durch die Haut gehende) Elektrostimulatoren mag durchaus angebracht sein. Selbst Chirurgen können helfen, indem sie zu den Problembereichen führende Nerven kappen.

Weniger drastische Methoden auf Versuchsbasis sind ebenfalls möglich. Allgemeinärzte berichten von anhaltender Schmerzlinderung nach intravenöser Verabreichung von Askorbinsäure, besser bekannt als Vitamin C. Injektionen von Iscador, einem Mistelextrakt, brachten ebenfalls beachtliche Resultate. Auch das umstrittene Laetrile hat in vielen Fällen zur Linderung von Schmerzen geführt.

Zu Hause fand ich zwei sehr wirksame Hilfsmittel, die stets zuverlässige Wärmflasche, auf die betroffene Stelle gelegt, und Koffein-Einläufe. (Mehr über Koffeineinläufe finden Sie bei der Erörterung der Ernährungsgrundsätze. S. a. Anhang C)

Als meine Schmerzen wirklich schlimm waren, brachten Kaffee-Einläufe in bis zu zweistündigen Abständen große Erleichterung. Worauf ihre schmerzlindernde Wirkung beruht, kann ich nicht hinreichend erklären. Placebo-Wirkung? Nun, wenn es mehr nicht ist, ist es genug. Ich bin jedoch überzeugt, daß es eine physiologisch befriedigende Antwort gibt. Die Einläufe haben bei mir und bei vielen anderen gewirkt und bleiben erwägenswert.

Viele Menschen haben auch festgestellt, daß richtige Ernährung ihre Schmerzempfindlichkeit verringert hat. Die Ausscheidung aller Giftansammlungen im Körper führt zu weiterer Linderung. Vielleicht beruht hierauf die Wirkung der Koffein-Einläufe, da sie den Entgiftungsprozeß der Leber anregen.

Ein weiteres, sehr wirksames, persönliches Hilfsmittel ist die bereits beschriebene Visualisierung des strahlenden Lichts; denn sobald Sie Ihren Körper tief und harmonisch entspannt sehen und fühlen können, läßt der Schmerz merklich nach.

Andere Menschen können ebenfalls bei der Schmerzkontrolle eine große Hilfe sein. *Berührung* wirkt Wunder. Der Trost einer liebenden Hand hat einen psychologischen Effekt und kann viele Situationen erleichtern.

Wenn jemand während der Entspannung zur Vorbereitung der *Meditation* zu uns spricht, kann das die Wirkung beträchtlich vertiefen. Diese Methode ist besonders hilfreich, wenn einer wirklich verzweifelt ist. Sie wirkt am besten, wenn der Patient während der Übung mit dem Vornamen angesprochen wird. Etwa so: „Spüre deine Zehen, Jan. Zieh die Muskeln zusammen, Jan – und laß sie los." Der Name muß nicht in jedem Satz ausgesprochen werden, aber regelmäßige Nennung fördert den Prozeß. Die Ansprache sollte in langsamem, gleichmäßigem, sachlichem Ton geschehen, und der Patient sollte den Anweisungen Folge leisten. Zum Schluß sollte der Patient aufgefordert werden, sich vorzustellen, daß er und sein Partner bequem auf dem Wasser treiben. Dieses Verfahren führt zuverlässig zu einem andauernden, schmerzfreien Zustand der Ruhe.

Es muß noch einmal wiederholt werden, daß das Loslassen der Muskeln viel zur Schmerzlinderung beiträgt. Je entspannter Sie sind, um so weniger Schmerzen werden Sie spüren.

Selbstverständlich sollen Sie mit allen unter „positives Denken" aufgeführten Mitteln arbeiten, um Ihre Selbsteinschätzung und Ihr Wohlbefinden zu steigern. Vergessen Sie nicht, welche Rolle das Lachen spielt und wie wichtig es ist, daß Sie manche Beschäftigung aus bloßem Vergnügen tun. Ebenso trachten Sie danach, Ihre Situation zu akzeptieren. Wenn Sie sich auf den Schmerz einlassen, statt sich zu sträuben und dagegen anzukämpfen, wird er Ihnen kaum Unannehmlichkeiten bereiten.

Der größte Trost, den ich während meiner Krebskrankheit erlangt habe, ist vielleicht der, daß echter Schmerz nicht weh tut. Schmerz ist eine physische Reaktion; Leiden ist eine bewußte Reaktion, die wir ausschalten können.

Zusammenfassung

Schmerzursachen

A *Physische Faktoren*

1 Ein Warnreiz vor physischer Gefahr

2 Weitere Faktoren
- physische Spannung
- Giftgehalt, vornehmlich durch Ernährung

B *Psychologische Schmerzursachen*

1 Ängste
- persönliche
- finanzielle Sorgen
- gesellschaftliche

2 Selbsteinschätzung
- Einstellung
- Erwartungen
- Grad des Wohlbefindens

3 Gewinnbringende Nebenwirkungen
- physische
- psychologische, insbesondere emotionale

Schmerzbehandlung

A Persönlich
- Akzeptieren
- Training mit echtem Schmerz
- Ernährung, Einläufe
- Wärmflasche
- Entspannung

- regelmäßige *Meditation*
- Bewußtmachen von psychologischen Belastungen und Behandlung durch positives Denken

Konzentrieren auf angenehme Betätigungen
Lachen
Bejahung
Visualisierung, insbesondere „strahlendes Licht“

B *Hilfe von außen*

- Schmerzstillende Medikamente
- Operation
- Beratung
- Hypnotherapie
- Physiotherapie
- Akkupunktur
- Vitamin C
- Iscador-Injektion
- Berührung
- Entspannung durch Ansprache

7. Kapitel

Die Ernährung – die Prinzipien – eine logische Einstellung

Richtige Ernährung ist unbedingt erforderlich, denn sie hilft Krebspatienten, gesund zu werden.

Der weltweit anerkannte Professor Sir Richard Doll schreibt in seinem Buch *Causes of Cancer* (Krebsursachen), daß in annähernd 35 Prozent aller Krebsfälle die Ernährung eine wesentliche Rolle spielt. Daß zwischen Ernährung und Krebs eine Verbindung besteht, wurde von ärztlicher Seite allerdings erst in den letzten Jahren bestätigt. Davor wurde dies von den meisten heftig bestritten, ebenso wie die Behauptung, daß die Ernährung zur Gesundung eines Menschen beitragen könne. Das ist mir unbegreiflich. Ein von Krebs befallener Körper, dessen Kreislauf zusätzlich durch toxische (schädigende) Behandlung wie Chemotherapie und Bestrahlung belastet ist, muß ganz bestimmte Forderungen stellen, wenn er sich anschickt, sich aus eigener Kraft zu heilen. Mehr noch, die Aussichten, daß die Ernährung die Heilung fördert, sind ausgesprochen realistisch.

Es gibt eine geeignete Diät für Patienten mit Magengeschwüren, Patienten mit Nierenleiden und Patienten mit Herzbeschwerden, also *muß* es auch eine geeignete Diät für Krebspatienten geben!

Es ist eine traurige Tatsache, daß früher die meisten Ärzte dieser Schlußfolgerung widersprochen haben. Diese Ansicht wird durch das stetig wachsende Ernährungsbewußtsein in der Gesellschaft als kurzsichtig verurteilt, und es werden immer mehr Anleitungen gefordert: Heute beraten immer mehr Ärzte ihre Krebspatienten über Ernährungsgrundsätze. Ihre Ergebnisse sind beachtlich, und das Interesse nimmt ständig zu. Doch die Ernährung in dem Sinne, wie wir sie verstehen, wird immer noch häufig, so unglaublich das klingt, als „alternative“ Behandlungsform bezeichnet.

Diese Assoziation wurde vielleicht unterstützt durch die zahllosen Spezialdiäten für nahezu alle bekannten Beschwerden und für Krebs im besonderen. Auf den ersten Blick erscheinen viele dieser Diäten widersprüchlich und verwirrend. Wir aber streben eine vernünftige Einstellung zur Ernährung an. Welche allgemeinen Grundsätze können nun festgestellt und wie können sie individuell angewendet werden?

Es steckt viel Wahrheit in dem alten Sprichwort „Man ist, was man ißt.“ Die Leistung Ihres Körpers wird von der Qualität des Treibstoffes bestimmt, mit dem er betrieben wird. Bei unserem Auto sind uns diese Grundsätze selbstverständlich. Wir vergewissern uns, daß wir das Benzin mit der richtigen Oktanzahl benutzen, die richtigen Zündkerzen und das richtige Öl, wir geben das Auto regelmäßig zum Waschen und zur Inspektion, und je mehr wir es pflegen, um so länger und sparsamer läuft es. Mit dem Körper ist es genauso. Die Nahrungsmittel sind unser Öl, die Vitamine unsere Zündkerzen. Wie eine schwerfällige alte Kiste mit Diesel läuft, der Durchschnittswagen mit Benzin und ein Rennwagen mit Methanol, so sind auch für Individuen und individuelle Situationen verschiedene Treibstoffe für die jeweilige Bestleistung nötig. *Genesung von Krebs ist eine ganz spezielle Situation und erfordert eine ganz spezielle Ernährung.*

Diät allein aber ist keine Lösung. Wie bei jeder wirksamen medizinischen Behandlung, ist das aktive Mitwirken des Patienten ausschlaggebend. Die beste Diät der Welt hilft nicht, wenn dem Patienten jeder Mundvoll zuwider ist. Andererseits kennt jeder von uns glückliche, gesunde Menschen, die sich von ausgesprochen gehaltlosem Zeug ernähren und dabei offenbar auch noch gedeihen. Glücklich, sich von wertlosem Zeug ernähren und gedeihen? Das Schlüsselwort ist natürlich „glücklich“. Der Gesundheitszustand dieser Menschen mag zwar nicht optimal sein, aber zweifellos besitzt der Körper die bemerkenswerte Fähigkeit, mit einer ganzen Reihe von Treibstoffen zu laufen. Menschen, denen es emotional und geistig gutgeht, haben einen ziemlich großen Spielraum. Der Körper kann jedoch nur ein bestimmtes Quantum vertragen. Senator G. McGovern, der Vorsitzende des amerikanischen Senatsausschusses für Ernährung und humane Bedürfnisse, hat 1977 festgestellt, daß die Ernährung in sechs von zehn der Haupttodesursachen in der modernen Gesellschaft eine wesentliche Rolle spielt: Herzleiden, Diabetes, Divertikulose, Fettleibigkeit, hoher Blutdruck (Hypertonie) und natürlich Krebs.

Wenn wir optimale Gesundheit oder auch nur die Verhütung von Krankheiten anstreben, können wir durch unsere Ernährung viel profitieren. Und bei einer bereits bestehenden Krankheit wird sie zu einem ganz wesentlichen Faktor.

Ich rate dringend, jede Diät von einem qualifizierten und erfahrenen Fachmann überwachen zu lassen. Im Idealfall wäre dies ein Arzt, der über die notwendigen Kenntnisse verfügt. Auch ein Heilpraktiker könnte dafür in Frage kommen. Nach meiner Erfahrung ist für Patienten in stabilem Zustand die Zusammenstellung ihrer Diät ein relativ einfaches und gewiß lohnendes Unterfangen. Es ist jedoch unbedingt erforderlich, für Änderungen aufgeschlossen und lernwillig zu sein.

Diejenigen, deren Zustand weniger stabil ist, seien nochmals ermahnt: Suchen Sie geeigneten, qualifizierten Beistand und machen Sie sich darauf gefaßt, daß es anfangs einer enormen eigenen Anstrengung bedarf.

Für alle gilt, daß zur Einhaltung der Diät eine bewußte, positive Entscheidung notwendig ist. Wenden Sie die Methode zum Treffen von Entscheidungen an:

1. Setzen Sie einen Zeitpunkt fest, bis zu dem Sie Ihre Informationen über die diätetischen Möglichkeiten gesammelt haben.
2. Fügen Sie dem, was hier geschrieben steht, weitere Informationen aus allen Ihnen zugänglichen Quellen hinzu.
3. Bewerten Sie die gesamten Informationen.
4. Treffen Sie eine Entscheidung, und stellen Sie einen Aktionsplan auf.
5. Bestimmen Sie einen Zeitraum zum Ausprobieren Ihrer neuen Diät und für eventuelle Abänderungen.
6. Am Ende dieses Zeitraums bewerten Sie von neuem, und stellen Sie einen neuen Plan auf.
7. Wiederholen Sie die Schritte 5 und 6 regelmäßig!

Sie können eine ganze Menge tun, und denken Sie daran:

Diät ist kein alleiniges Heilmittel für Krebs, aber ohne eine gute Diät gibt es keine Heilung.

Mein Interesse an einer Diät für Krebspatienten wurde geweckt, als mein Krebs nach der ersten Operation wieder auftrat und man mir sagte, daß die normalen medizinischen Behandlungsmethoden wenig erfolgversprechend seien. Durch eine glückliche Verkettung von Umständen gerieten Gayle und ich in einen Vortrag über die Gerson-Diät. Wir waren erstaunt über Dr. Max Gersons aufregende, umfassende und neuartige Theorie über Krebs und seine diätetische Behandlung. Besser noch, Dr. Gerson hat Fälle von der Genesung unheilbarer Patienten mittels seiner Diät in seinem Buch beschrieben:

A Cancer Therapy: with Results of Fifty Cases. (Eine Krebstherapie. Ergebnisse von fünfzig Fällen)

Dr. Gerson war Allgemeinarzt; er hielt eine Diät zur Linderung seiner auf keine andere Behandlung ansprechenden Migräneanfälle. Danach erweiterte er den Diätplan und erzielte damit gute Ergebnisse bei der Behandlung von Tuberkulosepatienten. Seine erste Krebspatientin behandelte er, zögernd und wenig zuversichtlich, 1928. Sie wurde vollkommen geheilt.

Winston Churchill hat einmal gesagt: „Die Menschen stolpern gelegentlich über die Wahrheit, aber die meisten stehen auf und eilen weiter, als sei nichts geschehen." Zweifellos ist Gerson über diese Behandlung gestolpert. Er verbrachte allerdings die nächsten dreißig Jahre mit Versuchen, um seine Resultate zu bestätigen, wobei er die Diät anhand klinischer Erfahrungen abänderte und verbesserte.

Wenn ich Gersons Arbeiten lese, habe ich das Gefühl, daß er großes Vertrauen in die Natur hatte. Er glaubte, daß Krebs eine vielfältige, zerstörende Krankheit sei. Er betrachtete ihn als ein Erzeugnis unserer Ernährung und Umwelt, die sich so weit von der Natur entfernt haben. Er glaubte, daß wir die Fähigkeit des Körpers, mit unnatürlichen Produkten fertig zu werden, überfordert haben. Wie ich, sah Gerson Krebs als eine Krankheit der Gesellschaft, eine Krankheit der Lebensweise. Er führte den übertriebenen Gebrauch von künstlichen Düngemittel und Chemikalien im Boden, die Überkultivierung und

Vermischung von Nahrungsmitteln mit chemischen Zusätzen und die Umweltverschmutzung an, alles einzelne Faktoren, die, zusammengenommen, die Körperfunktionen nachhaltig beeinträchtigen. Er stellte fest, daß diese Faktoren mit der Zeit die Widerstandskraft des Körpers soweit schwächen, daß ein letzter auslösender Faktor die genannten Symptome hervorruft.

Die Betrachtung des dynamischen, komplexen Systems, das der menschliche Körper darstellt, kommt mit zunehmender Geschwindigkeit in Mode, ist aber für viele auch heutzutage noch Neuland. Aber Gerson tat es bereits in den 30er Jahren! Er war einer der ersten, die vermuteten, daß Krebs die Abwehrkräfte des Körpers, das Immunsystem, insgesamt schwächt. Er hat schon damals erklärt, daß Krebs u. a. auch ein Problem der Abwehrschwäche darstellt. Erst seit kurzem wird dieser Weg von der medizinischen Forschung beschritten, wird diese Meinung von den Wissenschaftlern geteilt. Gerson erlebte, daß seine Theorie, seine Ernährungsprinzipien und die Nahrungszusätze, die er verwendete, nun das Thema medizinischer Diskussionen waren. Er war jedoch äußerst pragmatisch. Seine Methoden waren wirksam. Er aber arbeitete auf eine voll akzeptable medizinische Erklärung hin. Darum behandelte er weiterhin seine Patienten und veröffentlichte die günstigen Resultate. Er behauptete, eine Genesungsquote von 50 Prozent zu erzielen, selbst in unheilbaren Fällen. Es gibt Beweise, daß er dieses beachtliche Resultat erreichte, das um so bemerkenswerter ist, wenn man bedenkt, daß die meisten seiner Patienten zuerst erfolglos auf herkömmliche Art behandelt wurden.

Gerson war seiner Zeit weit voraus. Er erkannte, daß, sobald die bekannten Krebssymptome auftraten, es um ein Problem ging, das mehr als lediglich die festgestellten Knoten und Knubbel beinhaltete. Der ganze Körper war befallen. Ja, er behauptete sogar, daß ein gesunder Körper keinen Krebs haben könne.

Wenn man darüber nachdenkt, ist diese Behauptung durchaus einleuchtend. Bedeutet sie doch, daß ein gesunder Körper nicht gleichzeitig von Krankheit befallen sein kann. Krebs wird jedoch häufig als örtlich begrenztes Problem behandelt, als ginge es nur um die Knoten und Knubbel, welche die Krankheit darstellten, während der übrige Körper des Patienten gesund sei. Erst neuerdings wird der Patient als Einheit behandelt. Das Aufregende daran ist der weiterführende Gedanke, daß, wenn der übrige Körper wieder in einen gesunden Zustand versetzt werden kann, er daraufhin jeglichen Krebs, wo auch immer, ausstoßen wird.

Um dies zu erproben, machte Gerson ein Experiment, das an die Nierentransplantation erinnert, von der im 4. Kapitel die Rede war. War in jenem Fall der Krebs in einen gesunden Körper eingeführt und wieder ausgestoßen worden, so versuchte Gerson nun, ein gesundes System an den Krebs heranzuführen. Er verband mittels einer Operation die Blutversorgung einer gesunden Ratte mit der einer kanzerösen (von Krebs befallenen). Als das gesunde Blut durch ihre Adern floß, verschwand der Krebs der befallenen Ratte.

Und dies war Gersons Ziel: die normale Funktion des Körpers wiederherzustellen. Es entsprach genau meinen Vorstellungen, und deshalb probierte ich es aus. Nachdem ich seine vorteilhafte Wirkung erfahren und seine Grenzen erkannt habe, würde ich diese Methode gern durch ein ärztlich überwachtes Verfahren untermauert sehen. So weit ich weiß, ist dies bisher nicht geschehen.

Die Methode ist sehr streng und kompliziert, und ihre Durchführung erfordert unbedingt eine fachmännische Anleitung. Ich habe es mit Gayles Hilfe versucht, und selbst wir mit unserer medizinischen Vorbildung hatten eine Menge Probleme. Hätten wir damals eine qualifizierte Beratung gehabt, wäre es mir besser ergangen. So aber hielten Diät und Meditation meine normalerweise aggressiven Tumore für drei Monate in Schach, dann verschlechterte sich mein Zustand, und ich mußte zusätzlich noch viele andere Dinge tun, um mich wieder von dem Leiden zu befreien.

Ich rate grundsätzlich davon ab, daß jemand Gersons Diät allein ausprobiert. Sie sollte eigentlich eher als Therapie statt als Diät verordnet werden. Sie bedarf nicht nur der Überwachung und Beobachtung, sondern es muß auch zumindest eine Person bei der Zubereitung helfen. Gayle war nahezu zwölf Stunden täglich damit beschäftigt. Von allen Beteiligten wird ein sehr hoher Einsatz erfordert. Es ist nicht möglich, ein normales Leben zu führen, geschweige denn zur

Arbeit zu gehen, während man sich strikt an diese Diät hält. Am besten wird sie unter klinikähnlichen Bedingungen durchgeführt.

Es gibt also eine Menge Vorbehalte gegen Gersons Therapie. Dennoch ist sie es wert, erwähnt zu werden, da die Verdienste seiner Ideen nicht bestritten werden können. Und für den, der eine strikte Diät einhalten will, ist die von Gerson meines Wissens die gesündeste und beste. Die meisten anderen sind Nachahmungen.

Die vielen Fragen, die sich im Zusammenhang mit einer Diät ergeben, verdienen eine genauere Betrachtung. Beispielsweise besteht ein gewisser Konflikt zwischen dem Ärztestand und denen, die diese Diät als Therapie befürworten.

Als ich zum erstenmal von der Diät erfuhr, war ich sehr aufgeregt. Mit einer als unheilbar geltenden Situation konfrontiert, war ich leidenschaftlich an einer Lösung interessiert. Aber ich bemühte mich, einen klaren Kopf zu behalten und die Tatsachen kritisch zu beurteilen. Der entscheidende Maßstab ist das Ergebnis, das eine Theorie erzielt.

Die Frau, die uns mit Gersons Ideen bekanntmachte, war eine gelernte Krankenschwester. Sie hatte nichtoperierbaren Eierstockkrebs, mehrere Metastasen und eine Lebenserwartung von sechs Wochen, als sie mit der Therapie begann. Wir trafen sie gut ein Jahr danach, und war sie auch nicht frei von physischen Problemen, so war es doch erfreulich und anregend, mit ihr zusammenzusein. Sie hatte alle medizinischen Erwartungen übertroffen. Sie war für uns der lebende Beweis, daß die Ernährung eine bedeutende Rolle spielte.

Als wir damals, 1976, meinen Radiotherapeuten (Röntgenologen) für meine Aufregung zu erwärmen versuchten, wurde ich kurz und bündig beschieden mit den Worten: „Gehen Sie nach Hause und essen Sie ein ordentliches Steak – dann fühlen Sie sich besser!" Was mich am meisten enttäuschte, war, daß derselbe Mann, der unfähig war, eine wirksame Behandlung anzubieten, so bereitwillig eine Diät verwarf, von der er nichts wußte, deren Resultate aber untermauert waren und von der ich glaubte, daß sie mir helfen könnte. Ich fand bald heraus, daß diejenigen, die es mit der Diät versuchen wollten, beinahe so etwas wie eine Gegen-Kultur bildeten. Aufgrund ihrer negativen Erfahrungen breiteten sich Enttäuschung von den Ärzten und vor allem Zynismus aus.

Im Laufe der Jahre stellte ich erfreut fest, daß dieser Standpunkt sich allmählich änderte. Eine wachsende Anzahl von Ärzten wendet sich diätetischen Überlegungen zu und ist bereit, den Patienten bei der individuellen Durchführung zu helfen. Trotz unserer Erfahrung und unseres Wissens haben wir gezögert, uns selbst als Ernährungsberater zu betätigen. Gayle und ich haben keine richtige Ausbildung auf diesem Gebiet und wollten unter allen Umständen Differenzen mit den Behörden vermeiden. Vielleicht ist dies eine weitere Einschränkung, die wir akzeptiert haben. Doch hoffen wir, daß wir zumindest das Interesse für dieses lebenswichtige Gebiet geweckt haben. Im übrigen ziehen wir es vor, die Bestimmung der Einzelheiten den Patienten in Zusammenarbeit mit denen zu überlassen, die dafür von Rechts wegen qualifiziert sind. Dies scheint uns eine angemessene Auffassung, und sie kommt unseren Selbsthilfegruppen zugute. Doch wenn wir schon die Diät als eine verfügbare Methode anführen, ist es unvermeidlich, daß wir unsere spezifischen Vorstellungen in einem Buch wie diesem unterbreiten.

Mit Gayles Hilfe und Beteiligung befolgte ich Gersons Diät strikt drei Monate lang. In dieser Zeit entwickelten wir beide ein bemerkenswertes Gespür für Speisen, die uns bekamen, und solche, die uns nicht bekamen. Ich stellte zum Beispiel fest, daß ich Eier nicht vertrug. Ich bekam davon Verdauungsstörungen und ein grippeähnliches Gefühl im Kopf, also ließ ich sie lieber weg.

Im Laufe der Jahre nahmen wir zahlreiche Abänderungen vor, die in erster Linie auf diesem Gespür beruhten, jedoch unterstützt wurden von allem, was Gayle und ich zu diesem Thema lesen und lernen konnten, und so entwickelten wir schließlich unsere sogenannte Standarddiät. Sie entstand aus Erfahrung, deshalb halten wir sie für vernünftig. Sie hat Ähnlichkeit mit der Pritikin-Diät, von der wir erst vor kurzem erfuhren. Einzelheiten darüber erfahren Sie im nächsten Kapitel.

Genaueres über die Gerson-Diät können Sie in seinem Buch *A Cancer Therapy: with Results of Fifty Cases* nachlesen, aber ich muß noch einmal betonen, daß ich sie *nicht* empfehle. Sie dürfte sich im großen und ganzen nur für wenige eignen. Besser und bekömmlicher ist es, die Ernährungsgrundsätze zu bestimmen und nach Möglichkeit individuell abzuwandeln.

Dies sind die vier Grundsätze:

1. Der Körper muß entgiftet werden.
2. Vitamin- und Mineralstoffmangel müssen ausgeglichen werden.
3. Die Verdauung muß normalisiert und durch frische, gehaltvolle, reine und richtig zubereitete Nahrung gefördert werden.
4. Der Patient muß eine positive Einstellung entwickeln und beibehalten, sowohl allgemein als auch besonders gegenüber seiner Ernährung.

1. Die Entgiftung

Über dieses Thema wird in medizinischen Kreisen nicht viel geredet, aber es ist ein guter Ausgangspunkt. Es ist sehr sinnvoll, alle bereits im Kreislauf befindlichen Gifte auszuscheiden und künftig die Aufnahme neuer giftiger Substanzen zu vermeiden. Letzteres ist einfacher als ersteres und kann durch Vermeidung aller Faktoren, die in dem Ruf stehen, das Krebsrisiko zu erhöhen, erreicht werden (vgl. Aufstellung im 8. Kapitel).

Die Entfernung von Giften aus dem Körper ist kein einfaches Unterfangen. Die medizinische Diskussion zu diesem Thema läßt bislang zu wünschen übrig. Aber ein solcher Vorgang ist machbar, und ich wage zu behaupten, daß sich das beweisen läßt. Viele Giftstoffe, etwa die in Pestiziden enthaltenen, sammeln sich bekanntlich im Zellgewebe an. Man kann einen mit Giften überlasteten Körper mit einer verstopften Rohrleitung vergleichen, durch die schmutziges Wasser fließt. Die Rohre müssen durchgespült und den Leitungen muß frisches Wasser zugeführt werden. Diese einfache Erklärung entspricht vielleicht mehr dem Gefühl des Patienten und hält einer kritischen medizinischen Analyse nicht stand, aber sie erscheint mir trotzdem vernünftig.

Weniger vernünftig ist der Eifer, mit dem manche Patienten an die Entgiftung herangehen. Das mag an dem Gefühl von Unsauberkeit liegen, das zuweilen die Krankheit begleitet, aber ich sehe mit Besorgnis, wie manche Menschen es offenbar genießen, sich durch Säuberung und Entschlackung ziemlich gewaltsam zu entgiften. Entgiftung ist nicht einfach eine genüßliche Darmreinigung! Sie ist ein *gründlicher* Frühjahrsputz des *ganzen Körpers* und muß behutsam vorgenommen werden.

Der Verzehr von reichlich frischer, gehaltvoller Nahrung setzt den Prozeß in Gang. Er wird unterstützt durch die Verwendung frisch zubereiteter Säfte. Hierin fand Gerson eine ideale Quelle leicht verdaulicher Nährstoffe in ausgewogener Form. Frisch zubereitet, enthalten sie viele oxidierende Enzyme, von denen er annahm, daß sie dazu beitrugen, das kanzeröse Gewebe wieder mit Sauerstoff anzureichern und den übrigen Körper neu zu beleben. Er verordnete sie stündlich, also zwölfmal täglich – so sieht der Zeitplan für diejenigen aus, die seine Diät befolgen. Ich bin unbedingt für eine Abänderung, je nach der individuellen Situation.

Die meisten Säfte haben einen annehmbaren Geschmack, und manche sind ausgesprochen delikat! Orangen-, Apfel, Trauben- und Karottensaft sind von jeher beliebt. Um den Geschmack von sogenannten „grünen" Säften zu goutieren, muß man erst etwas mehr darüber erfahren. Gerson betonte, daß die oxidierenden Enzyme in diesen Säften in den Blutkreislauf gelangen und so eine unmittelbare Wirkung ausüben. Fest steht, daß das Chlorophyllmolekül, der Hauptbestandteil grüner Pflanzen, fast identisch ist mit Hämoglobin, dem Hauptbestandteil der roten Blutkörperchen.

Wie Gerson, hat auch Dr. Anne Wigmore festgestellt, daß die Verwendung „grüner" Säfte viel zur Wiederherstellung des entarteten Stoffwechsels von Krebspatienten beiträgt. Als Grundsubstanz ihrer Säfte diente Weizengras. Junger Weizen wird geschnitten, wenn die Keime 10 bis 12 cm lang sind, und zu Saft verarbeitet. Dieser Saft ist ohne Spezialentsafter schwer zu gewinnen, aber man kann ebensogut die Keime kauen, den Saft schlucken und die Fasern ausspucken – wirklich delikat! Gerson dagegen verwendete für seine grünen Säfte

Kopfsalat, Blätter von Kohlköpfen, das Kraut von roten Beten, Mangold, grüne Paprika, Sellerie, Petersilie usw. und erzielte damit gute Ergebnisse.

Gerson legte auch großen Wert auf den Saft von roher Leber. Das mag ein wenig abstoßend klingen, und der Geschmack ist sicherlich nicht überwältigend, aber es ist wiederum durchaus sinnvoll. Leber ist bekanntlich die beste Quelle für blutbildende Substanzen. Wegen ihres Nährgehaltes wird sie von Ernährungsfachleuten als eines der besten Nahrungsmittel geschätzt. Warum sie dann nicht braten und als Ganzes essen? Warum soll man sie roh in Form von frischem Saft zu sich nehmen? Durch Erhitzen können die Vitamine, Enzyme und andere in der Leber vermutete, aber noch nicht nachgewiesene nützliche Substanzen beeinträchtigt werden. Zudem ist ihre Faser sehr grob, und das Verdauungssystem eines Krebspatienten ist oft nicht imstande, damit fertig zu werden. Die Abführung durch den Darm könnte sich verzögern, die Fasern könnten verwesen und den Giftgehalt im Körper erhöhen. Beim Saft aber vermeidet man die Fasern, während der ganze Nährgehalt erhalten bleibt. Wie beim Weizengras, ist auch dieser Saft schwer zu gewinnen. Eine Möglichkeit ist, die Leber stückweise zu kauen, den Saft zu schlucken und die Fasern übrigzulassen. Rohe Leber zu kauen ist aber noch unangenehmer als Lebersaft zu trinken, deshalb ist ein Minimum an Erhitzung – 30 bis 60 Sekunden grillen auf jeder Seite – ein brauchbarer Kompromiß. Spucken Sie aber auch hierbei die Fasern aus! Wenn nötig, lutschen Sie anschließend eine Zitrone, um den Gaumen zu reinigen.

Als nächstes gilt es, die Funktion der Ausscheidungsorgane anzuregen und zu steigern. Gerson nannte die Leber das wichtigste zu entgiftende Organ und legte großen Wert auf die Wiederherstellung und Erhaltung ihrer Leistungsfähigkeit. Er glaubte, daß Lebersaft ihre Funktion unterstütze, und verabreichte auch Lebersaft-Injektionen.

Seine wichtigste Methode zur Anregung der Leberfunktion war jedoch die Anwendung von Koffein-Einläufen. Koffein, mittels Klistier in den Mastdarm eingeführt, wird über die Adern des Mastdarms von der Pfortader aufgenommen und gelangt von dort direkt in die

Leber, wo es den Gallenfluß anregt. Die Galle ist ein wesentliches Mittel, um giftige Substanzen aus dem Körper auszuscheiden.

Da Kaffee eine leicht verfügbare Koffeinquelle und als Einlauf geeignet ist, sind Kaffee-Einläufe wirklich zu empfehlen. Ich fand es urkomisch, als man mir Koffein-Einläufe vorschlug. Aber wie alle anderen, die sie ausprobiert haben, spürte ich augenblicklich Erleichterung und habe sie beibehalten.

Wenn sie auch die Ausscheidung beschleunigen, muß noch einmal betont werden, daß sie in erster Linie dem Wohl der Leber dienen. Sie sind außerdem äußerst wirksam bei der Schmerzbekämpfung und -linderung. Ich fand sie nützlicher als schmerzstillende Mittel, wenn meine Schmerzen überhand nahmen. Dr. Meares meinte, ihre Wirkung beruhe darauf, daß das Halten eines Einlaufs über 10 bis 15 Minuten, bis das Koffein aufgenommen ist, ein ziemliches Maß an Entspannung erfordert – Entspannung in einem Bereich, den man sonst vielleicht nicht so gut „loslassen" kann. Ich glaube, daß dies ein zusätzlicher Vorteil ist, aber die Einläufe haben ganz gewiß auch eine sofortige physische Wirkung. Von Gersons Behandlungsmethoden war dies diejenige, die ich am längsten beibehalten habe. Wenn ich damals versuchte, damit aufzuhören, wurde ich binnen ein bis zwei Tagen gelbsüchtig. Durch einen Koffein-Einlauf verschwand die Gelbfärbung der Haut binnen 15 Minuten. Auch hier gilt: Wenn die Erklärung, worauf ihre Wirkung beruht, auch unzureichend ist, bleibt die pragmatische Tatsache, daß diese Einläufe vielen Menschen helfen. (Zubereitung und Verabreichung s. Anhang C.)

Vor kurzem erzählte mir Dr. Forbes aus Bristol, daß man dort mit die Leberfunktion anregenden Kräutern ebensogute Ergebnisse erzielt, wie in *A Gentle Way with Cancer* (Sanfter Umgang mit Krebs) von B. O. Kidman nachzulesen ist. Da diese Kräuter eingenommen werden können, sind sie gewiß appetitlicher! Dr. Forbes meint, daß sie in den meisten Fällen angewendet werden können. Eine akute Gallenstauung ausgenommen, sei ihm keine Kontraindikation (Gegenanzeige, d. h. ein Grund, ein Mittel nicht anzuwenden) bekannt. Ich habe keine persönlichen Erfahrungen mit diesen Kräutern, aber Dorothy Hall, die führende Naturheilkundige Australiens, ist der Meinung, daß individuelle Patienten eine individuelle Behandlung brauchen. Sie empfiehlt, daß man sich von einem qualifizierten Naturheilkundigen beraten läßt, wenn man erwägt, bei diesen Mitteln Hilfe zu suchen. Kaffee aus Löwenzahnwurzeln (vgl. S. 159) wird seit Jahrhunderten als Lebertonikum empfohlen, und wir haben festgestellt, daß er sanft und zuverlässig wirkt. Wir empfehlen, ihn regelmäßig, bis zu drei Tassen täglich, zu sich zu nehmen. Wir müssen bedenken, daß die Leber grundsätzlich von einer Unterstützung profitiert, und es gilt, die bestgeeignete Methode zu finden.

2. Ausgleich von Vitamin- und Mineralstoffmangel

Sollten Sie zufällig Gersons Diät befolgen, ist dieses Problem leicht gelöst. Das Vorherrschen von frischen Nahrungsmitteln und Säften in seiner Diät sorgt für einen sehr hohen Gehalt an Vitaminen und Mineralstoffen in ihrer natürlichen Form. (Vgl. Diätanalyse Anhang A) Er hat festgestellt, daß eine zusätzliche Verabreichung von konzentrierten Vitaminpräparaten wirkungslos blieb. Dagegen befand er Zusätze von Kalium, Jod und Niacin (Vitamin B_3 für notwendig. Bedenken Sie jedoch, daß seine Diät ein einheitliches Ganzes war. Sie wurde in klinischen Versuchen entwickelt. Durch Hinzufügen und Weglassen kleiner Teile des Ganzen und Beobachtungen der Wirkung ermittelte er eine ausgewogene Ausgangsbasis, die er den individuellen Erfordernissen seiner Patienten anpaßte.

Wenn Sie nun ihre eigene ausgewogene Kost zusammenstellen wollen, sind Zusätze wirklich ein vertracktes Problem. Bei der Auslotung Ihrer Möglichkeiten werden Sie auf der einen Seite die Hartnäckigen finden, die behaupten, Zusätze seien nicht nötig, weil „die Durchschnittskost alles enthält, was Sie brauchen“. Am anderen Ende der Skala stehen diejenigen, die die Einnahme von ungeheuren Mengen aller bekannten Vitamine, Mineralstoffe und allem anderen empfehlen, das sich in eine Tablette pressen und schlucken läßt.

Was ist nun vernünftig? Es gibt genügend Anhaltspunkte dafür, daß es der „Durchschnittskost“ häufig an lebenswichtigen Nährstoffen mangelt. Eine Untersuchung des Gehalts an Vitaminen und Mineralstoffen in der Ernährung neuer Patienten einer Arztpraxis in Melbourne brachte erschreckende Ergebnisse.

Die Patienten, deren Ernährung untersucht wurde, waren repräsentativ für eine große Skala von alltäglichen Problemen. Man durfte mit Fug und Recht behaupten, daß sie den Durchschnitt einer Überflußgesellschaft darstellten, von der man annehmen sollte, daß es den Leuten an wenig mangelte. Doch selbst wenn man die Fehlerquellen der Untersuchungsmethode berücksichtigt, war ihre Ernährung äußerst mangelhaft. Und bezeichnenderweise zeigte sich der Mangel in Faktoren, die unmittelbar mit der normalen Funktion des Immunsystems zusammenhängen.

Für eine ergänzende Einnahme von Vitaminen und Mineralstoffen spricht ferner die wachsende Zahl der Beweise, daß große Dosen einiger Mineralstoffe und vor allem einiger Vitamine für manche Krebspatienten von großem Nutzen sein können.

Vitamin C steht in diesem immer noch umstrittenen Gebiet an vorderster Stelle. Der zweifache Nobelpreisträger Linus Pauling ist wohl der bekannteste Fürsprecher von Vitamin C, dessen Verwendung natürlich auch von vielen anderen empfohlen wird. Bei Betrachtung der verfügbaren Informationen über Vitamin C treten die Probleme, die mit Ergänzungszufuhren zusammenhängen, deutlich zutage. Während manche Untersuchungen ergaben, daß die Verabreichung von Zusätzen kaum einen oder gar keinen Unterschied bringt, zeigen andere eine weite Skala von deutlichen Vorzügen auf. Dr. Pauling und Dr. Cameron weisen in ihrer Arbeit *Cancer and Vitamin C* (Krebs und Vitamin C) auf eine erhöhte natürliche Widerstandskraft des Körpers hin. Sie führen gesteigertes Wohlbefinden an, abzulesen an gesteigertem Appetit, erhöhte geistige Wachsamkeit, gesunkenes Bedürfnis nach schmerzstillenden Medikamenten und andere Kriterien.

Die meisten Tiere produzieren ihren Bedarf an Vitamin C selbst. Nicht so wir Menschen. Wir verlassen uns darauf, daß uns alles über die Nahrung zugeführt wird. Es wurde behauptet, daß die ideale, aus frischen Nahrungsmitteln bestehende Kost täglich 8 bis 10 Gramm Vitamin C liefert. Manche behaupten, diese Menge genüge und sei im

Idealfall in der Kost enthalten. Aber in Wirklichkeit brauchen die meisten Menschen eine Ergänzung, um diese Menge zu erreichen. Das offiziell empfohlene tägliche Minimum beträgt 30 mg. Unsere „Standarddiät" enthält rund 560 mg täglich. Gersons Diät enthält 930 mg.

Ferner muß man die Menge erwähnen, die erforderlich ist, um den Körper an den „Sättigungspunkt" zu bringen. Man hat behauptet, daß Vitamin C bei Sättigung seine größte Wirkung ausübt und seine Wirkung bei geringeren Mengen minimal sei. Genauer gesagt: Ein normal gesunder Mensch erreicht den Sättigungspunkt bei einer Gesamteinnahme von, sagen wir, 10 Gramm. Die Anstrengung einer nahenden Erkältung kann den Vitamin-C-Bedarf jedoch dermaßen erhöhen, daß zur Sättigung 50 Gramm erforderlich sind. Erhält die Person nur 10 Gramm, entwickelt sich die Erkältung normal. Eine Gabe von 50 Gramm könnte jedoch verhindern, daß sie sich überhaupt entfaltet. Kommt man mit Grippe in Berührung, kann der Bedarf auf 200 Gramm steigen. Eine Gabe von 10 oder 50 Gramm wäre unwirksam, 200 Gramm dagegen wären wirksam.

Man hat festgestellt, daß die zur Sättigung erforderliche Vitamin-C-Menge von Person zu Person und von Situation zu Situation verschieden ist. Um den Bedarf festzustellen, führen die Ärzte häufig einen Stuhltest durch. Wenn der Körper gesättigt ist, führt eine geringe zusätzliche Gabe von Vitamin C zu leichtem Durchfall, der sofort aufhört, wenn die Ergänzung ein wenig verringert wird. Dieser Verträglichkeitstest ist ein guter Anhaltspunkt für den Maximalbedarf des Einzelnen. Die Ärzte empfehlen daher, daß ihre Patienten ihre Verträglichkeit selber herausfinden, die Dosis ein wenig verringern und, je nach Streßniveau ausgleichend, dabei bleiben. Viele Krebspatienten stellen auf diese Weise fest, daß sie ihre Kost täglich um 18 bis 20 Gramm Vitamin C ergänzen müssen. Manche nehmen täglich oral 30 Gramm oder mehr zu sich. Dermaßen große Mengen an Vitamin C führen angeblich zur Ausscheidung von Magnesium, Zink und Vitamin B_6, so daß diese ergänzt werden müssen.

Oft werden höhere Dosen Vitamin C intravenös verabreicht, womit zuweilen eine gute Wirkung erzielt wird. Ein nahezu einheitliches

Ergebnis ist die Schmerzlinderung. Manche Tumore bilden sich auch zurück.

Gerade bei Vitamin C lassen sich die komplizierten und ziemlich verwirrenden Probleme im Zusammenhang mit Nahrungsergänzungen veranschaulichen.

Ich hoffe, es ist einleuchtend, daß ich nur die Möglichkeiten darlege und keine besonderen Empfehlungen ausspreche. Nahrungsergänzungen werfen viele komplizierte Fragen auf, deren Lösung mir nicht leicht fällt.

Meine eigene Erfahrung mit ihnen umfaßt ihre ganze Skala. Ich nahm alle Ergänzungen zu mir, die Gerson empfahl, als ich seine Diät probierte, bei der es sich, wie gesagt, um ein einheitliches Ganzes handelte. Dann ließ ich verschiedene Faktoren weg, weil ich das Gefühl hatte, sie nicht zu brauchen, da ich mich langsam unserer Standarddiät näherte. Ein andermal versuchte ich es mit einer Mega-Vitamin-Therapie und nahm riesige Mengen Vitamintabletten zu mir. Abgesehen davon, daß ich lernte, 30 Pillen auf einmal zu schlucken, haben sie mir nicht viel gebracht. Doch zu bestimmten Zeiten hatte ich das Bedürfnis nach bestimmten Zusätzen, und die haben mir gutgetan. Jetzt nehme ich nichts, außer gelegentlich ein Multivitaminpräparat. Wenn mein Hals entzündet ist oder ich nach einer Flugreise überanstrengt bin, nehme ich große Dosen Vitamin C und eine Ergänzung, die mich mit den Vitaminen und Mineralstoffen versorgt, die mit dem Immunsystem zusammenhängen. Ich muß sie aber selten länger als ein oder zwei Tage nehmen und bin auf diese Weise stets frei von Problemen.

Ich bin ganz entschieden der Meinung, daß natürliche Quellen die besten sind. Im Idealfall sollte unsere Kost die Nährstoffe enthalten, die wir für die optimale Gesundheit bzw. für die Heilung benötigen. Ich bezweifle, daß dies oft der Fall ist. Das Feld der Ergänzungen, die als nützlich gelten, ist wahrhaft weit. Ärzte, die sie bei Krebspatienten anwenden, stützen sich auf die Vitamine A, B, C und E, Kalium, Jod, Zink, Selen usw. Die Frage der Ergänzungen ist so kompliziert, daß sie für mich das am schwierigsten zu lösende Problem darstellt und ich keine verbindlichen Empfehlungen ausspreche. Welche Ergänzungen, wenn überhaupt, und in welchem Maße von Krebspatienten genommen werden sollen, kann nur von qualifizierten Leuten bestimmt werden, die die individuellen Umstände bewerten können.

Das ist eine schwierige Aufgabe, da dieses Gebiet noch in den Kinderschuhen steckt, und bisher gibt es noch keine eindeutige Lösung. Erst wenn mehr Ärzte auf diesem Gebiet arbeiten und ihre Resultate auswerten, werden die Tatsachen deutlicher zutage treten, und erst dann kann man konkrete Empfehlungen aussprechen. (Mehr darüber im 8. Kapitel)

3. Wiederherstellung der Verdauung

Auch die Vorstellung, die Verdauungsfunktionen zu unterstützen, mag vom ärztlichen Standpunkt zweifelhaft sein. Dieser Vorschlag fällt mir allerdings leichter, weil kaum daran zu zweifeln ist, daß die meisten Krebspatienten anfangs Verdauungsstörungen haben. Gerson empfahl eine Ergänzung der Magensäure- und der Bauchspeicheldrüsenenzyme. Es wurde mehrfach behauptet, daß die Enzyme der Bauchspeicheldrüse tatsächlich Krebszellen angreifen und verdauen können. Ich halte den Beweis hierfür für oberflächlich. Man kann sich jedoch kaum vorstellen, daß derartige Ergänzungen schaden können, und es gibt eine Menge Indizien, die darauf schließen lassen, daß sie nützlich sind. Ich nahm sie während Gersons Therapie, aber sie gehörten zu den ersten Dingen, die ich absetzte.

4. Wiedererlangen und Beibehalten einer positiven Einstellung

Der gesamte Ernährungsbereich ist aufregend, widersprüchlich und von der Aussicht verklärt, daß eine Diät Hilfe bringt. Sie müssen sich unbedingt darüber klar sein, welchen Stellenwert die Ernährung für Sie besitzt. Sie müssen bei Ihrer Wahl ein gutes Gefühl haben. Es ist wichtig, daß Sie über den ganzen Komplex nachdenken und zu eindeutigen Schlüssen gelangen. Bei der Schlußanalyse sollte die Ernährung etwas Erfreuliches sein. Sie sollten imstande sein, sich hinzusetzen, für Ihr Essen zu danken, wissend, daß es für Ihre Situation genau das richtige ist, und es mit einem Lächeln auf den Lippen und einem Lied im Herzen verzehren!

8. Kapitel

Die Ernährung – richtige Ernährung und ihre Zubereitung

Wenn wir die Ernährungsgrundsätze in die Praxis umsetzen wollen, ist eine Erörterung der Einzelheiten unumgänglich. Ich weise nochmals eindringlich auf die Notwendigkeit einer persönlichen fachmännischen Beratung hin. Dieses Buch wäre unvollständig, wenn ich unsere allgemeinen Vorstellungen zum Thema Ernährung nicht wiedergeben würde, aber bitte seien Sie sich darüber klar, daß dies keine Pauschalempfehlungen sind. Ich kann eine Reihe Möglichkeiten aufzeigen, die lediglich als Beitrag zu dem Informationsspektrum gedacht sind, auf das Sie Ihre eigenen Entscheidungen gründen können. Ich kann Ihnen diese Entscheidungen nicht abnehmen.

Lassen Sie sich von Ernies Beispiel warnen. Ernie hatte seine eigenen Forschungen betrieben, begeisterte sich für eine Diät und befolgte sie äußerst gewissenhaft. Das Problem war, daß seine Wahl für ihn vollkommen ungeeignet war. Ernie war der Magen entfernt worden. Die von ihm gewählte Diät entsprach nicht im entferntesten seinen Bedürfnissen, und infolgedessen mußte er eine Zeitlang im Krankenhaus von seinem Enthusiasmus kuriert werden. Vorsicht ist geboten, daher suchen Sie bitte fachmännischen Beistand, um sich beobachten und anleiten zu lassen.

Im vorigen Kapitel erläuterten wir einige ernährungswissenschaftliche Theorien und stellten bestimmte Grundsätze auf. Das war der leichtere Teil! Jetzt kommt es darauf an, einen Weg zu finden, um diese Grundsätze in die Praxis umzusetzen. Dafür gibt es vier Möglichkeiten:

1. Nehmen Sie keine Änderung vor

2. Machen Sie sich die Standarddiät zu eigen
3. Befolgen Sie Ihr individuelles Genesungsprogramm
4. Legen Sie sich auf eine Spezialdiät fest, wie z. B. die von Gerson, und führen Sie sie unter fachmännischer Anleitung durch – vorzugsweise in einer geeigneten Klinik.

1. Nehmen Sie keine Änderung vor

Wenn Sie mit Ihrer Kost zufrieden sind und das Gefühl haben, daß sie nicht besser sein könnte, dann ist es gut. Überspringen Sie den Rest dieses Kapitels und beschäftigen Sie sich mit anderen Dingen, die Ihnen helfen, wieder gesund zu werden.

Ich bin überzeugt, daß Überlegungen zum Thema Ernährung zu den wichtigsten Mitteln der Genesung gehören, zumal unsere übliche Kost in starkem Maße Faktoren enthält, welche die Krebsgefahr erhöhen. Diese Faktoren sind ein hoher Gehalt an Fett, Protein, Salz, Zucker sowie raffinierte Nährmittel und Nahrungsmittel mit niedrigem Faseranteil, ferner zu viele Kalorien, Rauchen und exzessiver Alkoholgenuß. Daher müssen die meisten Menschen wahrscheinlich eine Änderung in Erwägung ziehen. Dazu eignet sich eine der folgenden Möglichkeiten:

2. Die Standarddiät

Dies ist ein relativ einfacher Schritt. Er erfordert, daß man diejenigen Dinge aus der Kost entfernt, die ein Risiko für die Gesundheit bergen, und sich auf das konzentriert, was übrigbleibt. Allgemein ausgedrückt heißt das, die ideale Kost enthält wenig Fett und Protein, weder Salz, Zucker, raffinierte Nährmittel noch Nikotin. Ein wenig Alkohol ist dagegen erlaubt. Die Kost enthält hauptsächlich Obst, Gemüse und Getreide. Für viele Menschen bedeutet diese Art Diät eine große Änderung ihrer Eßgewohnheiten, aber sie paßt sich dennoch meistens gut in den normalen Tagesablauf ein. Sie eignet sich ausgezeichnet für diejenigen, die eine stabile Kondition haben, aber auch für jeden, dem es darum geht, Krankheiten zu verhüten und seine Gesundheit auf ein Höchstmaß zu steigern. Ich kann sie guten Gewissens als eine vernünftige und gesunde Kost empfehlen.

Führen wir als erstes die Dinge auf, die vermieden werden müssen. Ich muß Ihnen sagen, daß die Höhe des Risikos, das mit einigen dieser Dinge verbunden ist, sehr umstritten ist. Fluor ist vielleicht das beste Beispiel dafür, wie emotional gefärbte Fragen die Entscheidungen der Leute ebenso beeinflussen wie vertretbare Tatsachen. Während es klare Beweise gibt, daß Fluor hilft, Karies zu verhüten, sind die Beweise, daß es karzinogen (krebserregend) ist, wahrhaft mager.

Meine Meinung ist, wenn bei einem Faktor Bedenken bestehen, und es sich machen läßt, ist es das beste, ihn auszuklammern. Daß Ernährungsfaktoren wichtig sind, unterliegt keinem Zweifel, aber wissenschaftlich zu beweisen, welche es sind und in welchem Maße, ist schwierig. Die Forschung auf diesem Gebiet kommt jetzt in Gang, und in den kommenden Jahren wird sich hoffentlich etwas Definitives herausstellen. Vorerst jedoch würde ich, wenn über einen Faktor Zweifel bestehen, diesen lieber weglassen, bis sich herausgestellt hat, ob er problematisch ist.

Ein weiterer Grund, verdächtige Faktoren zu meiden, ist, daß sie häufig zusammenwirken und so zu einem erhöhten Krebsrisiko führen. Das läßt sich an den Auswirkungen des Tabakgenusses hinreichend demonstrieren. Jemand, der täglich 30 Gramm Tabak oder mehr raucht, unterliegt einem achtmal höheren Risiko, an Speiseröhrenkrebs zu erkranken, als ein Nichtraucher. Der Genuß von 40 bis 48 Gramm Alkohol täglich führt zu einem siebenmal höheren Risiko, an Speiseröhrenkrebs zu erkranken, als wenn man keinen Alkohol trinkt. Und wenn jemand beides tut, wie hoch ist dann das Risiko? Acht plus sieben, also 15mal höher? Nein, nein und nochmals nein! Der Beweis ist klar. Die zwei Risiken addieren sich nicht einfach – die Wirkung ist fast wie eine Multiplikation. Das kombinierte Risiko von Rauchen und Trinken ist 36mal so hoch, als wenn man nichts von beidem tut.

Asbestarbeiter, die rauchen, werden zehnmal häufiger von Asbestose (Asbeststaublunge) befallen als diejenigen, die nicht rauchen. Zigarettenraucher in der Großstadt haben zweimal so oft Lungenkrebs wie diejenigen auf dem Land. Welche zusätzlichen Faktoren spielen hier eine Rolle? Umweltverschmutzung? Streß?

Dieser Verstärkungseffekt karzionogener Faktoren funktioniert höchstwahrscheinlich auch in anderen Bereichen. Er wird sich mit Sicherheit als eine Hauptursache der Krebsentstehung erweisen, und dies ist der Grund, weshalb wir sorgfältig auf unsere Ernährung und Umgebung achten und uns bemühen sollten, sie so rein wie möglich zu halten.

So viele Dinge des täglichen Gebrauchs bergen bekanntlich oder vermutlich einen Risikofaktor. Wir haben alle aufgezählt, soweit sie uns gegenwärtig bekannt isnd, und geben Anregungen, wie man sie gänzlich vermeiden oder wodurch man sie ersetzen kann.

Zu vermeidende Nahrungsmittel und andere Faktoren

Vermeiden	Bemerkungen	Was man tun kann
Verzehr von großen Fettmengen	Enge Verbindung zwischen dem Verzehr von großen Fettmengen und Brustkrebs (wobei Milchfett eine besonders starke Verbindung aufweist) und Gebärmutterkrebs. Immer gefährlich, aber besonders, wenn Fett überhitzt wird und/oder ranzig ist. Ranzigkeit tritt bei jedem Fett oder Öl auf, das längere Zeit Hitze, Luft, Licht etc. ausgesetzt ist.	1 Eßlöffel kaltgepreßtes Pflanzenöl (wir nehmen Olivenöl) pro Tag ist das Maximum bei der Diät. Vermeiden Sie andere Speisen mit hohem Fettgehalt, z. B. tierische Fette. (Vgl. Sie den Abschnitt über Molkereiprodukte in diesem Kapitel sowie die Quellen von Fetten/Ölen in der Aufstellung der Gemüse.)
	1. Öle, die für mehrmaliges Braten verwendet werden	Meiden Sie Frittieren in demselben Öl. Dünsten Sie lieber in Wasser statt zu braten, und verwenden Sie, wenn überhaupt, resistente Fette wie Butter oder Olivenöl.
	2. Beim Kochen überhitzte Öle	Vermeiden Sie, mit Öl zu kochen. Olivenöl ist das resistenteste. Fügen Sie es nach dem Kochen hinzu.

Vermeiden	Bemerkungen	Was man tun kann
	3. Enthülste Nüsse und Kerne	Kaufen Sie Nüsse nur mit Schale. Nehmen Sie keine geschälten Sonnenblumenkerne und dergleichen, die eine lange Haltbarkeit haben. (Vgl. die Anmerkungen über Nüsse in diesem Kapitel)
	4. Weizenkeimöl beginnt schon eine Woche nach der Herstellung ranzig zu werden	Nicht verwenden
	5. Mehl beginnt drei Tage nach dem Mahlen ranzig zu werden	Benutzen Sie Ihre eigene Getreidemühle oder kaufen Sie frischgemahlenes Mehl in Reformhäusern, Bio-Läden etc.
	6. Öl in durchsichtigen Behältern	Kaufen Sie nur Öl in undurchsichtigen Glas- oder Blechbehältern.
Verzehr von großen Salzmengen	Beim Kochen oder bei Tisch ist kein Zusatz von Salz nötig. (Mögliche Ausnahme sind Leute, die bei heißem Wetter schwer arbeiten und stark schwitzen.)	Lassen Sie es weg und beobachten Sie, wie sich Ihr Geschmacksempfinden entwickelt. Oder ersetzen Sie es durch die entsprechende Menge Vitamin C (Ascorbinsäure).
Verzehr von großen Zuckermengen	Zucker und andere raffinierte Kohlehydrate sind „leere“ Kalorien und sollten gemieden werden.	Etwa 1 Teelöffel Honig oder reiner Ahornsirup ist das tägliche Maximum.

Verzehr von großen Mengen Protein	Fleisch sollte vermieden werden, weil eine Verbindung zu Kolo-rektal-Krebs besteht. Besonders gefährlich sind rotes Fleisch (von Rind, Schaf etc.), Wurstbrät und gegrilltes Fleisch.	Die Ernährung enthält viele Quellen mit geringem Proteingehalt, die zu der Gesamtmenge beitragen, z. B. Getreide. Fügen Sie dem insgesamt 1,5 kg pro Woche von den folgenden Spendern mit hohem Proteingehalt hinzu, die in absteigender Reihenfolge aufgeführt sind (z. B. sind Gemüse als Proteinspender vorzuziehen, fettes Fleisch ist unerwünscht): 1. Gemüse-Proteine: Sojabohnen, Tofu (Sojabohnenquark), Linsen, Kichererbsen, alle Bohnen- und Erbsensorten (Hülsenfrüchte); 2. Fisch (vorzugsweise kleine Meeresfische). Eier (drei pro Woche, falls man sie verträgt; Enteneier können bekömmlich sein, wenn man keine Hühnereier verträgt), Molkereiprodukte, besonders Joghurt, magere Kuhmilch, wenn man sie verträgt, Weichkäse. Ziegenmilch (die wir verwenden) kann bekömmlich sein, wenn man keine Kuhmilch verträgt;

Vermeiden	Bemerkungen	Was man tun kann
		3. Fleisch, wiederum in absteigender Reihenfolge: mageres weißes Fleisch, Kaninchen, Kalbfleisch, Fleisch von freilaufenden Hühnern, mageres rotes Fleisch, fette Fleischsorten.
Hoher Alkoholkonsum	Besser vermeiden, aber eine geringe Menge kann die Bildung von Prostaglandin E_1 anregen, das die Abwehrfunktion stützt.	½ Glas Bier oder zwei Gläser Wein oder 2 Gläschen Schnaps sind das Maximum.
Tabakgenuß	Rauchen ist eine selbstzerstörerische Gewohnheit – suchen Sie sich eine bessere! 30% aller Krebsfälle sind direkt dem Rauchen zuzuschreiben. In Amerika sind 1981 140 000 Menschen infolge Rauchens gestorben.	Hören Sie auf. Finden Sie eine geeignetere Methode, sich zu entspannen und mit Streßsituationen fertig zu werden.
Geringer Verzehr von Faserstoffen	Faserstoffe beschleunigen die Ausscheidung und schützen den Darm vor vielen Problemen.	Verwenden Sie stets Vollkorn. Schälen Sie Gemüse nicht, waschen Sie es nur, und schrubben Sie es mit einer Bürste.

Schädliche Kochmethoden	Geräucherte Lebensmittel, grillen mit Holzkohle können Pyrolyse (Zersetzung durch Hitze) verursachen und zur Erzeugung von gefährlichen polyzyklischen Kohlenwasserstoffen führen.	Dämpfen oder backen Sie, oder kochen Sie bei kleiner Hitze mit wenig Wasser, das Sie nicht wegschütten sollten. Essen Sie nichts Verkohltes!
Aflatoxine (giftige Schimmelpilze)	Eine Pilzart, die insbesondere Erdnüsse befallen kann und mit Leberkrebs in Verbindung gebracht wird. Die Wirkung wird vermutlich durch den Hepatitis-B-Virus gesteigert.	Schränken Sie den Genuß von Erdnüssen ein, sofern der Aflatoxin-Gehalt nicht bekannt ist. Erdnüsse haben auch einen hohen Ölgehalt und sollten am besten vermieden oder besonderen Gelegenheiten vorbehalten bleiben. Vermeiden Sie Nahrungsmittel, die Anzeichen von Pilz oder Schimmel aufweisen. (Solcher Befall muß nicht aflatoxisch, kann aber gefährlich sein.)
Koffein	Enthalten in Kaffee, Tee, Schokolade. Ein umstrittenes Gebiet, aber solange es nicht geklärt ist, sollten wir diese Stoffe lieber meiden.	Verwenden Sie Kräutertees, Obstsäfte usw. Es ist ratsam, künstliche Sodagetränke zu meiden.
Künstliche Süßstoffe	z. B. Saccharin. Auch hier gibt es keine eindeutigen Beweise, aber Zweifel sind angebracht.	Kommen Sie ohne aus, oder nehmen Sie etwas Honig.

Vermeiden	Bemerkungen	Was man tun kann
Chemische Lebensmittelzusätze	Manche künstlichen Farbstoffe bergen möglicherweise Risiken. Aromastoffe wie Glutamat sind verdächtig, ebenso einige Konservierungsmittel, vor allem Nitrite. Es bestehen zu viele Bedenken hinsichtlich chemischer Zusätze, und man sollte sie tunlichst vermeiden.	Lesen Sie die Etiketten. Essen Sie möglichst frische, unbehandelte Nahrungsmittel. Wenn das nicht möglich ist, meiden Sie chemische Zusätze und vergewissern Sie sich, daß die Lebensmittel richtig gelagert oder konserviert sind. Es gibt hinreichend Beweise, daß die richtige Verwendung von Konserven und Tiefkühlkost die Häufigkeit von Magenkrebs senkt. Verwenden Sie passende Kräuter und Gewürze, vermeiden Sie jedoch regelmäßigen Gebrauch scharfer Gewürze wie Paprika, fertig gekauften Senf und Fertigsaucen.
Rückstände von Pestiziden auf Lebensmitteln	Eine riesige Menge Chemikalien ist im Gebrauch, und es ist unmöglich, die Auswirkungen von allen ganz zu erfassen.	Suchen Sie biodynamisch angebaute Nahrungsmittel zu bekommen. Je weniger chemische Unbekannte in Ihrer Kost, desto besser.
Fluor im Wasser	Hilft Kinderzähnen, ist jedoch für Krebspatienten fragwürdig.	Wenn möglich, nehmen Sie Quell- oder Regenwasser. Eventuell schaffen Sie sich eine Reinigungsanlage für Ihr Leitungswasser an.

Chlorierung des Wassers	Möglicherweise ein Zusammenhang mit Blasen- und Dickdarmkrebs.	Wie oben
Vitamin-, Mineralstoff- und Enzymmangel		Die Vitamine A, C, E sowie Selen besitzen offenbar vor Krebs schützende Faktoren und sollten in der Kost reichlich enthalten sein. Sie sind in ganzen Körnern sowie in gelbem und grünem Blattgemüse enthalten. Ein gesunder Mensch, der diese Diät befolgt, braucht keine Zusätze.
Übermäßigen Gebrauch von Aluminium	Es gibt keinen eindeutigen Beweis, aber gegen Kochgeschirr aus Aluminium bestehen zahlreiche Vorbehalte.	Benutzen Sie Gefäße aus Edelstahl, Glas, Emaille, Gußeisen, Keramik oder Blech.
Chemische Karzinogene	z. B. Östrogen (DES), polyzyklische Kohlenwasserstoffe (Kohle, Teer, Färbemittel usw.), etliche Haarfärbemittel, Phenacitin, Vinylchlorid (wird zur Herstellung von PVC verwendet), bestimmte Formen von Arsen, Cadmium, Chrom, Nickel.	Die Kenntnisse hinsichtlich der Unbedenklichkeit vieler gebräuchlicher Chemikalien lassen zu wünschen übrig. Es ist ratsam, so vorsichtig wie möglich zu sein.

Vermeiden	Bemerkungen	Was man tun kann
Ionisierende Bestrahlung	1. Übertriebene Sonnenbäder (die ultravioletten Strahlen können Krebs verursachen)	Verhüten Sie Sonnenbrand. Benutzen Sie Sonnenschutzmittel. Nehmen Sie Ihr Sonnenbad vor 11 Uhr und nach 15 Uhr. Blonde Menschen mit heller Haut müssen besonders vorsichtig sein und übermäßige Sonnenbestrahlung meiden.
	2. Röntgenstrahlen. Jegliche Röntgenbestrahlung ist mit einem Risiko verbunden. Je mehr Röntgenstrahlen, desto höher das Risiko.	Die moderne Röntgentechnik hat eine kurze Belichtungszeit, aber die Vorteile müssen gegen das Risiko abgewogen werden. Bei Schwangeren und kleinen Kindern ist besondere Vorsicht geboten.
	3. Leuchtstofflampen. Neuere Untersuchungen lassen vermuten, daß längerer Aufenthalt bei künstlichem Licht das Risiko von Melanombildungen erhöhen kann.	Greifen Sie nach Möglichkeit auf natürliche Lichtquellen zurück (Sonnenlicht) oder benutzen Sie Glühlampen.
	4. Mikrowellenherde	Die Gefahr des Ausströmens ist bei den modernen Mikrowellenherden zwar nicht gegeben, aber wir benutzen sie lieber nicht, weil wir etwas dagegen haben, daß unser Essen bestrahlt wird.

	5. Berührung mit radioaktivem Material	Setzen Sie sich für eine Beendung der Nukleartests ein!
	6. Fernseh- und Computerschirme	Es ist ratsam, nicht zu viel fernzusehen und sich nicht direkt vor den Apparat zu setzen.
Umweltverschmutzung	Insbesondere die Endprodukte bei der Verbrennung fossiler Brennstoffe sind verdächtig.	Seien Sie umweltbewußt und handeln Sie danach!
Exzessiver Geschlechtsverkehr	Zu viel oder zu wenig, beides ist problematisch! Fortgeschrittenes Alter bei der Geburt des ersten Kindes, mangelnde oder mangelhafte Gebärfähigkeit und Promiskuität (wahlloser Geschlechtsverkehr) sind mit einem erhöhten Risiko verbunden.	Mäßigung in allen Dingen.
Wenig Bewegung und schlechter allgemeiner Gesundheitszustand	Chronische Infektionen und eine schwache Widerstandskraft oder Immunschwäche sind häufig Vorboten für Krebs.	Verschaffen Sie sich genügend Bewegung (vgl. 5. Kapitel) und treffen Sie entsprechende Vorsichtsmaßnahmen. Gesundheit bedeutet mehr als bloßes Freisein von Symptomen. Arbeiten Sie auf optimale Gesundheit hin.

Vermeiden	Bemerkungen	Was man tun kann
Streß	Unfähigkeit, mit Streß fertig zu werden, ist im Leben der meisten Krebspatienten ein bekannter Faktor. (Vgl. 9. Kapitel)	Vermeiden Sie Streß nach Möglichkeit, indem Sie lernen, damit fertig zu werden. *Meditation* und positives Denken wirken Wunder.

Einige Einzelposten in der Standarddiät sind für jemand mit einer instabilen Konstitution nicht geeignet. Beispielsweise dürfen Gemüse, das gekocht werden muß, und Obst mit einem hohen Fettgehalt bei akuten Beschwerden nur gelegentlich verzehrt werden, während sie in der Standarddiät durchaus ihren ständigen Platz haben können.

Patienten mit akuten Beschwerden empfehlen wir, sich auf rohe Speisen zu konzentrieren, vor allem im Sommer, bis sich ihr Zustand stabilisiert. Daher rühren die unterschiedlichen Empfehlungen für die Standarddiät. Wir sind überzeugt, daß die Standarddiät für die meisten Menschen eine gute Basis ist, vor allem für diejenigen, die gesund sind und das Beste aus ihrer Ernährung gewinnen wollen. Für die überwiegende Zahl der Patienten dürfte dies ein guter Ausgangspunkt sein, der ihnen die meisten Vorzüge verschafft, welche die Ernährung zu bieten hat.

Die folgenden Tabellen zeigen auf, wann und wie die einzelnen Nahrungsmittel zu verwenden sind und ob sie sich zur Saftbereitung, zum rohen Verzehr, zum Dünsten oder Backen eignen.

Die Tabellen fußen auf unserer Erfahrung und den Kenntnissen, die wir uns durch Lesen angeeignet haben. Aber wir verstehen sie lediglich als einführende Hilfe. Jeder sollte seine eigenen Untersuchungen anstellen und diese Tabellen als Ausgangspunkt benutzen.

Sorte	akute Beschwerden	Standard	Zubereitung*	Bemerkungen
* S = Saft	R = roh	D = dämpfen	B = backen	Du = dünsten in Wasser
Artischocken	ja	ja	D	
Auberginen	nein	gelegentlich	D B Du	können arthritische Beschwerden verschlimmern. Gehören zur Familie der Nachtschattengewächse. Vorsicht.
Blumenkohl	gelegentlich	ja	R D Du	Kohlgemüse. Vorsicht, Gase bei rohem Genuß. Guter Kalziumspender.
Brokkoli	gelegentlich	ja	R D Du	Alle Kohlgemüse enthalten krebsverhütende Substanzen.
Brunnenkresse	ja	ja	S R	gut gegen Arthritis.
Chicorée	ja	ja	R D	mit anderem grünen Gemüse zusammen dämpfen.
Eibisch	gelegentlich	ja	D Du	
Erdartischocken	ja	ja	D B	Gut für Diabetiker. Kaum Allergien auslösend.

Gurken	nein	gelegentlich	S R	Saft eignet sich zur Behandlung von Nieren- und Gallensteinen. Säurebildend.
Ingwer	ja	ja	S R	Sparsam verwenden, ausgezeichnete Zugabe zu Gemüsen, insbesondere für Vegetarier. Regt Magensäure und Milzfunktion an. Kann Karottensaft beigegeben werden. Zum Würzen benutzen.
Karotten	ja	ja	S R D B Du	Ausgezeichneter Saft. Sehr zu empfehlen. Liefert Vitamin A. Läßt sich gut mit anderen Säften kombinieren.
Kartoffeln	ja	ja	D B	Schalen gut für Kalium. Nachtschattengewächs. Gebacken besonders zu empfehlen.
Kohl	ja	ja	R D Du	Kohlgewächs. Kleine Mengen Kohlsaft sind gut gegen Magengeschwüre und Magenverstimmung. Säurebildend. Kann gasbildend wirken, besonders bei älteren Menschen – lieber gedünstet verwenden.

Sorte	akute Beschwerden	Standard	Zubereitung	Bemerkungen
Kohlrabi	gelegentlich	ja	B	
Kürbis	ja	ja	R D B	Leicht verdaulich. Vitamin A, Zink (natürliche Quelle für Bauchspeicheldrüsenenzyme).
Kürbiskerne	ja	ja	R D B	Ausgezeichnet zur Zinkbildung.
Knoblauch	gelegentlich	gelegentlich	R D Du	Gut zum Würzen und für Salatsaucen. Eine Knoblauchzehe im Karottensaft leistet gute Dienste. Geeignet zur Würmerbehandlung. Ist blutreinigend. Kann eingelegt werden. Senkt in gedünstetem Zustand den Gehalt an aromatischen Säuren. Chelat zum Nachweis von Schwermetallen. Für Chemotherapie-Patienten zu empfehlen. Reguliert den Blutdruck. Hat Anti-Krebs-Eigenschaften.
Lauch	gelegentlich	ja	D Du B	

Mais	ja	ja	R D B	Kann in den Hüllblättern gebacken werden (250°)
Meerrettich	ja	ja	R	Steigert Lungenkondition, hilft bei Emphysemen. Gewürz.
Pastinaken	gelegentlich	ja	D B	Guter Kalziumspender.
Pilze	nein	gelegentlich	R Du	(Bei geringer Hitze mit wenig Wasser dünsten).
Rettich	ja	ja	R	Anregend – mäßig verwenden.
Rosenkohl	gelegentlich	ja	D Du	Kohlgewächs
Rote Bete	ja	ja	S R D B	Gut zur Blutbildung. Läßt sich gut mit anderen Säften kombinieren.
Rote-Bete-Kraut	ja	ja	S R D	Enthält etwas Oxalsäure, aber guter Kaliumspender.
Sellerie	ja	ja	S R D Du	Guter Kaliumspender, vor allem das Kraut. Ausgezeichnetes Tonikum für das Harnsystem.
Spanischer Pfeffer	ja	ja	S R D Du B	Roter enthält mehr Vitamin C als grüner. Saft ist gut gegen Halsschmerzen.

Sorte	akute Beschwerden	Standard	Zubereitung	Bemerkungen
Spargel	ja	ja	D Du	Sehr zu empfehlen.
Spinat	ja	ja	S R D	Hoher Oxalsäuregehalt, Höchstens 2- bis 3mal wöchentlich.
Steckrüben	gelegentlich	ja	D B	
Süßkartoffeln	gelegentlich	ja	D B	
Tomaten	ja	ja	S R D B Du	Nachtschattengewächs. Ausgezeichneter Vitamin-C-Spender, 1 Gramm pro 1 große, natürlich gereifte Tomate.
Weiße Rüben	gelegentlich	ja	D B	
Zucchini	ja	ja	R D B Du	
Zwiebeln	gelegentlich	gelegentlich	R D Du B	Hoher Gehalt an aromatischen Säuren. Gute Hilfe bei Gewichtsreduktion. Besser gekocht als roh.

Obsttabelle

Sorte	akute Beschwerden	Standard	Zubereitung	Bemerkungen
Ananas	nein	gelegentlich	S R	Enthält Bromelin, ein Enzym, von dem einige vermuten, daß es die Außenschicht von Tumoren angreift. Aber Vorsicht wegen des Säuregehalts.
Äpfel	ja	ja	S R B Du	In Saft oder Wasser dünsten.
Aprikosen	ja	ja	S R Du	Gut in der Sonne getrocknet (vor dem Essen einweichen). Kerne können, mit Frucht gegessen, B_{17} liefern. Beginnen Sie mit 5, erhöhen Sie täglich um 1 bis zu 15, vermindern Sie, wenn Kopfschmerzen auftreten.
Avocados	nein	gelegentlich	R B	Hoher Fettgehalt.
Bananen	ja	ja	R B	Kalium. Beruhigt bei Magenverstimmung. Allergen. Nur reif essen.
Beeren, einschl. Erdbeeren	nein	gelegentlich	S R Marmelade	Mit Honig zu Marmelade verarbeiten. Blutbildend. Säuregehalt kann problematisch werden.

Sorte	akute Beschwerden	Standard	Zubereitung	Bemerkungen
Birnen	ja	ja	S R D	
Dattelpflaumen	ja	ja	S R D	Müssen unbedingt reif sein.
Feigen	gelegentlich	gelegentlich	R S	Hoher Zuckergehalt. Ausgezeichnetes Abführmittel.
Kirschen	ja	ja	S R Du	Guter Eisenspender.
Mango	ja	ja	S R	
Melonen	ja	ja	S R	Butter-, Wasser-, Honigmelonen. Gutes Nierentonikum. Allein essen – nicht mit anderen Früchten oder Nahrungsmitteln zusammen. (Vgl. Nahrungsmittelkombinationen in diesem Kapitel.)
Nektarinen	ja	ja	S R D	
Papaya	ja	ja	S R	Ausgezeichneter Lieferant von Papin, einem Verdauungsenzym.
Passionsfrucht	ja	ja	R D	

Pfirsiche	ja	ja	S R D	
Pflaumen	ja	ja	S R D	Abführend. Fördern Eisenbildung im Blut.
Rhabarber	nein	nur ganz gelegentlich	D	Hoher Gehalt an Oxalsäure.
Weintrauben	ja	ja	S R	Sehr gut zur Blutreinigung. Ausgezeichnetes Tonikum. (Vgl. Traubendiät). Rote Trauben sind blutbildend, weiße wirken darmreinigend.
Zitrusfrüchte	ja	ja	S R	Orangen, Grapefruit, Zitronen, Mandarinen. Vorsicht wegen Säurebildung. Säfte mindestens 50:50 verdünnen. Gut für den Tagesbeginn.
Zwetschgen	ja	ja	S R D	

Kuhmilch hat einen hohen Fettgehalt und ist eine sehr häufige Ursache einer Lebensmittelallergie. Sie ruft oft Sinusitis, anhaltende Halsschmerzen und Ohrabszesse, bei kleinen Kindern hervor. Gayle litt jahrelang unter Sinusitis und Zystitis (Blasenkatarrh), bevor man eine Kuhmilchallergie bei ihr feststellte. Für einige, aber nicht für alle, ist Ziegenmilch eine Alternative. Wir empfehlen, Molkereiprodukte eine Zeitlang (zwei Wochen bis zwei Monate) aus der Standarddiät auszuklammern (man muß sehr aufpassen, weil Molkereiprodukte in vielen Fertiggerichten enthalten sind) und dann wieder einzuführen. Tritt eine nachteilige Reaktion ein, versuchen Sie es mit Ziegenmilch oder Sojaerzeugnissen.

Nach unserer Erfahrung fühlen sich die meisten Patienten mit akuten Beschwerden ohne Molkereiprodukte wohler, daher lautet die grundsätzliche Empfehlung, sie wegzulassen. Wenn sich die Standarddiät bewährt hat, können sie versuchsweise wiederaufgenommen werden.

Käse: Am besten eignet sich Hüttenkäse. Hartkäse sollte man besonderen Gelegenheiten vorbehalten, ebenso Camenbert, wenn man eine Vorliebe dafür hat.

Mager- oder Vollmilch? Man kann Kuhmilch stehen lassen und den Rahm, wenn er sich gesetzt hat, abschöpfen. Ich persönlich bevorzuge unverminderte Nahrungsmittel, und zu Hause nehmen wir Ziegenmilch, die Gayles Allergie nicht reizt und natürlich homogenisiert ist. Wenn wir jedoch Kuhmilchprodukte nehmen müßten, würde ich entrahmte Milch oder solche mit geringem Fettgehalt bevorzugen.

Joghurt. Ist in kleinen Mengen eine ausgezeichnete Ergänzung der Diät. Es ist leicht verdaulich und enthält dieselben nützlichen Bakterien, die sich normalerweise im Darm befinden sollten. Wer chemotherapeutisch behandelt wird oder Unterleibsbestrahlungen bekommt, kann durch regelmäßigen Joghurtverzehr die normale Darmflora wiederherstellen und die Darmtätigkeit stabilisieren. Wir empfehlen bis zu zwei Eßlöffeln täglich.

Zusammenfassung: Zu Hause nehmen wir täglich Joghurt aus

Ziegenmilch zu uns, regelmäßig Hüttenkäse aus Ziegenmilch und gelegentlich geringe Mengen frischer Ziegenmilch in warmen Getränken. Gayle muß sämtliche Kuhmilchprodukte meiden, und ich nehme lediglich ab und zu etwas Käse, und zwar vorwiegend in Form von überbackenen Gerichten, wenn wir auswärts essen. Da ich ein großer Freund von Camenbert bin, gönne ich ihn mir gelegentlich.

Eier. Uns fällt immer wieder auf, daß Krebspatienten, die ein Gespür dafür entwickeln, was ihnen bekommt, feststellen, daß sie keine Eier vertragen. Das mag überwiegend ein Allergieproblem sein, aber Eier belasten auch bei der Verdauung anscheinend die Leber. Viele Patienten berichten, daß sie sich nach dem Verzehr von Eiern nicht wohl fühlen und ihre „Leber spüren". Mir geht es ziemlich miserabel, wenn ich Hühnereier gegessen habe, aber ich kann zwei oder drei Enteneier in der Woche essen. Offenbar enthalten sie andere Enzyme als Hühnereier.

Wir empfehlen auch hier, Hühnereier für zwei bis acht Wochen wegzulassen und sie dann wieder aufzunehmen und die Wirkung festzustellen. Im akuten Stadium empfehlen wir, sie lieber ganz zu meiden. Ansonsten sind zwei bis vier Stück pro Woche angebracht. Cholesterin ist nicht gefährlich, wenn Eier in die Standarddiät eingeplant werden.

Versuchen Sie, Eier von freilaufenden Hühnern zu bekommen.

Fleisch

Im akuten Stadium verzichten die meisten Patienten lieber auf Fleisch und halten sich an pflanzliche Proteine. Daß sie sich ohne Fleisch wohler fühlen, sehen wir am deutlichsten, wenn die Patienten es ein oder zwei Monate, wie empfohlen, weglassen und dann wieder aufnehmen. Vielen geht es dabei nicht gut, und sie ziehen es vor, es auch weiterhin wegzulassen.

Jahrelang lebten wir in dem Glauben, daß eine fleischreiche Diät mit viel Protein gut sei. Heute tritt immer mehr zutage, daß das Gegenteil zutrifft. Es scheint, daß eine fleischreiche, wenig Faserstoffe enthaldende Diät ausgesprochen schädlich ist. Das liegt unter anderem daran, daß der Mensch, der ja ein „Allesfresser" ist, einfach nicht dafür geschaffen ist. Ein Fleischfresser hat einen kurzen Verdauungsweg und eine kurze Durchgangszeit, das heißt, eine morgens gegessene Mahlzeit wird sechs bis acht Stunden später ausgeschieden. Ein Pflanzenfresser hat einen langen Verdauungsweg und eine lange Durchgangszeit – es dauert zwei bis vier Tage, bis Gras ausgeschieden wird. Der Mensch als „Allesfresser" ist bemüht, aus beiden Kategorien das Beste für sich herauszuholen! Wir haben einen mittleren Verdauungsweg, d. h., Gemüse wird lange genug behalten, bis es richtig verdaut ist, aber Fleisch nicht so lange, daß es sich zersetzt.

Eine Diät mit einem geringen Anteil an Faserstoffen führt zu einer verlängerten Durchgangszeit, so daß der Darm den Angriffen der geblähten Fasermasse länger ausgesetzt ist. Wenn Sie Ihre Durchgangszeit prüfen wollen, essen Sie ein wenig rohe Hirse und stellen Sie fest, wie lange es dauert, bis sie in der Toilette erscheint. Es sollten weniger als 24 Stunden vergehen – vorzugsweise etwa 18 Stunden.

Die lange Durchgangszeit bei fleischreicher Kost gibt den Fleischüberschüssen Gelegenheit, sich zu zersetzen. Daß bei fleischreicher Kost mit einem niedrigen Anteil an Faserstoffen häufig Darmbeschwerden auftreten, liegt an der Reizung, die durch diese Zersetzung entsteht.

Aus diesem Grund empfehlen wir zur Erzielung der optimalen Gesundheit pflanzliche statt tierische Proteine. Auf jeden Fall fühlen sich nach unserer Erfahrung Patienten im akuten Stadium ohne Fleisch wohler. Wir empfehlen daher, es ein bis zwei Monate wegzulassen und dann wieder in den Speiseplan aufzunehmen. Dabei verschlechterte sich der Zustand vieler Patienten, so daß sie beschlossen, auch weiterhin kein Fleisch zu essen.

Wenn Sie sich für Fleisch entscheiden, seien Sie sich bewußt, daß das Fleisch die Würze der übrigen Mahlzeit sein soll. Ein bis anderthalb Pfund pro Woche sind das Maximum. (Denken Sie daran, daß in dieser Gesamtmenge auch andere Proteinspender enthalten sein müssen.)

Fleischsorten: Am besten eignen sich mageres weißes Fleisch, Kalb, Kaninchen (Wildkaninchen sind ausgezeichnet!) und Huhn (freilaufend). Es gibt eine bessere Methode, Nahrung zu „züchten“ als in Batterien! Wenn Sie dunkles Fleisch essen, nehmen Sie mageres, verzichten Sie weitgehend auf Fett. Fettes Fleisch wie Hackfleisch steht ganz unten auf der Liste und ist am wenigsten zu empfehlen.

Zubereitung: möglichst fettlos, am besten grillen.

Fisch

Ganz geringe Mengen im akuten Stadium, ansonsten geeignet. Wir essen einmal pro Woche oder alle vierzehn Tage Fisch, nicht zu Hause, sondern wenn wir auswärts essen.

Vorzuziehen sind kleine Meeresfische, weil diese weniger Schadstoffe ansammeln. Schellfisch, in dem sich besonders viele Schadstoffe ansammeln, sollte besonderen Gelegenheiten vorbehalten bleiben.

Säfte

Säfte sind eine ausgezeichnete Quelle für leicht absorbierbare Nährstoffe in ausgewogener Form und besonders im akuten Stadium sehr zu empfehlen. Ideal ist, täglich sechs bis sieben Säfte à 200 ml zu sich zu nehmen: Beginnen Sie am Morgen mit Zitrusfrüchten (Orange oder halb Zitrone, halb Wasser), danach nehmen Sie Apfel-, Trauben, Karotten-, Rotebetesaft und ein oder zwei Gemüsesäfte. Apfel- und Traubensaft können Sie kaufen, falls Säfte aus biodynamisch angebauten Früchten erhältlich sind, die anderen werden am besten frisch zubereitet. Karotten- und Rotebetesaft kann man kombinieren. Gemüsesäfte können aus einer Mischung aus Sellerie, grünem Paprika, Kopfsalat, *wenig* Kohl, Spinat und etwas Petersilie zubereitet werden. Weizengras ist eine Abwechslung (vgl. 7. Kapitel). Beginnen Sie hierbei mit 60 ml täglich (eventuell mit Wasser verdünnen), und steigern Sie im Laufe von sieben bis zehn Tagen auf 150 bis 200 ml täglich.

Entsafter. Die modernen handelsüblichen Entsafter arbeiten mit

Zentrifugalkraft, wobei Früchte bzw. Gemüse bei hoher Geschwindigkeit zerkleinert und gequirlt werden. Das ist eine gute Methode, das Fruchtfleisch vom Saft zu trennen, und der Saft enthält viele Nährstoffe, Vitamine und Mineralstoffe. Es wird jedoch behauptet, daß die Zentrifugalkraft dieser Maschinen eine statische Elektrizität hervorruft, welche die oxydativen Enzyme im Saft zerstört. Gerson hat das bestätigt und riet zu einer Maschine ohne Statik, die getrennt mahlt und dann den Saft mittels hydraulischer Kraft herausdrückt. Diese Maschinen sind zwar teuer, ergeben jedoch auch mehr Saft von der gleichen Menge Obst oder Gemüse.

Kräuter, unsere Lieblinge

Die meisten Kräuter besitzen gute heilende Eigenschaften und sollten klug verwendet werden.

Blutreiniger: Folgende Kräuter sind als Blutreiniger bekannt. Sie können von Krebspatienten regelmäßig zum Zubereiten von Tees verwendet werden:

Luzerne, roter Klee, Chaparral, Nessel, Eibisch, Beinwurz. Sie können auch kombiniert werden; eine besonders gute Mischung ist Luzerne, roter Klee, Eibisch und Beinwurz. *Beinwurz* ist auch als „Knochenkitt“ bekannt, da er die Heilung gebrochener Knochen unterstützt. Er hat noch viele andere gute Eigenschaften, aber frisch und reichlich verwendet, verursacht er Probleme mit der Leber; wenn man ihn in getrockneter Form für Tee verwendet, besteht die Gefahr nicht.

Alle *Minz*sorten eignen sich gut als Erfrischungsgetränke und können im Sommer kalt genossen werden. Sie enthalten Tannin (Gerbsäure), also nicht übertreiben. *Pfefferminze* ist eine besonders gute Verdauungshilfe, sie beruhigt den Darm und lindert Blähungen.

Kamille, ein leichtes Beruhigungsmittel, fördert den Schlaf, beruhigt Magen und Darm und lindert Blähungen.

Huflattich ist ausgezeichnet bei Brustbeschwerden und hat sich vor allem als schleimlösendes Mittel bewährt. Zubereitung: Geben Sie zwei Eßlöffel Blätter in ½ l kochendes Wasser, zehn Minuten ziehen lassen, durchsieben, einen Teelöffel Honig und den Saft einer Viertel Zitrone dazugeben. Fügen Sie das ausgedrückte Zitronenstück ebenfalls hinzu.

Kaffee aus *Löwenzahnwurzeln* ist ein ausgezeichnetes Lebertonikum. Eine Tasse täglich ist zu empfehlen. Nehmen Sie nur die Wurzeln. Kochen und filtern wie bei normalem Kaffee und durchsieben. Honig oder Milch nach Belieben oder Bekömmlichkeit zugeben.

Gewürze

Knoblauch hat sich als natürliches Antibiotikum bewährt, wirkt pilztötend und blutdrucksenkend, hat Antikrebs-Eigenschaften und ist ein chelatbildendes Mittel. Dr. Alex Forbes hat uns erzählt, daß traditionsbewußte tibetanische Ärzte, die viel von Kräutern und Naturheilmitteln verstehen, Krebspatienten von der Verwendung von Knoblauch und Zwiebeln abraten. Während Knoblauch für den Durchschnittsmenschen also sehr zu empfehlen ist, ist bei Krebspatienten Vorsicht geboten.

Empfehlenswerte Gewürze sind Piment, Anis, Lorbeerblätter, Selleriesamen, Koriander, Dill, Fenchel, Ingwer, Muskat, Majoran, Rosmarin, Salbei, Safran, Estragon, Thymian und Bohnenkraut.

Fermente

Fermente werden oft empfohlen, aber außer Joghurt haben wir nie welche verwendet. Sauerkraut hat einen hohen Milchsäuregehalt, und wenn Sie es mögen, können Sie es durchaus verwenden. Weizenmilch, ein Weizenferment mit einem hohen Anteil an aktiven Enzymen, kann regelmäßig genommen werden. (Zubereitung s. Anhang B)

Hülsenfrüchte

Hierzu gehören die vielen verschiedenen Erbsen und Bohnensorten.

Roh: Roh essen oder kochen wie Gemüse, z. B. grüne Bohnen, Erbsen.

Getrocknet: Sojabohnen, Gartenbohnen, Limabohnen, Kichererbsen, Linsen. Es handelt sich hierbei um die Samen der Pflanzen, sie sind leicht zu lagern und bilden eine gute Quelle für Kohlehydrate und Protein, besonders, wenn sie mit der gleichen Menge Reis, Weizen usw. kombiniert werden. Sie erfordern eine spezielle Zubereitung; ungekocht enthalten sie Alkaloide und Glykoside, die schädlich für die Verdauung sind, daher niemals roh essen. Ideal ist, sie vorher keimen zu lassen, aber das dauert 2 bis 4 Tage. Vor dem Kochen müssen sie acht bis 16 Stunden in Wasser eingeweicht werden, dann bringt man sie zum Kochen und kocht sie zwei Stunden. (Bei Linsen gießt man das Einweichwasser weg und setzt sie mit frischem Wasser auf.) Man kann Bohnen aber auch mit kochendem Wasser übergießen, zwei Stunden einweichen und dann kochen wie oben.

Keime

Keime sollten einen wesentlichen Bestandteil der Diät bilden. Wir verwenden sie täglich und erzeugen sie selbst. Bedecken Sie den Boden eines 1 l fassenden Gefäßes etwa 1 cm hoch mit Luzernenkernen. Gut mit Wasser bedecken und acht Stunden einweichen lassen. Verschließen Sie das Gefäß mit Fliegendraht, den sie mit einem Gummiband befestigen. Kippen Sie das Gefäß und gießen Sie das Wasser weg. Auf dem Kopf stehend aufbewahren, am besten auf einem Gestell an einem Ort, wo kein direktes Sonnenlicht hingelangt. Zweimal täglich, morgens und abends, gründlich mit Wasser spülen (bei heißem Wetter dreimal täglich). In 4–5 Tagen sind die Keime gesprossen, etwa 2,5 cm lang mit grünen Köpfchen. Wir halten stets vier Gefäße in verschiedenen Entwicklungsstadien bereit, weil unsere Familie täglich den Inhalt eines Gefäßes verzehrt. Diese Keime sind eine ideale Quelle für frische, gehaltvolle Kost, vor allem im Winter. Sie liefern viel pflanzliches Protein und enthalten eine Menge Vitamine und Mineralstoffe. Bestens zu empfehlen.

Ergänzung durch Vitamine und Mineralstoffe

Dies sind die Möglichkeiten:

1. Halten Sie sich an natürliche Quellen, z. B. geeignete Nahrungsmittel und Säfte. So ist es uns am liebsten.
2. Befolgen Sie die Empfehlungen qualifizierter Fachleute.

   Diese Empfehlungen zerfallen in zwei Gruppen:

   a) Unterstützung des Immunsystems mit einem Multivitaminpräparat, das z. B. enthält: Vitamin A 3000 I. E., Vitamin C 250 mg, Vitamin E 80 I. E., Vitamin B_6 10 mg, Folsäure 50 mg, Magnesiumorotat 50 mg, Zinkchelat 100 mg, Kupferchelat 7,5 mg, Eisenchelat 5 mg und Mangan 5 mg. Für Erwachsene empfiehlt sich dreimal täglich eine Tablette. Erkundigen Sie sich bei Ihrem Apotheker nach einem geeigneten Präparat, das der obengenannten Zusammensetzung am nächsten kommt.

   b) *Intensivere Zufuhr von Vitaminen und Mineralstoffen.*

   Ich sprach mit einem Allgemeinarzt, der viele Krebspatienten behandelt und der Meinung ist, daß Ernährung und ergänzende Zugaben die Abwehrkräfte des Patienten steigern können. Das sei besonders günstig für Patienten, die chemotherapeutisch und mit Bestrahlung behandelt werden, was nicht nur die Körperreserven stärker beansprucht, sondern auch die Fähigkeit, Nährstoffe zu absorbieren, oft beeinträchtigt. Er gab zum Beispiel folgende Empfehlung und machte darauf aufmerksam, daß die genannten Stoffe nur zusammen wirken, das heißt, man muß alle aufgeführten Zugaben nehmen oder gar keine. Auch hier gilt: Erkundigen Sie sich bei Ihrem Apotheker nach geeigneten Präparaten, in denen die aufgeführten Stoffe enthalten sind.

   Vitamin A: 8 Tropfen täglich eines Präparates, entsprechen 18–20000 I. E. (Internationale Einheit). Eine Überdosis Vitamin

A führt zu Kopfschmerzen und verschwommener Sicht, Übelkeit und Gelbfärbung der Haut, und es kann acht Wochen dauern, bis das wieder vorbei ist. Diese Erscheinungen treten vor allem dann auf, wenn man sehr viel Karottensaft zu sich nimmt, weil ein Glas etwa 9000 I. E. Vitamin A enthält.

Vitamin C: 8–20 Gramm Natrium- oder Kalziumkarbonat täglich, in Wasser aufgelöst und auf drei oder vier Dosen verteilt eingenommen.

Vitamin E. 1 mg zweimal täglich, entsprechend 150 I. E. Multivitamin-präparat (wie oben): dreimal täglich eine Tablette.

Selen: In Form von mit Selen angereicherter Hefe (eine Tablette enthält 50 Mikrogramm Selenmethionin) nehmen, so daß sich 75 bis 200 Mikrogramm Selen pro Tag ergeben. (Besagter Arzt setzt dabei einen toxischen Gehalt von 5 Gramm täglich an und sagt, die empfohlenen Mengen seien ungefährlich.)

Thymusextract: Dreimal täglich je 1.

Enzyme: Verdauungsaktiver Enzymkomplex zu jeder Mahlzeit. Zuweilen werden auch Bromelain und Papain genommen, sowie täglich 5 bis 15 Aprikosenkerne.

3. Täglicher Vitamin-C-Stoß, entweder 10 g pro Tag oder je nach Darmverträglichkeit.

Kombination von Nahrungsmitteln

Das ist wie eine Feinabstimmung – der Versuch, Ihrem Körper die am leichtesten verdauliche Zusammenstellung von Nahrungsmitteln zuzuführen. Stellen Sie sich vor, Ihr Magen versuchte Hummercremesuppe, Bœf Stroganoff mit Salat, Mousse au chocolat, das Ganze mit Kaffee heruntergespült und von Käse gekrönt, auseinanderzusortieren!

Um einen inneren Aufruhr zu vermeiden, richten Sie sich nach folgender Kombinationstabelle:

Nahrungsmittelgruppen	Primärproteine	Sekundärproteine	Fette	Stärken	Melonen	Gemüse	Süßes Obst	säuerl. Obst	saures Obst
Primärproteine	gut	schlecht	schlecht	schlecht	schlecht	gut	schlecht	mäßig	gut
Sekundärproteine	schlecht	mäßig	schlecht	schlecht	schlecht	gut	schlecht	schlecht	mäßig
Fette	schlecht	schlecht	gut	mäßig	schlecht	gut	mäßig	mäßig	mäßig
Stärken	schlecht	schlecht	mäßig	gut	schlecht	gut	mäßig	mäßig	schlecht
Melonen	schlecht	schlecht	schlecht	schlecht	gut	schlecht	mäßig	mäßig	schlecht
Gemüse	gut	gut	gut	gut	schlecht	gut	schlecht	schlecht	schlecht
Süßes Obst	schlecht	schlecht	mäßig	mäßig	mäßig	schlecht	gut	gut	schlecht
Säuerl. Obst	mäßig	schlecht	mäßig	mäßig	mäßig	schlecht	gut	gut	gut
Saures Obst	gut	mäßig	mäßig	schlecht	schlecht	schlecht	gut	gut	gut

Primärproteine: Mandeln, Paranüsse, Cashewnüsse, Haselnüsse, Pinienkerne, Pistazien, Walnüsse, Sonnenblumenkerne, Sesamsamen, Weizenkeime, Lezithin, Sojabohnen.
Sekundäre Proteine: Erdnüsse, Käse, Eier, Joghurt, Geflügel, Fleisch, Fisch.
Fette: Avocados, Öle, Pecanüsse, Kokosnüsse, Oliven.
Stärken: Haferflocken, Reis, Weizen, Mais, Roggen, Hirse, Buchweizen, Limabohnen, rote Bohnen, gefleckte

Feldbohnen, weiße Bohnen, Saubohnen, Linsen, Kastanien, Brotfrucht, Jackbaumfrucht, Kartoffeln, Süßkartoffeln, Erdartischocken, Kürbis, Taro, Yam.

Melonen: Zuckermelone, Wassermelone, Honigmelone.

Gemüse: Artischocken, frische Keime, rote Bete, Karotten, Paprika, Gurke, Steckrüben, Petersilie, Rosenkohl, Blumenkohl, Kohl, Sellerie, Kopfsalat, weiße Rüben, Bohnen, Erbsen, Zucchini, Gartenkürbis, Brokkoli, Spargel, Auberginen, Spinat, Tomaten (nicht die stärkehaltigen), Zwiebeln (am besten gekocht).

Süßes Obst: Bananen, Feigen, Zimtäpfel, Dattelpflaumen, alle getrockneten Früchte.

Säuerliches Obst: Maulbeeren, Himbeeren, Brombeeren, Heidelbeeren, Weintrauben, Birnen, Äpfel, Kirschen, Aprikosen, Pfirsiche, Pflaumen, Nektarinen, Papayas, Mangos, Guaven.

Saures Obst: Grapefruit, Zitronen, Orangen, Mandarinen, Ananas, Erdbeeren, Kiwis, Passionsfrucht.

Bereiten Sie Ihre Mahlzeiten mit Liebe und Vergnügen zu!

Lebensmittelallergien

Rechnen Sie mit der Möglichkeit, daß Lebensmittelallergien auftreten. Bekannte allergene Lebensmittel und ihre Alternativen sind:

Weizen	Verwenden Sie andere Getreidesorten
Kuhmilch	eventuell Ziegenmilch
Hühnereier	eventuell Enteneier
Schokolade	Nehmen Sie Johannisbrot
Schellfisch	
Pollen	Vermeiden
Tomaten	

Lassen Sie sich von einem Spezialisten auf eine eventuell vorhandene Allergie untersuchen, oder entwickeln Sie selbst ein Gespür dafür. An späterer Stelle wird in diesem Kapitel näher auf ein individuell abgestimmtes Programm zur Identifizierung und Vermeidung allergener Substanzen eingegangen.

Über das Essen:

Vermeiden Sie möglichst tiefgekühlte, eingemachte oder getrocknete Nahrungsmittel. Vermeiden Sie raffinierte Nährmittel wie weißes Mehl, weißen Reis und Margarine. Die Kost sollte wenig Salz, Zucker, Fette und Proteine enthalten. Halten Sie sich an frische, gehaltvolle Lebensmittel, vorzugsweise Gemüse, Obst und Getreide. Wenn möglich, verwenden Sie stets Früchte der Saison, die in einem Umkreis von 800 km von ihrem Wohnsitz angebaut werden.

Bereiten Sie Ihre Mahlzeiten mit Freude und der Erwartung, daß Sie dadurch Ihre vollkommene Gesundheit wiedererlangen. Nehmen Sie sich vor dem Essen etwas Zeit zur stillen Entspannung.

Überessen Sie sich nicht. Kauen Sie das Essen gut – bis zur Konsistenz von zu Brei zerstampften reifen Bananen. Die Verdauung beginnt im Mund und wird von einer positiven Einstellung gefördert. Lächeln Sie!

Unsere Standardmenüs
Säfte nach Wahl, je nach Situation und Geschmack

Sommer	Frühjahr/Herbst	Winter
Nach dem Aufstehen		
1 Glas Wasser oder	1/2 Wasser, 1/2 Zitrone oder	Orangensaft
Frühstück		
Eine Obstsorte in unbegrenzter Menge z. B. Wassermelone	Eine oder mehrere gut kombinierte Früchte, dazu 2 Eßl. Joghurt, 10–12 Mandeln, 1–2 Scheiben Toast mit Naturmarmelade, Kräutertee	Brei – beliebig aus Haferflocken, Roggen, Buchweizen, Hirse, Reis (evtl. Weizen) oder selbstgemachtes Müsli dazu 2 Eßl. Joghurt, 10–20 Mandeln 1 Eßl. Rosinen 1 gedünsteter Apfel oder dergl. 1–2 Scheiben Toast mit Naturmarmelade, Kräutertee
2. Frühstück		
1 Stück Obst Mandeln, Saft nach Belieben	1 Stück Obst Mandeln, Saft nach Belieben	1 Stück Obst Mandeln, Saft nach Belieben
Mittags		
Saft Salat aus 4–6 Gemüsesorten	Saft Salat aus 4–6 Gemüsesorten	Saft Suppe – z. B. Gemüsebrühe

mit Keimen und Algenpulver	mit Keimen und Algenpulver	Salat aus 4–6 Gemüsesorten mit Bohnensprossen und Algenpulver
Nachmittags		
Saft	Löwenzahnkaffee Vollkornkeks oder Kuchen	Löwenzahnkaffee Vollkornkeks oder Kuchen
Abends		
Saft Salat aus 4–6 Gemüsesorten mit Keimen und Gemüse aus Meerespflanzen, dazu Tofu oder Bohnen	Saft Salat aus 3–4 Gemüsen mit Keimen, danach geb. getr. Bohnen, Reis oder Nudelgericht	Saft. 50:50 ged. Gemüse und Reis, oder Vollkornnudeln mit Gemüse oder Tofusauce, oder Gemüseauflauf mit Reis usw. Seien Sie erfinderisch!
Vor dem Schlafengehen		
Saft	Saft	Saft
Kann durch Kräutertee oder durch safthaltige Getränke ersetzt werden, aber reiner Saft ist in jedem Fall vorzuziehen.		

Das individuelle Genesungsprogramm

Dies ist intensiver. Seine Ziele sind:

a) Die Entgiftung des Kreislaufs zu beschleunigen
b) Das individuelle Gespür für bekömmliche Speisen schneller zu entwickeln
c) den besten „Treibstoff“ zur Wiederherstellung des Körpers zur Verfügung zu stellen

Das geschieht in vier Phasen:

1) Vorbereitung

Dies ist die Zeit, in der Sie sich informieren, Nahrungsmittel und Zutaten besorgen, die Zeit, Fragen zu stellen, zu planen, Entscheidungen zu treffen und den Prozeß, der die Veränderung herbeiführt, in Gang zu setzen.

Streben Sie danach, alle Risikofaktoren auszuschalten (vgl. Ratschläge bzgl. zu vermeidende Nahrungsmittel an früherer Stelle in diesem Kapitel). Wenn Sie es nicht bereits tun, probieren Sie es aus, machen Sie sich mit der *Meditation* vertraut, mit Atemübungen und eventuell mit Einläufen.

Bei warmem Wetter sollte die Kost zu 70–80 Prozent aus rohen Zutaten bestehen, abends ergänzt durch gedünstetes Gemüse, falls gewünscht. Bei kaltem Wetter kann mehr gekochte Nahrung verzehrt werden, z. B. Hafergrütze zum Frühstück.

Dies ist die Einführungszeit, in der Sie sich auf die wohltuenden Veränderungen vorbereiten. Die exakten Einzelheiten über die Art der Ernährung sind in diesem Stadium noch nicht so wichtig.

Die Vorbereitungszeit richtet sich danach, wie lange Sie brauchen, bis Sie Ihre Entscheidungen getroffen und alles organisiert haben.

2) Die Umstellung

Diese Zeit hat gewiß auch etwas mit Fasten zu tun, obwohl es sich nicht um Fasten im eigentlichen Sinne handelt. Fasten mit nichts als Wasser kann für Krebspatienten äußerst gefährlich sein und sollte, wenn überhaupt, nur unter Aufsicht eines erfahrenen Arztes durchgeführt werden. Ich würde es auf keinen Fall empfehlen.

In diesem Zeitraum soll der Körper entgiftet und gereinigt werden. Am besten ißt man mehrere Tage hintereinander immer ein und dieselbe Speise. Manche empfehlen eine solche sogenannte Mono-Diät gerade für Krebspatienten, auch über eine längere Zeit.

In ihrem Buch *The Grape Cure* (Die Traubenkur) schildert Johanna Brandt, wie sie mit einer Trauben-Mono-Diät, unterstützt durch den zeitweisen Verzehr ausschließlich roher Nahrungsmittel, die Heilung von ihrem Krebs förderte.

Makrobiotik, die japanische Art zu kochen, die auf der Philosophie des Ausgleichs fußt, empfiehlt für Krebspatienten eine Mono-Diät aus ganzem braunem Reis, um den Organismus wieder ins Gleichgewicht zu bringen.

Ich habe immer wieder festgestellt, daß die Erhaltung einer Mono-Diät über einen kurzen Zeitraum den Leuten ausgesprochen guttut. Sie erleben, was sie als „spürbare Erleichterung“ beschreiben, ihr Geschmackssinn wird intensiver, das Essen schmeckt ihnen besser. Wenn man ein paar Tage lang immer ein- und dasselbe ißt, konzentriert man sich zwangsläufig auf diätetische Fragen. Somit ist es auch eine gute Übung für die Willenskraft! Viele stellen fest, daß dadurch das Gespür gefördert wird, das ihnen bei der Zusammenstellung ihrer persönlichen Diät hilft. Das ist ein Ziel, auf das hinzuarbeiten sich lohnt.

Ich schlage also vor, im Sommer, wenn es warm ist und Trauben Saison haben, zehn Tage lang nur Trauben zu essen. Zehn Tage gelten als ideal, aber das mag für manche eine Tortur sein. Ein Minimum von drei Tagen ist schon erforderlich, wenn die Kur etwas nützen soll, und ich halte es für das Beste, wenn Sie sich ihr Ziel schrittweise stecken – von drei bis zu zehn Tagen – und sich dann daran halten.

Hierbei können Sie so viele Trauben essen, wie Sie wollen. Nehmen

Sie die Sorten, die Ihnen am besten schmecken, aber mischen Sie die Sorten nicht während einer Mahlzeit. Trinken Sie so wenig, wie Sie vertragen, und dann nur klares Wasser oder Traubensaft.

Wenn Trauben nicht zu haben sind, essen Sie drei Tage lang jeweils eine Obstsorte, aufgeteilt auf drei Mahlzeiten zu je ein Pfund oder sechs Mahlzeiten zu je ½ Pfund. Trinken Sie nur Wasser oder Obstsäfte und mischen Sie keine Saft- oder Obstsorten. Drei Pfund Obst am Tag zu essen, hat mehr mit Fasten zu tun als unbegrenzte Mengen Trauben zu essen, aber ersteres ist nur über drei Tage zu empfehlen.

Eine Zehntageskur mit braunem Reis ist im Winter ideal. Der Reis sollte nach der Absorbierungsmethode gekocht werden: Ein Teil Reis mit der anderthalbfachen Menge Wasser langsam kochen, bis das Wasser aufgenommen ist. Dann ist der Reis weich. Er soll gründlich gekaut werden, bis er die Konsistenz von zerstampften reifen Bananen hat. Dazu muß ein Mundvoll bis zu fünfzigmal gekaut werden, Sie dürfen es also nicht eilig haben! Essen Sie, soviel Sie wollen, aber fügen Sie nichts anderes hinzu.

Auch hierbei empfiehlt es sich, die Flüssigkeitsaufnahme weitgehend einzuschränken und nur Wasser zu trinken.

Reis ist normalerweise ziemlich leicht, aber sollten Sie Schwierigkeiten haben, können Sie ein wenig Gemüsebrühe zugeben. Sie dürfen sich auf keinen Fall körperlich anstrengen, und viele Menschen fühlen sich am wohlsten, wenn sie zu Hause bleiben und sich auf häusliche Verrichtungen beschränken. Im kalten Winter sind warme Bäder das Beste, um sich gründlich aufzuwärmen. Während dieser Umstellungsphase sind Einläufe sehr empfehlenswert.

Denken Sie daran, dies ist eine Zeit der Umstellung, und sie kann Ihnen möglicherweise Schwierigkeiten machen. Auch hier ist eine entsprechende Überwachung ratsam. Je gründlicher Sie sind, um so besser, aber vergessen Sie nie die Notwendigkeit, sich an **Ihre physiologischen und psychologischen Grenzen zu halten.**

3) Die Regeneration

In diesem Zeitraum macht die Entgiftung Fortschritte, und man beginnt mit der Wiederherstellung eines normal funktionierenden Organismus. Die Betonung liegt auf frischer, gesunder Kost, denn wir wünschen uns ja einen gesunden Körper.

Sie können diesem Verfahren Ihre persönliche Note geben, indem Sie jeweils ein neues Nahrungsmittel hinzufügen und sehen, ob es Ihnen bekommt. Es stellt sich immer mehr heraus, daß bei vielen Krankheiten Allergien auftreten, und dies ist eine Methode, sie zu erkennen und zu verhüten. Selbstverständlich hat jeder einzelne seine individuellen Bedürfnisse. Seien Sie für Ihre Bedürfnisse aufgeschlossen. Es bedarf einer gewissen Willenskraft, die Skala bekömmlicher Speisen allmählich zu erweitern und „nein“ zu Dingen zu sagen, die man nicht verträgt. Auf dieselbe Weise kann man Säfte ausprobieren.

Bei warmem Wetter, nach der Umstellung auf Trauben oder anderes Obst, können Sie allmählich zu anderen Früchten übergehen. Nehmen Sie zunächst jeweils zu jeder Mahlzeit eine neue Obstsorte hinzu. Das Ausprobieren jeder Sorte dauert nur wenige Tage, danach können Sie es mit Kombinieren verschiedener Sorten versuchen. (Halten Sie sich an die Kombinationstabelle in diesem Kapitel, da es ratsam ist, alle als „schlecht“ bezeichneten Kombinationen zu meiden, z. B. süßes Obst wie Bananen mit saurem Obst wie Orangen.) Erweitern Sie nun den Speiseplan, indem Sie die Salatgemüse ausprobieren, und achten Sie wiederum genau darauf, was Ihnen nicht bekommt. Fügen Sie sodann Getreide und anderes hinzu, bis das volle Spektrum erreicht ist.

Bei kalter Witterung, nach der Umstellung auf Reis, fügen Sie zunächst gedünstetes Gemüse hinzu, dann Getreide, danach rohes Gemüse und schließlich Obst. Befolgen Sie die Reihenfolge: gekochtes Getreide, gekochtes Gemüse, rohes Gemüse, gedünstetes Obst, rohes Obst. Bald entsteht daraus ein Tagesplan. Ich habe mich z. B. an folgenden Plan gehalten:

Regeneration bei warmer Witterung

Vormittag
7.00 Aufstehen
a) Ein Glas lauwarmes Wasser mit 1 Teel. Zitronensaft, oder b) ein Glas Orangensaft (kann 50:50 mit Wasser verdünnt werden
7.10 Atemübungen – nach Möglichkeit barfuß im Gras (Brille abnehmen)
7.30 Frühstück: Obst
a) Beliebiges Obst – ich aß häufig Wassermelone, oder
b) Obstsalat in geeigneter Kombination
8.oo Koffein-Einlauf
8.15 Meditieren. Im Idealfall eine Stunde lang.
9.15 Saft. Danach
1) Freiübungen in frischer Luft, evtl. Spaziergang
2) Keime, Weizenmilch usw. inspizieren.
3) Lächeln!
10.30 Saft oder Obst oder Mandeln und Kräutertee. Danach Gartenarbeiten.

Nachmittag
12.00 Saft
Danach Mittagessen bereiten
12.30 Mittagessen. Salat, 4–6 Salatgemüse, Nüsse, Keime.
13.00 Koffein-Einlauf
13.15 Meditieren. Im Idealfall eine Stunde lang.
15.00 Saft
Danach Freizeit
16.15 Atemübungen – überprüfen Sie, ob Sie noch lächeln!
16.30 Meditieren. Im Idealfall eine Stunde lang.
17.30 Saft.
Danach Abendessen bereiten.
18.00 Abendessen. 4–6 Salatgemüse, Keime.
18.30 Koffein-Einlauf.

Vor dem Zubettgehen: Saft oder Kräutertee.

Entspannen Sie sich auf dem Bett und schlafen Sie mit einem Gebet und/oder einem positiven Gedanken ein.

Und wenn Sie am nächsten Morgen aus dem Bett springen, fühlen Sie sich schon wieder ein kleines bißchen besser!

Dieses Programm können Sie zwei Wochen einhalten, dann fügen Sie nach Belieben zum Mittagessen etwas Vollkornbrot und zum Abendessen eine Gemüsebrühe hinzu. Es ist immer noch ein ziemlich strenges Programm, und manche Leute nehmen dabei ab. Magerkeit ist nur von Vorteil, und solange der Gewichtsverlust nicht überhand nimmt, ist es in Ordnung. Im Zweifelsfall fragen Sie Ihren Arzt.

Im Idealfall halten Sie dieses Programm vier Wochen durch und gehen dann langsam zur Standarddiät über. Wenn vier Wochen eine Tortur sind, wechseln Sie ab, zwei Wochen Regeneration, zwei Wochen Standard, und wiederholen Sie das Ganze.

Regeneration bei kalter Witterung

Das Grundprogramm bleibt dasselbe, jedoch kommt mehr gekochte Nahrung hinzu, wobei die Betonung auf Reis liegt. Die halbe Abendmahlzeit kann aus Reis bestehen, die andere Hälfte aus gedünstetem Gemüse. Das Frühstück kann in der ersten Woche aus Hafergrütze, in der zweiten aus Obst, in der dritten aus Hafergrütze, in der vierten wieder aus Obst bestehen.

Im Winter wird bei der Standarddiät auch mehr Wert auf Getreide gelegt – zumal wenn die Winter sehr kalt sind. Dann sollte die Hälfte der Diät aus Vollkornkost bestehen.

Normalerweise backt Gayle unser Brot, sie bereitet unsern Joghurt und hat immer Luzernenkeime in Vorbereitung. Wir bauen fast unser ganzes Gemüse selbst an, und bald wird unser Obstgarten uns mit Früchten versorgen.

4. Besonders strenge Diät

Wie gesagt, kann ich eine besonders strenge Diät nur dann empfehlen, wenn sie von Fachleuten überwacht wird. Meiner Meinung nach sollte ein erfahrener Arzt an einem solchen Programm beteiligt sein.

Es gibt verschiedene Verfahren. Ich habe mich mit Gersons Diät am wohlsten gefühlt. Sie ist überaus streng und sollte nur in Frage kommen, wenn Sie die Ernährung zur Hauptsache in Ihrem Leben machen wollen.

Die Makrobiotik bietet eine völlig neue Diät, die auf der Philosophie des Ausgleichs fußt. Ich habe sie zeitweise befolgt und viele ihrer Ideen in unseren Speiseplan aufgenommen. Ich habe Vorbehalte gegen die Einstellung der Makrobiotiker, daß man fast alle Lebensmittel für Krebspatienten zubereiten kann, aber ich glaube, daß diese Einstellung bereits im Wandel begriffen ist.

Die verschiedenen Systeme werden sich hoffentlich in Zukunft bewähren, da ein großer Bedarf an sinnvollen Verfahren besteht.

Es muß eine für Krebspatienten geeignete Diät geben. Ich glaube, daß wir heute in der Lage sind, die Rolle der Ernährung bei der Entstehung von Krebs zu erkennen und eine ganze Reihe von Möglichkeiten für die Einbeziehung der Diät in die Behandlung aufzulisten. Noch gibt es keine endgültigen Lösungen. Ihre letztendliche Entscheidung muß auf den verfügbaren Erkenntnissen, dem Rat der Ihnen Nahestehenden und Ihrem eigenen Geschmack beruhen.

Seien Sie gewarnt. Das Essen sollte sowohl ein Vergnügen als auch unsere Hauptzufuhr von Nährstoffen sein. Wenn Sie Ihre Diät ändern, müssen Sie auf Schwierigkeiten gefaßt sein. Lassen Sie sie nicht zu Streß werden! Mit der richtigen Ernährung ist viel gewonnen. Begeben Sie sich mit Vergnügen und Abenteuerlust auf dieses weite Feld. Wenn Sie sich bemühen, sich Ihren Sinn für Humor zu erhalten, ist der Nutzen noch einmal so groß.

Ein Schlußwort zur Ernährung

Ich habe Speiseeis immer geliebt. Ich sollte eigentlich auf Eis verzichten, weil es so viele Zusätze enthält, aber wenn eine Woche vergeht und ich kein Eis bekomme, werde ich unruhig. Man könnte sagen, ich sei süchtig. Ich behaupte lieber, ich ergötze mich fröhlich an etwas, das mir Freude macht.

Es gab einmal eine Zeit, da fühlte ich mich so krank, daß ich mich hundertprozentig auf meine Ernährung konzentrierte. Ich habe mehr als zwei Jahre kein Eis gegessen. Jetzt suche ich möglichst Eis ohne chemische Zusätze zu bekommen. Da es sehr viel Zucker enthält, lasse ich dafür lieber andere Sachen weg.

Ich weiß, daß unsere Standarddiät zu Hause unserer Idealvorstellung sehr nahe kommt. Wir bauen unser eigenes Gemüse auf fruchtbarem Boden an. Wir pflücken es erst kurz bevor es auf den Tisch kommt. Bald wird unser Obstgarten Früchte tragen. Bis dahin kaufen wir nur biodynamisch oder biochemisch angebautes Obst.

Gayle ist stolz auf ihre Kochkunst und bereitet unsere Speisen mit Liebe zu, weiß sie doch, daß das unsere beste Krankenversicherung ist. Die gesunde Ernährung spiegelt sich in den Kindern wider. Rosemary hatte in ihren fünf vitalen Lebensjahren einmal einen halben Tag lang eine Erkältung. Ihr Bewußtsein, was und warum man es essen soll, ist ausgeprägter als bei den meisten Erwachsenen. Sie weiß, daß Speiseeis ihr nicht bekommt, und ißt es nicht. David, dreieinhalb Jahre alt, und der zweijährige Peter zeigen ebenfalls bei der Wahl ihrer Speisen bereits deutliche Anzeichen von kritischem Unterscheidungsvermögen.

Und was mich betrifft, bin ich beim Genuß von Eis dankbar für seinen herrlichen Geschmack und verzehre es mit einem Lächeln.

Bon appetit!

9. Kapitel

Die Ursachen der Krebsentstehung

Während Ernährung und Diät oft die Gedanken von Krebspatienten beherrschen, erhält man auf die Frage, was ihnen als erstes durch den Kopf ging, als sie ihre Diagnose erfuhren, immer wieder diesselbe Antwort: Warum ich? Warum ist es ausgerechnet mir zugestoßen? Warum habe *ich* diese Krankheit? Diese Frage wird immer gestellt. Manchmal wird sie laut und zornig hervorgestoßen. Oft bleibt sie unausgedrückt, schwelt aber, von einem Gefühl der Ungerechtigkeit begleitet, im Inneren.

Diese Reaktion ist verständlich, denn die irrige Annahme, daß die Ursachen von Krebs unbekannt seien, ist weit verbreitet. Deshalb haben die Patienten oft das Gefühl, Opfer eines willkürlichen, unversöhnlichen Schicksals zu sein, und sie schauen sich ständig um und ziehen Vergleiche.

„Warum nicht er? Warum nicht der Alte von gegenüber? Der raucht wie ein Schlot und säuft wie ein Loch, hat für niemanden ein freundliches Wort, ist niemals hilfsbereit, aber dem passiert nichts, er ist achtzig Jahre alt und immer noch rüstig. Ich weiß ja, ich bin auch nicht gerade ein Heiliger, aber ich habe mir all die Jahre redlich Mühe gegeben, mein Bestes zu tun. Warum *ich!*"

Diejenigen, die den Mut haben, diese schwerwiegende Frage laut auszudrücken, bekommen oft zu hören: „Tut mir leid, die Ursachen von Krebs sind uns nicht bekannt." Oder, schlimmer noch, man sagt ihnen: „Das ist nun mal so. Pech gehabt."

Pech gehabt! Kann etwas so Ernstes wie Krebs einfach „Pech" sein? Das ganze Universum wird, soweit es uns bekannt ist, von Gesetzen geregelt. Ein wesentliches Gesetz lautet, daß es auf jede Aktion eine

Reaktion gibt. Die ganze physikalische Welt folgt diesem Gesetz von Ursache und Wirkung. Die moderne Technologie ermöglichte die Erforschung von den kleinsten Atomen bis hin zu den größten Sternen, und man stieß auf keine Ausnahme. Kann der Mensch, das höchstgestellte Lebewesen unseres Universums, von ähnlich funktionierenden Gesetzen ausgeschlossen sein? Kann Krebs wirklich das Ergebnis reinen Zufalls sein?

Wenn die Ursachen von Krebs nicht erkannt sind, dann sind Krebspatienten die unglücklichen Opfer von äußeren Einflüssen, über die sie keine Kontrolle haben. Menschen, die dies für gegeben halten, betrachten sich unweigerlich als Opfer. Eine solche Opfer-Bewußtheit ist vermutlich die negativste Einstellung, die wir haben können. Sie gibt uns das Gefühl, daß wir an der Entwicklung der Krankheit keinen Anteil haben, so als sei die Krankheit nun mal da, und wir hätten nichts damit zu tun.

Schlimmer noch, sie macht uns hilflos, machtlos, einer äußeren Kraft zu wiederstehen, die wir nicht begreifen und mit der wir nicht fertig werden können.

Sich selbst als „Opfer" zu bezeichnen oder so genannt zu werden, beschwört die negativsten Vorstellungen herauf, die mit Krebs verbunden sind. Der Ausdruck „Krebsopfer" sollte gänzlich vermieden werden. Krebs ist kein unanständiges Wort, und wir sollten es unbefangen benutzen. „Krebspatient" ist in Ordnung. Patient zu sein, jemand, der in Behandlung ist, ist in Ordnung. Ein „Opfer" zu sein, ist gänzlich unpassend.

Darüber hinaus ist es eine erregende Tatsache, daß es für die Verwendung des Ausdrucks „Opfer" gar keinen Grund gibt. Die meisten Krebsursachen können heute erkannt werden.

Jahrelang haben alle nach *der* Ursache gesucht: *ein* Stoff, *ein* Nahrungsmittel, *eine* Chemikalie, *ein* Virus, *ein* Irgendwas! Eine einzige Sache, die für das ganze Problem zuständig ist. Heute steht fest, daß es nicht so einfach ist. Krebs hat viele ineinandergreifende Ursachen.

Das ist eine erregende Tatsache. Wenn wir bereit sind, unseren Horizont zu erweitern und das ganze Spektrum der Möglichkeiten auszuschöpfen, können wir das Wesen des Krebses verstehen. Es gibt viele Faktoren, nicht nur einen, die am Zustandekommen der physischen Symptome, die wir als Krebs bezeichnen, beteiligt sind.

Um die Ursachen von Krebs zu verstehen, müssen wir die physischen, emotionalen, geistigen und seelischen Bereiche des Menschen erforschen. Nicht ein, sondern viele Faktoren wirken bei der Krebsentstehung zusammen.

Krebs ist eine vielschichtige Degenerationskrankheit.

Der Körper muß das Gewicht vieler Lasten erdulden, bevor, sozusagen, ein letzter Tropfen das Faß zum Überlaufen bringt und Krebs entstehen kann. Dies ist vermutlich für Krebspatienten die allerbeste Nachricht! Denn können die Ursachen erst einmal identifiziert werden, ist es viel einfacher, Abhilfe zu schaffen. Wenn wir die Ursachen ausschalten, haben wir einen großen Schritt zur Herstellung eines heilsamen Milieus getan. Das mag hart sein, aber es ist zu schaffen.

Praktisch können alle bekannten Ursachen behoben werden. Krebs ist ein dynamischer Prozeß. Er reagiert auf die Einflüsse, die auf ihn einwirken. Er ist keine bergabführende Einbahnstraße. Er hat Ursachen, und diese Ursachen erzeugen Wirkungen. Wenn man diese Krankheit erzeugenden Ursachen ausschaltet und durch Gesundheit fördernde Einflüsse ersetzt, kann die Gesundheit wiederhergestellt werden.

Man stelle sich eine Waage vor, in deren Schalen sich Gesundheit und Krankheit erzeugende Einflüsse befinden. Wenn die eine Seite schwerer ist, siegt die Gesundheit; überwiegt die andere Seite, entsteht Krankheit. Wird die Krankheitsschale erst einmal von Krebs niedergedrückt, erfordert es ungeheure Anstrengung, um das Gleichgewicht wiederherzustellen. Sich den rein physischen Realitäten zuzuwenden, kann oft oberstes Gebot werden. Aber indem wir den Krankheitsprozeß verstehen, können wir ein vernünftiges Selbsthilfeprogramm aufstellen, das darauf beruht, die Krebs auslösenden Ursachen zu beseitigen und durch gesundheitsfördernde Faktoren zu ersetzen.

Der Ausgangspunkt ist die Erkenntnis der Existenz eines solchen Prozesses und das Verstehen, was ihn in Gang gesetzt hat. Professor Sir

Richard Doll, vermutlich die weltweit führende Kapazität auf dem Gebiet der Erforschung der Krebsursachen, hat die beteiligten physischen Faktoren untersucht. Ihm zufolge sind die Ursachen bei allen Krebsarten (einschließlich Hautkrebs) folgendermaßen zu bemessen:

35 Prozent ernährungsbedingte Faktoren
30 Prozent Rauchen
10 Prozent Infektionen
7 Prozent sexuelle Ausschweifung
4 Prozent Berufsrisiko
3 Prozent Alkohol
3 Prozent geophysikalische Faktoren
2 Prozent Umweltverschmutzung
1 Prozent Medikamente und medizinische Behandlung

Weniger als 1 Prozent aller Krebsarten sind Lebensmittelzusätzen und Industrieprodukten zuzuschreiben.

In einer zufällig zusammengewürfelten Gruppe von hundert Krebspatienten könnte man also erwarten, daß 35 Fälle davon auf falsche Ernährung zurückzuführen sind.

Welche 35 das genau sind, mag schwer zu bestimmen sein. Wir wissen jedoch, daß fettreiche Kost das Brustkrebsrisiko erhöht. Aber sollte eine Frau in dieser Gruppe Brustkrebs haben, kann man nicht einfach sagen, er sei durch fettreiche Kost verursacht worden, auch wenn die Frau sich zufällig fettreich ernährt hat. Die fettreiche Kost ist lediglich ein erkennbarer und natürlich leicht abstellbarer Faktor. Die Frau mag jedoch noch eine Menge andere „wertlose" Nahrungsmittel gegessen haben, sie hat womöglich Alkohol getrunken, war innerlich erregt, hatte Geldsorgen usw. Die fettreiche Kost war vielleicht der letzte „Tropfen", der ihren Brustkrebs auslöste. Denn für eine andere Frau, die mit denselben Risikofaktoren belastet war, sich aber nicht fettreich ernährte, war vielleicht die Tatsache, daß sie Raucherin war, der letzte Tropfen, der „auslösende Faktor" für ihren Krebs, in diesem Fall womöglich Lungenkrebs statt Brustkrebs.

Ein einziger auslösender Faktor, etwa daß man Raucher ist oder sich fettreich ernährt, genügt aber bei der überwiegenden Zahl der Krebsfälle nicht. Ich behaupte, daß Krebs nur in einem Körper auftreten kann, der bereits durch andere Faktoren geschwächt ist, nicht aber in einem ansonsten gesunden Körper. Diese anderen Faktoren können physischer, psychologischer und/oder spiritueller Natur sein. Bei manchen Menschen kann unzureichende Ernährung der auslösende Faktor sein. Bei anderen spielt vielleicht ein starkes psychologisches Moment eine Rolle. Krebsursachen sind meistens subtil, gewöhnlich vielfältig, häufig synergistisch (zusammenwirkend) und entwickeln sich langsam. Es mag einen „auslösenden Faktor" geben, der eine deutlichere Ursache ist als die übrigen und der die erkennbaren physischen Symptome hervorruft.

Krebs ist eine chronische, vielschichtige Degenerationskrankheit.

Die physischen Symptome, die das Ergebnis der Krankheit sind, sind weniger subtil. Treten sie erst einmal in Erscheinung, hat die Krankheit meistens ihr akutes Stadium erreicht. Manche Krebsarten entwickeln sich von da an sehr schnell und sind möglicherweise lebensgefährlich. Man ist dann leicht versucht, sie als rein physische Probleme abzutun. Es besteht die Neigung, nur die Symptome anstatt die zugrunde liegende Krankheit mitsamt den verschiedenen Ursachen zu behandeln.

Im 8. Kapitel haben wir die physischen Ursachen betrachtet und erörtert, wie man mit ihnen zurechtkommt. Jetzt wenden wir uns den anderen Möglichkeiten zu.

Verzweifeln Sie nicht! Je mehr Ursachen wir erkennen, um so mehr können wir tun, um sie zu überwinden. Krebs ist ein dynamischer Prozeß. Wenn wir zerstörerische Faktoren durch aufbauende ergänzen, fangen wir sogleich an, die Waagschale zugunsten der Gesundheit zu neigen.

Nach meiner Erfahrung sind psychologische Faktoren die ausschlaggebende Ursache der meisten Krebsfälle. Bei 95 Prozent der zahlreichen Krebspatienten, mit denen ich über ihre Krankheit gesprochen habe (durch meine Arbeit in der Krebshilfegruppe in Melbourne und in Seminaren, die in ganz Australien abgehalten wurden, sind es inzwischen an die tausend) findet sich ein typischer psychologischer Aspekt. Dieser Aspekt wurde bereits im Jahre 1926 von Dr. E. Evans erläutert! Er gewann während der letzten Jahre zunehmend an Bedeutung, vor allem in den Arbeiten von Dr. Lawrence Le Shan sowie von Dr. Carl Simonton und Stephanie Matthews.

Diese zunehmende Bedeutung ist wichtig, denn wenn der psychologische Faktor erkannt und entsprechend behandelt wird, ist eine treibende Kraft, die den Krebs aufrecht erhielt, mit einemmal beseitigt.

Die meisten Krebspatienten erkennen diesen psychologischen Aspekt. (Für manche ist es ein Schock, ihre Lebensgeschichte so genau wiedergegeben zu hören.)

1. Kindheitsstreß

In der Kindheit staut sich über einen bestimmten Zeitraum eine ganze Menge Streß auf. Oft hängt er mit der Beziehung des Kindes zu den Eltern und zu seinesgleichen zusammen, den ersten Einflüssen, die auf sein Leben einwirken. Der Streß kann von Eltern ausgehen, die körperliche Gewalt ausüben, oder die gefühlsmäßig zurückhaltend oder ablehnend sind. Der Streß kann darauf zurückzuführen sein, daß das Kind das Gefühl hat, nichts wert zu sein, weil es sich nicht geliebt fühlt oder wenig Zuspruch erhält.

2. Die Lage spitzt sich zu

Ein letzter Vorfall ist dann wieder wie der Tropfen, der das Faß zum Überlaufen bringt. Geschieht dies in einem Alter von sieben bis neun Jahren, scheint es nahezu unerträglich. Das Kind weint viel. Es weiß, daß es diesen Druck nicht mehr ertragen kann. Es muß nachgeben. Im Inneren klappt etwas zu, der Laden geht herunter. Das Kind kann nicht mehr frei und unbefangen reagieren.

3. Vorgegebene Verhaltensmuster

Das Kind erkennt, daß es ein Verteidigungsmuster braucht, um mit der Situation fertig zu werden. Es reagiert auf den Streß mit dem Beschluß, ein strenges Verhaltensmuster zu befolgen. So wird der Streß kontrollierbar, das Leben wird wieder erträglich.

Bei Krebspatienten dreht sich dieses strenge Verhaltensmuster häufig um das Bemühen, so zu sein, wie andere Menschen sie haben möchten, statt so, wie es ihrer Persönlichkeit entspricht. Das führt dazu, daß sie versuchen, anderen Leuten zu gefallen, zu tun, was die anderen von ihnen erwarten. Das ist häufig mit passiver Unterwürfigkeit verbunden. Diese Leute werden nicht aggressiv oder unsozial. Sie wollen, daß man sie gernhat.

Daher sind Krebspatienten häufig „nette Leute." Wenn die Diagnose feststeht, heißt es oft bei den Freunden: „Warum sie? Sie ist so nett, immer so hilfsbereit. Warum sie? Warum nicht der ekelhafte Alte von gegenüber?"

Sicher, anderen Leuten gefallen zu wollen, ist ein schönes Ideal. Aber das Motiv, das dahinter steckt, schafft Krebspatienten Probleme. Sie setzen es bewußt als Umgangsform ein, es ist ein Verteidigungsmechanismus, und das bedeutet, daß ihr Glück und ihr Selbstwertgefühl von Faktoren abhängen, die außerhalb ihrer Kontrolle liegen.

4. Die strikte Reaktion wird zum Automatismus

Das bewußte Bemühen, ein bestimmter Persönlichkeitstyp zu sein, wird so oft wiederholt, daß es zu einer automatischen Reaktion wird. Von nun an wird jeder Streß auf dieselbe strikte Art behandelt.

Da hierzu gehört, daß andere Menschen stets zuerst kommen, funktioniert diese Verhaltensweise vorzüglich, man ist beliebt und meistens erfolgreich. Solche Menschen suchen sich häufig Positionen, wo sie Genugtuung durch Anerkennung gewinnen können. Es genügt ihnen nicht, lediglich aufgrund eigener Verdienste zufrieden zu sein. Es fällt ihnen schwer, ein gutes Bild von sich selbst zu bekommen, und sie sind in ihrer Selbsteinschätzung häufig von anderen abhängig. Dieses Bedürfnis nach Anerkennung ist echt, wenn auch nicht immer bewußt. Äußerlich kann dieses strenge Verhaltensmuster einen Eindruck von Vertrauen und Zuversicht hervorrufen, aber diese Menschen versuchen die ganze Zeit, ihr mangelndes Selbstwertgefühl zu überdecken. Tief im Innern kann ein merklicher Mangel an Selbstvertrauen mit einer Neigung zur Selbstablehnung, ja Selbstzerstörung lauern. Tief im Innern verschlossen ist das Gefühl, daß nicht alles gut ist. Echte Reaktionen, insbesondere gefühlsmäßige, werden häufig unterdrückt. Ständig ist man bemüht, seine elementaren Gefühle zu verdecken. Es ist, als versuche man, die Wahrheit aus dem Bewußtsein zu verdrängen.

Innere Spannungen stellen sich ein und bleiben bestehen. Eine begrenzte Anzahl von Möglichkeiten steht zur Verfügung, wenn es darum geht, sich mit Streß auseinanderzusetzen.

5. Der Streß verschärft sich

Im späteren Leben kommt es dann, nachdem man immer wieder Streßsituationen ausgesetzt war, zu einem Ereignis, das die Lebensumstände des Patienten von Grund auf verändert. Wir beobachten dies zum Beispiel bei Menschen, die ihre ganze emotionale Geborgenheit in einer einzigen Beziehung fanden. Wenn diese Beziehung dann durch Tod oder Trennung zerbricht, stellt sich ein tiefes Gefühl der Verlassenheit ein. Es kann sich dabei um eine Beziehung zu Eltern, Geliebten, Ehegatten handeln oder die Beziehung einer liebenden Mutter zu ihren Kindern, die das Haus verlassen. Dieselbe Wirkung kann auftreten, wenn ein „Arbeitssüchtiger“ pensioniert oder entlassen wird. Plötzlich gibt es nichts mehr zu tun. Das ganze Lebensmuster gerät durcheinander. Finanzielle Schwierigkeiten können bei manchen Menschen schon genügen, um sie aus dem Gleichgewicht zu bringen.

6. Die Unfähigkeit, mit den Problemen fertig zu werden

Diese Veränderung der Lebensumstände bedroht die Grundlage des Selbstwertgefühls und der Entschlossenheit. Das strikte Verhaltensmuster läßt sich offenbar nicht mehr anwenden. Das ganze Leben ist untergraben. Der Betroffene fühlt sich als Opfer von Umständen, die außerhalb seiner Kontrolle liegen, und kann keine Lösung für diese neue Situation finden. Er fühlt sich, als habe das Leben ihm einen bitteren Schlag versetzt, und oftmals hat er ihn halbwegs erwartet. Das Leben hat für ihn keinen Sinn mehr. Weil er meint, seine Art, an die Dinge heranzugehen, nicht ändern zu können, sieht er für sich keine Zukunft mehr.

7. Das Gefühl der Hoffnungslosigkeit

Ein unlösbares Problem bewirkt, daß sich bei dem Betroffenen spürbare Hoffnungslosigkeit ausbreitet. Ihm ist, als sei er durch äußere Umstände in eine Falle geraten und nicht imstande, sich zu befreien.

Nach außen hin jedoch hält ihn sein strenges Verhaltensmuster in Gang. Oft behalten solche Menschen ihre heitere, hilfsbereite Fassade bei. Sie sind häufig nicht imstande, ihre Verlassenheit auszudrücken, und Außenstehende bemerken oft, wie gut sie zurechtkommen, wie wenig sie sich trotz ihres Mißgeschicks verändert haben.

Innerlich fühlen sie sich zerschmettert.

8. Der Körper spiegelt die Hoffnungslosigkeit wider

Diese innere Hoffnungslosigkeit wird alsbald vom Körper widergespiegelt. Es ist, als ob nun auch der Körper aufgeben würde, als ob auch der Körper seinen Lebenswillen verlöre, als ob er die Fähigkeit verlöre, sich zu verteidigen. Infolgedessen läßt die Abwehrkraft des Körpers nach, das Immunsystem wird geschwächt.

Diese Vorstellung paßt gut zu dem Gedanken, daß Krebs mit einem

Versagen der natürlichen Funktion des Körpers zusammenhängt. Es ist, als sei dieser Streß so stark, daß der Körper zwangsläufig Krebs, eine selbstzerstörerische Krankheit, entwickelt. Wieder erkennen wir hierin eine Hauptursache, einen letzten „Tropfen".

Nach meiner Erfahrung können die meisten Krebspatienten in ihrem Leben dieses Szenarium erkennen. Sie erinnern sich, daß drei Monate bis zwei Jahre vor dem ersten Auftreten der Symptome ein streßauslösendes Ereignis stattgefunden hat. Der häufigste Zeitabstand betrug bei denen, mit denen ich gearbeitet habe, achtzehn Monate. So lange braucht der Körper anscheinend, um die äußeren Symptome dieses inneren Zustandes herauszubilden.

Hier ist der Schlüsselfaktor die Unfähigkeit, mit starkem Streß fertig zu werden. Aber die meisten Menschen sind in ihrem Leben häufig starkem Streß ausgesetzt. Er ist ein unabänderlicher Teil des Lebens. Dr. Thomas Holmes hat auf diesem Gebiet Interessantes geleistet und versucht, die Auswirkungen von lebensveränderndem Streß in Zahlen auszudrücken. Er hat eine *Bewertungstabelle* entwickelt, in der verschiedenen, möglicherweise streßauslösenden Geschehnissen eine Relationszahl zugeordnet wird. Beginnend mit 100 Punkten für den Verlust eines Ehegatten, führt sie eine Reihe von negativen und bezeichnenderweise auch positiven Ereignissen auf, die alle unser Wohlbefinden beeinflussen *können*. (Mit persönlichem Erfolg fertig zu werden kann unter Umständen ebenso streßauslösend sein wie das Gegenteil.)

Bewertungstabelle

Ereignis	Wert
Tod eines Ehegatten	100
Scheidung	73
Eheliche Trennung	65
Gefängnisaufenthalt	63
Tod eines Familienmitgliedes	63
Verletzung oder Krankheit	53
Heirat	50
Entlassung vom Arbeitsplatz	47

Eheliche Versöhnung	45
Pensionierung	45
Erkrankung eines Familienmitgliedes	44
Schwangerschaft	40
Sexuelle Probleme	39
Familienzuwachs	39
Geschäftliche Veränderung	39
Veränderung der Finanzsituation	38
Tod eines Freundes	37
Berufswechsel	36
Veränderung in der Häufigkeit der Ehestreitigkeiten	36
Hohe Hypothek oder Darlehen	31
Kündigung von Hypothek oder Darlehen	30
Wechsel der Verantwortlichkeit am Arbeitsplatz	29
Sohn oder Tochter verläßt das Haus	29
Schwierigkeiten mit Schwiegerleuten	29
Große persönliche Anschaffungen	28
Ehegatte hört auf oder beginnt zu arbeiten	26
Einschulung oder Schulabschluß	26
Änderung der Lebensbedingungen	25
Umstellung persönlicher Gewohnheiten	24
Ärger mit dem Chef	23
Veränderung von Arbeitszeit und -bedingungen	20
Wohnungswechsel	20
Schulwechsel	20
Änderung der Freizeitgewohnheiten	19
Wechsel bei kirchlicher Betätigung	19
Wechsel bei gesellschaftlichen Betätigungen	18
Niedrige Hypothek, niedriges Darlehen	17
Änderung der Schlafgewohnheiten	16
Änderung der Häufigkeit der Familienzusammenkünfte	15
Änderung der Eßgewohnheiten	15
Urlaub	15
Weihnachtszeit	12
Geringfügige Gesetzesübertretung	11

Bei einer Gesamtzahl von mehr als 300 Punkten betrug die Quote der Erkrankungen 50 Prozent, während bei einem Ergebnis von weniger als 200 Punkten das Krankheitsrisiko weniger als 10 Prozent betrug. Das weist auf eine direkte Verbindung zwischen Streß und Krankheit hin: je mehr Streß, um so mehr Krankheit.

Das Wesentliche an diesen Faktoren ist, daß sie eine Veränderung unserer Lebensumstände bewirken. Nun kommt es auf die Bereitschaft an, die Veränderung anzunehmen. Tatsache ist doch, daß wir gewöhnlich bemüht sind, den *Status quo* beizubehalten, und es uns schwer fällt, zu einer Veränderung bereit zu sein.

Die meisten Menschen jedoch, die solche Streßperioden durchmachen, sind durchaus imstande, sich auf Veränderungen einzulassen, und das Leben geht weiter. Zwar kann eine Anhäufung von Streßsituationen vorübergehend einen Rückschlag und sogar physische Krankheit bewirken, aber die meisten Menschen kommen wieder auf die Beine. Sie sind in der Lage, sich mit den neuen Umständen abzufinden. Sie erleben keine lange Zeit der Hoffnungslosigkeit. Wir müssen uns den Unterschied zwischen Anforderung und Streß bewußt machen.

Für Krebspatienten stellt nicht so sehr die Art der Anforderung ein Problem dar, sondern vielmehr ihre Reaktion darauf. Diese ist äußerst wichtig. Jeder ist Anforderungen ausgesetzt. Jedermann wird im Lauf seines Lebens wahrscheinlich mit lebensverändernden Ereignissen konfrontiert. Sei es der Tod eines geliebten Menschen, die Notwendigkeit, sich eine andere Arbeit zu suchen, der Umzug in eine andere Stadt – was auch immer es sei, derartige Vorkommnisse sind unvermeidlich. Viele Anforderungen verleihen unserem Leben erst Schwung und Würze, sie tragen zu unserer Entwicklung bei, und ohne sie wäre das Leben ausgesprochen fade.

Das Problem bei Krebspatienten besteht also in ihrer Unfähigkeit, mit starken Anforderungen fertig zu werden, vor allem dann, wenn damit eine totale Veränderung der Lebensumstände verbunden ist. Die Unfähigkeit, angemessen zu reagieren und einen Ausweg zu suchen, bewirkt die Veränderungen in der Körperchemie, die wir als Streß bezeichnen. Dies wiederum schwächt das Immunsystem und bildet damit einen weiteren wesentlichen Faktor in der Liste der Krebsursachen. Je mehr ich mit einzelnen Patienten und mit Gruppen spreche, um so mehr bin ich von der Bedeutung dieses Faktors überzeugt.

Diesen Faktor bei sich selbst erkennen zu können, ist für einen Krebspatienten ein großer Gewinn. Wenn er einsieht, daß dies mit zu seiner Lage beitrug, kann er sie sehr viel besser verstehen. Dann ist es, zumindest im Prinzip, relativ leicht, mit diesen psychologischen Aspekten des Streß umgehen zu lernen und so zum eigenen Wohlbefinden und zur Wiederherstellung der Gesundheit beizutragen. Im nächsten Kapitel werden wir die hierfür verfügbaren Möglichkeiten näher erläutern.

Nachdem wir nun die physischen und psychologischen Krebsursachen erörtert haben, müssen wir einen Schritt weitergehen und den Mut aufbringen, noch einmal zu fragen: „Warum ich?"

Warum sind manche Menschen anfällig für Krebs und andere nicht? Warum sind manche Menschen in ihrer Kindheit diesen vielschichtigen Situationen ausgesetzt, die zu bestimmten Einstellungen und einem Verhaltensmuster führen, das sie dann geradezu für Krebs prädestiniert? Warum werden manche Menschen verlockt zu rauchen, schädliche Speisen zu essen, in gefährlicher Umgebung zu arbeiten und infolgedessen von Krankheit befallen?

Solange wir diese Fragen nicht beantworten können, bleiben wir unbefriedigt und sind versucht, uns als Opfer zu sehen. Aber ist es denn nur Zufall, daß sich diese Umstände ergeben? Sicher nicht! Wir stehen nun vor einer philosophischen Frage, mit der wir uns auseinandersetzen müssen.

Ich habe Glück gehabt. Von dem Zeitpunkt an, als mein Krebs diagnostiziert wurde, erkannte ich, daß ein spiritueller Faden durch mein Leben lief und alle Ereignisse miteinander verknüpfte. Mehr noch, mir wurde bewußt, daß eine Disharmonie zwischen meiner inneren geistigen Haltung und meinen äußeren Handlungen bestand, ein Konflikt zwischen dem, was ich meinem Gefühl nach tun sollte, und dem, was ich tatsächlich tat. Während ich in den Augen anderer nichts Ungesetzliches oder auch nur Unehrenhaftes tat, wurde mir klar, daß ich meine eigenen Ziele verriet. Mit war bewußt, daß diese Disharmonie ein weiterer wesentlicher Faktor bei der Entstehung meines Krebses war, und somit war mir wieder ein Weg zur Genesung vorgezeichnet. Dadurch wurde ich angeregt, Harmonie in meiner spirituellen, psychologischen und physischen Natur anzustreben. Ich sah diese drei Bereiche miteinander verwoben und voneinander abhängig. Weil ich den Zusammenhang zwischen meinem früheren Handeln und meinen gegenwärtigen Umständen erkannte und überzeugt war, daß das Gesetz von Ursache und Wirkung mein Leben bestimmte, war ich zuversichtlich, daß die Gerechtigkeit siegen würde. Wenn ich die notwendigen Veränderungen vornehmen und die richtigen Methoden finden könnte, würde die Gesundheit wiederherstellbar sein.

Nun läßt es sich leicht über psychologische und physische Belange sprechen, da es sich um relativ klare und nicht emotional gefärbte Themen handelt. Mit geistigen Dingen ist es nicht so einfach. Da dies jedoch für mich eine äußerst wichtige Anregung war und ich gesehen habe, wie viele andere Menschen aus ihrer Geisteshaltung Kraft und Anregung geschöpft haben, halte ich es für geboten, in diese tieferen Bereiche einzudringen.

Ich zögere nur noch ein wenig, weil ich nicht „abgestempelt" werden und nicht das Risiko eingehen möchte, daß gute, ehrliche Methoden wie die *Meditation* abgestempelt werden. All diese Methoden stehen für sich selbst und haben nichts mit der Geisteshaltung zu tun. Ihre Verdienste sprechen für sich.

Andererseits finde ich, daß ein Leben ohne einen bestimmten geistigen Anspruch ziemlich oberflächlich ist. Die meisten Krebspatienten befassen sich mit der Suche nach einer geistigen Realität. Viele Menschen bevorzugen ein geistig ausgerichtetes Leben, und das verdient Respekt. Ich stamme aus einer religiösen Familie und halte mich, heute mehr denn je, für einen Christen. Vielleicht entsprechen die Lösungen, die ich gefunden und akzeptiert habe, und die für jede Veränderung offen bleiben, nicht der orthodoxen christlichen Auffassung. Ich habe mich zweifellos von den anderen großen Weltreligionen beeinflussen lassen. Ich spreche gerne über meine Ansichten, um zur Diskussion über dieses lebenswichtige Gebiet herauszufordern.

Noch einmal: Warum gerät ein Mensch in Umstände, die schließlich Krebs auslösen? Auch wenn Menschen durch Mißgeschick anscheinend am meisten lernen und in ihrer Entwicklung vorankommen, ist es wirklich nötig, Krebs durchzumachen? Und warum befällt er Kinder? Es muß einen Grund dafür geben.

Es ist im Grunde eine klare Alternative: Entweder besteht Ordnung oder nicht. Wir müssen entweder sagen, das Leben ist sinnlos und extrem bitter, und keine liebende Gottheit kann so etwas zulassen, oder wir sagen, hinter allem steht eine Ordnung, ein Grund, eine Logik. Ich muß gestehen, daß ich in dem, was um mich herum geschieht, keinen Sinn erkenne, wenn ich es nur mit bloßen Augen betrachte. Warum haben manche Leute es leicht und andere offensichtlich schwer?

Ich habe einen unerschütterlichen Glauben an die organisch gegliederte Ordnung unseres Universums. Es muß eine Erklärung dafür geben. Die einzige, die mich befriedigt, ist die östliche Philosophie des Karma und der Wiedergeburt, das geistige Gesetz von Ursache und Wirkung.

Karma ist ein Begriff, der besagt, daß jede Aktion, die wir vornehmen, eine Reaktion hervorruft. Wie wir säen, so ernten wir. Gutes Handeln bewirkt gute Konsequenzen und die Möglichkeit, davon zu profitieren; schlechtes Handeln bewirkt schlechte Konsequenzen und die Notwendigkeit, sich mit diesen auseinanderzusetzen und daraus zu lernen. Wir können dieses Prinzip in unseren augenblicklichen Lebensumständen deutlich erkennen. Unsere gegenwärtige Situation ist zum größten Teil das Resultat von Ereignissen, die wir leicht identifizieren können. Aber oft ist es schwer, in allen Vorgängen Gerechtigkeit und Ordnung zu erkennen, und es ist gewiß leicht, manche bitter zu verurteilen. Wieder andere, die, oberflächlich betrachtet, ganz unkompliziert aussehen, stellen eine anscheinend unmöglich zu bewältigende Schwierigkeit dar. Ich bin daher geneigt, meine Liste der Zuständigkeiten um den Begriff der Reinkarnation (Wiedergeburt) zu erweitern. Wenn wir von einem Leben zum nächsten wandern und Wesenszüge und Makel mitnehmen, werden viele scheinbar unerklärliche Vorgänge verständlich. Das Wunderkind, die Geburtsfehler, die hoffnungslos Armen, die sorglosen Reichen, alles sind erklärbare Stationen im Leben.

Für mich stellen diese Begriffe einen Rahmen dar, in den ich mich mühelos einpassen und in dem ich vertrauensvoll arbeiten kann. Wenn man die Folge von mehreren Leben als Möglichkeit der geistigen Entwicklung betrachtet, hat man einen Grund, in jeder Situation moralisches Verhalten anzustreben. Es bedeutet außerdem, daß keine Mühe vergeblich ist. Jeder Versuch, in unserem Leben ein größeres Maß an Harmonie zu erreichen, wird am Ende Früchte tragen. Jede Anstrengung, sei es im physischen, psychologischen oder spirituellen Bereich, wird, wenn sie aus positiven, harmonischen Motiven erfolgt, zu unserem Nutzen sein.

Die Entdeckung dieses geistigen Fadens, der sich unaufhörlich durch mein Leben zieht, war ein großer Trost für mich, als ich mich gegen eine angeblich aussichtslose Situation zur Wehr setzte. Sie half mir, diese Situation zu verstehen, auch wenn ich meine gegenwärtige mißliche Lage nicht auf entscheidende Ereignisse in einem früheren Leben zurückführen konnte. Sie gab mir das Gefühl, daß die Anstrengungen, wieder gesund zu werden, die Mühe wert waren. Der Tod als endgültiger Sieger verlor seinen Stachel. Wenn das Leben weiterging und meine Einstellung und mein Handeln sich auf meine zukünftigen Lebensumstände auswirkten, so hieß das, daß ich mich in jeder Situation 100prozentig bemühen mußte. Mehr konnte ich nicht tun, aber weniger wäre völlig unzureichend. Ich mußte schließlich erkennen, daß ich mich zu 100 Prozent einsetzen und bereit sein mußte, den Resultaten ihren Lauf zu lassen. Ich mußte lernen, mich nicht an die Resultate meines Handelns zu klammern und sie nicht als Siege oder Niederlagen zu betrachten.

Ebenso erkannte und akzeptierte ich, daß ich für meinen Zustand selbst verantwortlich war. Es ist relativ leicht, bei der Erkrankung die Rolle unserer Eß- und Trinkgewohnheiten und unserer Umgebung, in der wir leben, zu akzeptieren. Ich finde es noch befriedigender, Krankheit als Gelegenheit zur Erweiterung des geistigen Horizonts durch Lernen und Bemühen zu betrachten. Unser Geist hat uns in diese Situation gebracht, um unsere Reaktion zu prüfen und uns

Gelegenheit zu geben, die notwendigen Lektionen auf überaus intensive Art zu lernen. Wir bekommen niemals mehr zugeteilt, als wir ertragen können! Denken Sie an die Menschen, die sagen: „Der Krebs hat mich vieles gelehrt, viel mehr, als ich ohne ihn hätte lernen können."

Sie müssen sich hierbei unbedingt darüber klar sein, daß Krebs ein dynamischer Prozeß ist. Es ist gut, wenn Sie so viele Ursachen wie möglich erkennen, weil Sie dann demgemäß handeln, Veränderungen vornehmen und wieder gesund werden können. Diese Denkweise liefert eine Grundlage für einen umfassenden Behandlungsplan.

Was den physischen Bereich betrifft, dürfen die vorhandenen Symptome natürlich nicht vernachlässigt werden. Für sie muß eine entsprechende Therapie in Betracht gezogen werden. Dennoch, seien Sie gewärtig, daß die Knoten nur Symptome sind. Vergessen Sie nicht, sich mit den zugrunde liegenden Ursachen auseinanderzusetzen. Das bedeutet allerdings, im physischen Bereich die Zufuhr von Giftstoffen soweit wie möglich zu unterlassen und vorhandene Gifte zu entfernen. Vernünftigerweise sollte man sich zumindest an eine organische Standarddiät halten und jegliche Verunreinigung meiden. Ebenso ist es sinnvoll, die natürlichen Abwehrkräfte des Körpers in die Behandlung einzubeziehen.

Im psychologischen Bereich ist eine Veränderung unbedingt notwendig. Wenn wir erkennen, daß ein bestimmtes Verhalten zur Auslösung der Krankheit beigetragen hat, dann ist ein neues Verhalten erforderlich. Die Aneignung des neuen Verhaltens kann durch bewußtes Handeln erfolgen, das auf dem Wunsch beruht, eine Besserung zu erzielen. Oft stellt es sich aber auch einfach infolge der Krankheit selbst ein. Die Krankheit schafft die Voraussetzung zur Veränderung. Sie erzeugt eine neue Situation, sie verhilft dem Patienten zu einer Einsicht, die ihm eine Änderung seines strengen Verhaltensmusters ermöglicht.

Hier ist die Hoffnung der Schlüssel. Sie kann durch eine Veränderung der Einstellung von innen her kommen oder durch einen Einfluß von außen. Ist die Hoffnung erst wiederbelebt, kommt der Genesungsprozeß in Gang. Die Einstellung wird positiv und lebensbejahend. Das Gefühl, Opfer zu sein, weicht dem Gefühl, verantwortlich zu sein und die Kontrolle in der Hand zu haben.

Viele Menschen stellen fest, daß sie wegen ihrer Vergangenheit keine Schuldgefühle mehr haben. Ihre neue Perspektive läßt ihre Vergangenheit in einem anderen Licht erscheinen und ermöglicht ihnen, sich ihre früheren Verfehlungen zu verzeihen. Jetzt können sie sich ungehindert auf die Gestaltung einer neuen Zukunft, auf die Liebe zum Leben und zu allen, die ihnen nahestehen, konzentrieren.

Ein Schritt führt zum nächsten, und bald wird eine Besserung der physischen Kondition sichtbar. Trotz der Höhen und Tiefen, die sich einstellen mögen, nimmt der Heilungsprozeß seinen Lauf. Oft entfernt passive *Meditation* die Stolpersteine aus diesem Weg. Wenn wir unserem Sein in allen Bereichen Gutes angedeihen lassen, wird die Heilung erleichtert und beschleunigt.

Für viele Menschen ist das Ergebnis eine Gesundheit, die als „besser als gut" beschrieben wird. Wer sich von einer solchen Krankheit erholt hat, dessen Leben erhält neuen Schwung. Von Krebs genesen zu sein, ist Grund genug für eine Stärkung der Selbsteinschätzung. Nimmt man alles hinzu, was man auf dem Wege dahin gelernt hat, stellen sich häufig ein neues Vertrauen und eine stille, aber ehrliche Selbstachtung ein. Die Freude, die man empfindet, verbessert die eigene Lebensqualität und erfüllt diejenigen mit Freude, mit denen man zusammenkommt. *Es ist ein Prozeß der Selbstentdeckung und Selbsterfüllung.*

10. Kapitel

Streßbewältigung mit Erkenntnis und Liebe

Unsere Erörterung, wie man dem breitgestreuten Spektrum des Streß begegnet, muß mit der Untersuchung beginnen, wodurch eine Anforderung zu Streß wird. Warum lassen manche von uns Anforderungen unerledigt, oder warum können wir ihnen nicht angemessen genügen und landen im Streß? Warum sind wir nicht imstande, Anforderungen zu akzeptieren, und warum können wir nicht befriedigend und vernünftig reagieren? *Warum* werden wir „gestreßt?"

Anforderungen können positiver oder negativer Natur sein. Viele Anforderungen bieten uns Gelegenheit, unser Können anzuwenden, uns zu bewähren, kreativ (schöpferisch) zu sein, zu helfen – kurzum, positiv zu sein. Dies sind die Anforderungen, die unser Leben bereichern. Man muß sich im klaren sein, daß sie eine innere Spannung erzeugen können, aber dabei handelt es sich um eine kreative, positive, nicht schädliche Spannung.

Welches ist nun der Faktor, der Anforderungen zu negativen macht und Streß erzeugt? Ich behaupte, daß die Wurzel *aller* verschiedenen Typen von Streß in ein und demselben Grundproblem liegt – der *Angst.*

Angst ist eine schmerzhafte Empfindung, die von drohender Gefahr verursacht wird; sie ist ein Alarmzustand. Im natürlichen Lauf der Ereignisse führt Angst zu der Reaktion „kämpfen oder fliehen". Diese sollte dem angemessenen Handeln vorausgehen, andernfalls, und wenn das Alarmsignal anhält, erzeugt sie Streß. Früher waren die Ursachen der Angst eindeutig und physisch. Heute sind sie chronisch, subtil und haben viele Gesichter.

Wenn wir uns mit Streß befassen, müssen wir uns also mit der Angst befassen. Auf geistiger Ebene verbannt *Erkenntnis* die Angst, auf emotionaler Ebene gelingt es der *Liebe*. Zwar ist Liebe heutzutage ein vielseitiges Wort, aber lassen Sie sich nicht durch seine Schlichtheit beirren. Die Liebe ist die richtige Reaktion, wann immer die Angst auftritt. Sie wirkt hundertprozentig.

Beginnen wir jedoch damit, daß wir die Angst in unserem Leben zu *verstehen* versuchen. Unmittelbare Ängste sind meistens eindeutig, aber wie steht es mit den alten, tiefsitzenden, nagenden? Es besteht absolut keine Notwendigkeit, beim Rückblick auf Schwierigkeiten in unserem Leben Schuldgefühle zu haben. Wir versuchen die Umstände in unserem Leben zu verstehen, die zu unserer gegenwärtigen Situation geführt haben. Indem wir die Krankheit als einen dynamischen Prozeß von Ursache und Wirkung begreifen, können wir unsere Verantwortung für unsere Situation erkennen und den Weg beschreiten, der zurück zur Gesundheit führt. Indem wir unsere Rolle bei der Schaffung der augenblicklichen Situation erkannt und die Gegenwart akzeptiert haben, können wir unserer Rolle in der Zukunft erwartungsvoll entgegenblicken.

Dies ist eine gute Voraussetzung, um Probleme zu erkennen, und wenn sie erst erkannt sind, sind sie leicht zu behandeln. Dazu stehen ausgezeichnete Möglichkeiten zur Verfügung. Auch hier gilt: Wenn wir frei von Streß sind, sind wir frei von Spannung, sind wir entspannt in Körper, Geist und Seele.

Um nun auf die krebserregenden Aspekte zurückzukommen: Welche Ängste sind es, die bei Kindern Streß verursachen? Manche Kinder haben Angst vor körperlicher Züchtigung, aber häufiger ist die Angst vor psychologischer Bestrafung: „Wenn ich nicht tu, was man mir sagt oder was man von mir erwartet, mögen Mami und Papi mich nicht mehr leiden. Schlimmer noch, sie haben mich nicht mehr lieb." Ein Kind lebt und gedeiht durch die Liebe. Es hat ein tiefes inneres Bedürfnis zu lieben und geliebt zu werden. *Nicht* geliebt, abgelehnt zu werden, ist bei jedem Kind eine schwerwiegende Ursache der Angst.

Nun sind Kinder unglaublich anpassungsfähig und formbar. Sie nehmen beinahe jede Schwierigkeit hin, und ihre angeborene Liebe zum Leben und ihr Lerneifer reißen sie mit – bis sie mit Ablehnung oder Liebesmangel konfrontiert werden. Wenn dies von einer schweren Krise begleitet ist, kann ihre ganze Welt gefährdet werden. Selbstmord ist bei Teenagern in Amerika eine der häufigsten Todesarten, aber den meisten Kindern gelingt es, sich anzupassen. Andere werden unsoziale, schwierige Menschen. Die für Krebs anfälligen jedoch versuchen, Zuneigung zu erlangen, Dinge zu tun, die sie liebenswert machen. Als Abwehrreaktion entwickeln sie ein strenges Verhaltensmuster.

Als Erwachsene tragen sie die tiefwurzelnde Angst vor Ablehnung ständig in sich. Sie kann ihre Beziehungen langsam zerstören, kann ihre Emotionen gegenüber Angehörigen und Freunden einschränken. Sie sind immer auf der Suche nach etwas, von dem sie meinen, daß es in ihrem Leben fehlt. Häufig entstehen daraus neue Ängste. Die Selbsteinschätzung dieser Menschen kann nur durch Anerkennung von außen zustandekommen. Der Status kann übermäßig wichtig werden, sei es als erfolgreicher Besitzer materieller Güter, sei es als Ernährer oder Elternteil.

Wenn diese tiefwurzelnde innere Spannung immer gegenwärtig ist, wenn auch meistens verdeckt, kann eine Krise unüberwindbaren Streß erzeugen. Eine Veränderung der Lebensumstände kann dazu führen, daß sich die schlimmsten Befürchtungen bewahrheiten. Denn wenn sich diese lebenslange Qual der Angst vor Ablehnung nicht bewältigen läßt, welche Hoffnung bleibt dann noch? Ohne sichtbare Lösung des Problems schwindet der Lebenswille dahin.

Es gibt aber keinen physischen Grund, warum ein Mensch in so einem Zustand sterben sollte. Doch wenn der Geist aufgibt, folgt der Körper ihm nach. Welche Wirkung hierbei vom Geist ausgehen kann, läßt sich an den australischen Ureinwohnern veranschaulichen. Wenn ein Angehöriger eines Stammes, der immer eine fest zusammengewachsene Einheit bildet, ein Stammesgesetz übertritt, kann er zur schlimmsten Strafe verurteilt werden, die darin besteht, daß mit dem Knochen auf ihn gezeigt wird. Unter großem Zeremoniell wird dem Missetäter vorgehalten, was er getan hat, daß seine Tat ihn in den Augen seines Stammes unwürdig macht und daß er deshalb sterben muß. Dann zeigt der Medizinmann des Stammes symbolisch mit dem

Knochen auf ihn. Die Wirkung ist ungeheuerlich. Ein Augenzeuge hat sie mir beschrieben. Der Missetäter war ein junger Mann, der vollkommen gesund war. Sobald jedoch mit dem Knochen auf ihn gezeigt wurde, versteifte sich sein ganzer Körper und wurde starr. Der Beistand des weißen Mannes konnte den Prozeß nicht rückgängig machen. Der Missetäter bekam einen abwesenden hoffnungslosen Blick und verweigerte jegliche Nahrungsaufnahme. Binnen weniger Tage war dieser gesunde Mann tot.

In einem anderen Fall wurde ein Ureinwohner gerettet, nachdem man mit dem Knochen auf ihn gezeigt hatte. Ein gewitzter Weißer eröffnete dem Sterbenden, daß auch er ein anerkannter Medizinmann sei und ihn von der bösen Macht befreien könne. Unter großem Zeremoniell und ein bißchen „Hokuspokus" brachte er aus dem Unterleib des Mannes einen Gegenstand zum Vorschein, den er rituell zerstörte. Der Ureinwohner erholte sich augenblicklich und vollständig!

Krebspatienten durchlaufen häufig einen ähnlichen Prozeß. Nun sage ich nicht, daß diese psychologische Komponente *die* Krebsursache ist, aber ich bin überzeugt, daß sie zu häufig vorkommt, um ignoriert zu werden. Sie ist ein weiterer wichtiger Faktor.

So entsteht denn für viele, sobald die Krebsdiagnose eindeutig ist, eine hoffnungslose Situation. Hoffnung fußt auf Wunsch und Erwartung. Der Krebspatient hat oft schon den Wunsch zu leben verloren, und nun gibt ihm die Diagnose Gelegenheit, die Lebenserwartung aufzugeben. Ein Freund, der sich immer ziemlich unverblümt ausdrückt, ebenfalls Krebspatient, bezeichnete Krebs einmal als eine gesellschaftlich akzeptable Form von Selbstmord für Menschen, die sich in einer unerträglichen Situation befinden.

Ich kann die Leute schon schreiend protestieren hören: „Nein! Nicht bei mir! So bin ich nicht!" Allerdings sind es gewöhnlich die Angehörigen, nicht die Patienten, die am meisten protestieren. Viele Patienten erkennen diese Konsequenz, sie sind froh, daß sie die Vorgänge verstehen, und machen sich freudig daran, ihre Situation zu verbessern. Die Hoffnung wird zum Ausgangspunkt. Um die Hoffnung zu schüren, müssen wir den Wunsch zu leben und die Erwartung wecken, daß ein Weiterleben möglich ist.

Der Lebenswunsch oder -wille kann oft schon durch die Diagnose wiederbelebt werden! Krebs kann das Leben eines Menschen dramatisch und vollständig verändern. Der Betroffene wird auf einmal Mittelpunkt. Freunde und Verwandte finden sich ein, die Arbeit wird womöglich vernachlässigt, für den lange verschobenen Urlaub findet sich nun eine plausible Begründung, allerhand neue Möglichkeiten bieten sich an.

Manche Patienten genießen es förmlich, Patienten zu sein. Sie mögen zwar ein ausgeprägtes Opfer-Bewußtsein haben, aber bei der vielen Aufmerksamkeit, die ihnen zuteil wird, erholen sie sich zusehends. Das Leben wird wieder lebenswert, und der Körper reagiert entsprechend. Viele Menschen finden zu einer neuen Einstellung und genesen. Manche geraten dann an den heiklen Punkt, wo es ihnen so gut geht, daß die Freunde nicht mehr vorbeikommen, die Angehörigen wieder ihren eigenen Interessen nachgehen und man zurück an die Arbeit muß. Eine schwierige Wahl: krank und glücklich zu sein oder gesund und unglücklich. Es wäre töricht, die Vielschichtigkeit dieses Problems zu sehr zu vereinfachen, denn ein psychologisches Trauma spielt bei Krebspatienten oft eine entscheidende Rolle.

Der gequälte Schrei, der Krankheit erzeugt, ist ein Schrei nach Liebe. Das ist ein echtes Bedürfnis, das befriedigt werden muß. Liebe ist die richtige Reaktion, und sie wirkt jedesmal hundertprozentig.

Nach meiner Erfahrung spielen gefühlsbedingte Faktoren bei Krebs eine wesentliche Rolle. Krebspatienten sind häufig emotional zurückhaltend. Sie behalten ihre Gefühle lieber für sich, und es fällt ihnen schwer, sie auszudrücken, selbst wenn sie es möchten. Ich habe Jahre gebraucht, bis ich den Leuten unbefangen sagen konnte, was ich für sie empfand, vor allem, wenn ich meine Liebe zum Ausdruck bringen wollte.

Wenn wir uns die Reihenfolge *Anforderung – körperliche Reaktion – physische Aktion – Befreiung* sowie den psychologischen Aspekt, der bei Krebs eine Rolle spielt, noch einmal vergegenwärtigen, sehen wir, daß die Anforderung unter diesem Aspekt häufig emotional bedingt ist. Die Angst, die sie dann in Streß verwandelt, ist gewöhnlich die Angst, nicht geliebt, abgelehnt oder emotional verletzt zu werden.

Bei Krebspatienten sind es zumeist emotionale Anforderungen, auf die der Körper mit Veränderungen der Körperchemie reagiert. Oft scheint es für sie kein angemessenes Handeln zu geben, durch das sie ihre Situation retten und Erleichterung erlangen können.

Emotionale Angst festigt einen Zustand der *veränderten* Körperchemie. Es wird behauptet, daß dieser Zustand dermaßen schwerwiegend sein kann, daß er die Immunität zu schwächen vermag. Wenn dann Krebs entsteht – womöglich hervorgerufen durch fettreiche Kost, Rauchen, eine körperliche Fehlfunktion oder dergleichen –, achtet der Körper nicht mehr darauf, er merkt nicht mehr, daß ihm etwas fehlt. Er läßt es geschehen, daß der Krebs sich entwickelt, und die Folge können lebensgefährliche Symptome sein.

Deshalb müssen Krebspatienten unter allen Umständen auch an ihren Emotionen arbeiten, sich gefühlsmäßig „gehenlassen“, um ihr Gefühlsleben ebenso zu heilen wie den Körper. Die meisten Menschen tun dies, haben sie erst einmal angefangen, ausgesprochen freudig! Jedermann möchte in seinem Dasein Liebe spüren und imstande sein, ungehemmt Liebe zu geben.

Das beginnt auf physischer Ebene, und Berührung ist dabei äußerst wichtig. Durch Berührung können wir uns oft weit besser verständigen als mit Worten. Man drückt seine Zuneigung durch Berührung aus. Viele Menschen unseres Kulturkreises wurden so erzogen, daß sie es für „weibisch“ oder gar noch etwas Schlimmeres halten, sich zu berühren. Das ist es nicht. Es tut gut. Ermutigen Sie zumindest ihre Angehörigen und engsten Freunde dazu. Ein Arm um die Schulter, ein Druck, eine Umarmung, das alles wirkt Wunder.

Ich beobachte gern, wie Besucher bei uns zu Hause auf Rosemary reagieren. Mit fünf Jahren ist sie ein sehr anhängliches Persönchen. Beim Spazierengehen hat sie es gern, wenn man sie an die Hand nimmt. Wenn sie schmust, ist sie ganz bei der Sache. Viele Freunde reagieren unbeholfen. Man sieht ihnen an, daß ihnen dieser natürliche Beweis von Zuneigung Freude macht, aber ist es auch richtig, sie so offen zu zeigen? Meistens beschließen sie dann, es richtig zu finden, sie legen ihre Steifheit ab und lächeln.

Eine Massage hat denselben „Berührungswert“. Sie löst nicht nur physische Verspannungen, sondern ein guter Masseur oder eine gute Masseurin überträgt Zuneigung und hilft, emotionale Kräfte freizusetzen. Das hat nichts mit Erotik zu tun, und es ist wirklich schade, daß man heutzutage mit Massage andere Assoziationen verbindet. Eine gute Massage ist tatsächlich sinnlich, da sie den Berührungssinn anspricht, aber eben nicht sexuell. Eine gute Massage ist ein hervorragendes Heilmittel. Sie ist leicht durchzuführen und innerhalb der Familie sehr zu empfehlen.

Lächeln und vor allem Lachen sind wohl die besten emotionalen Ventile, die uns zu Gebote stehen. Wenn alles andere versagt, lachen Sie! Auch das hat nichts mit Leichtfertigkeit zu tun; schaffen Sie sich Gelegenheit zum Lachen und genießen Sie, was so gut für Sie ist.

Auf psychologischer Ebene ist die Hoffnung das wichtigste Antriebsmittel. Hoffnung, Sie erinnern sich, fußt auf Wunsch und Erwartung. Das Wünschen wird durch Streß beeinträchtigt, der auf Angst basiert. Diese Angst ist bei den meisten Krebspatienten eine emotionale Angst. Das simple Gegenmittel gegen Angst heißt Liebe. Also wünschen Sie sich, Liebe zu erleben. Machen Sie Liebe zu Ihrem Ziel. Dann werden Sie Seelenfrieden statt Unfrieden erleben.

Wirklich, Sie haben in jeder Situation die Wahl. Sie können Frieden oder Unfrieden wählen. Wenn Sie sich für Frieden entscheiden, wird Ihr Leben harmonisch, so einfach ist das. Sie müssen den Wunsch nach Seelenfrieden fest in sich verankern.

Untersuchen wir nun, wie sich das auf Beziehungen übertragen läßt. Zu wem unterhalten Sie die allerwichtigste Beziehung – Ehefrau, Sohn, Mutter oder keinem von denen? Nein, zu sich selbst! Wir alle kennen das Sprichwort „Liebe deinen Nächsten wie dich selbst". Aber wir scheinen uns nur mit der ersten Hälfte des Spruches zu befassen. Jeder möchte als nächstenliebend und hilfsbereit gelten und übersieht dabei das „wie dich selbst". Das aber ist der wirklich wichtige Teil. Wenn Sie keine gute Beziehung zu sich selbst haben, wenn Sie sich nicht selbst lieben, können Sie keine unbefangene Beziehung zu anderen haben und sie nicht aufrichtig lieben. Sie suchen sich solche Beziehungen aus, hinter denen Sie Ihre eigenen vermeintlichen Unzulänglichkeiten verbergen können, Sie halten sich an Menschen, die Sie in einem guten Licht erscheinen lassen. Die Beziehungen sind von den Bürden getrübt, die Sie ihnen aufladen. Nur wenn Sie sich selbst lieben, können Sie andere lieben. Dies ist keine egoistische Liebe oder sonst ein unechtes Gefühl. Es ist ein Grundrecht des Menschen. Sie sollen sich selbst lieben.

„Warum sollte ich?" werden Sie fragen. Sie haben allen Grund dazu. „Aber bin ich denn nicht zu dick? Hab ich etwa keine krumme Nase? Meine Haare sind nicht, wie ich sie gern möchte, und überhaupt, hab ich etwa keinen Krebs?"

Sie haben einen Körper. Der ist so komplex, delikat und wunderbar, daß Sie, wenn Sie ihn richtig betrachten, nicht umhin können, beeindruckt zu sein. Ihr Herz pumpt 100 000mal jeden und jeden Tag. Können Sie sich das vorstellen? Keine mechanische Pumpe kann das auch nur annähernd schaffen, schon gar nicht ohne regelmäßige Überholung und Reparaturen. Sie aber tun es. Niemand anders erledigt das für Sie. Ihr Körper tut es, gleichmäßig, automatisch.

Bedenken Sie, einst waren Sie nur zwei Zellen, eine von Ihrer Mutter, eine von Ihrem Vater. Sie vereinigten sich und teilten sich dann wieder. Aus diesen zwei Zellen ist Ihr ganzer Körper entstanden. Während des Prozesses hat sich die ganze Evolution widergespiegelt. Im warmen Mutterleib durchliefen Sie, von zwei Zellen ausgehend, die unterschiedlichsten Stadien, wurden von Protoplasma zu Fisch, Reptil, Säugetier, Mensch. Sie besitzen diese unglaubliche, schöpferische innere Kraft, die den Körper geschaffen hat, der in diesem Augenblick Ihrer Entwicklung genau der richtige für Sie ist. Vielleicht wundern Sie sich manchmal darüber, aber Sie haben die richtige Gestalt am richtigen Platz, um die rechtigen Lektionen zu lernen und die Erfahrungen zu machen, die *jetzt* richtig für Sie sind. Sie haben das alles geschaffen!

Dieselbe schöpferische Kraft erhält Ihre Gesundheit. Sie kann Knochenbrüche mit Leichtigkeit heilen. Unter den richtigen Bedingungen kann sie alles heilen oder erzeugen.

Diese richtigen Bedingungen werden durch Liebe zu sich selbst geschaffen. Es ist eine angeborene Liebe, die Teil unseres natürlichen Seins ist. Kinder zeigen sie ungehemmt, Erwachsene verbergen sie oft durch Angst. Sie wächst jedoch unter ehrfürchtigem Staunen, wenn man sich das wahre Wunder von Leib und Seele vergegenwärtigt. Wenn Sie damit Schwierigkeiten haben, empfehle ich, daß Sie sich abermals vor die Wahl stellen: Entweder lieben Sie sich selbst oder nicht. Es ist eine ganz einfache, klare Wahl.

Wenn Sie diese Liebe spüren oder verstärken wollen, meditieren Sie und stellen Sie Betrachtungen darüber an. Denken Sie an sich selbst. Denken Sie an die Funktionen von Körper, Emotionen, Geist und Seele. Während Sie sich die vor Augen führen, wird Ihnen sicherlich bewußt, wie vergänglich äußere Realitäten sind. Ihr Körper, Ihre Persönlichkeit, Ihre Umgebung verändern sich rasch und oft. Aber im stillen wird Ihnen vielleicht etwas bewußt, das dauerhafter, stabiler, sinnvoller ist. Dieses Etwas, Ihr Kern, Ihr wahres Ich, das ist es, das Sie erkennen und lieben müssen. Dann werden Sie Ihre Grenzen akzeptieren können; jeder Mensch hat seine äußeren Grenzen. Akzeptieren Sie Ihre Stärken. Überlegen Sie, wie Sie sie nützlich anwenden können. „Ja, ich bin es wert, daß ich mich liebe, weil ich diesen Kern habe, der rein und wahr und unverletzlich ist."

Seien Sie bereit, Ihre äußeren Schwächen auf nicht abwehrende, nicht aggressive Weise zu bekennen. Seien Sie bereit, Ihre Stärke herauszuschälen und zum Guten zu nutzen. Seien Sie sich bewußt, daß Sie im Innern einen Kern haben, der vollkommen ist.

Wenn Sie das tun, werden Sie feststellen, daß Ihre Beziehung zu anderen sich auffallend bessert. Sie werden unbefangener sein, auf andere eingehen, und alle werden davon profitieren. Sie können diesen Prozeß mit ein paar einfachen Hilfsmitteln unterstützen. Seien Sie bestrebt, zu loben, nicht zu kritisieren. Mir wurde hierin eine anschauliche Lektion erteilt. Als Sportler war ich beim Laufen stets auf „Stil" bedacht. Ich liebte es, andere zu beobachten, die Stil hatten, und bemühte mich, ihnen nachzueifern. Es machte mir Freude, mit Stil laufen zu lernen, und je mehr ich daran arbeitete, um so schneller lief ich. Nach meiner Amputation verbrachte ich viel Zeit mit dem Bemühen, mich „mit Stil" auf Krücken fortzubewegen. Das hört sich vielleicht komisch an, aber ich versuchte, mich flüssig und mühelos zu bewegen. Ich habe niemandem etwas von meinem „Training" erzählt.

Eines Tages trat ein mir völlig unbekannter junger Mann zu mir und sagte: „Es ist ein Vergnügen zu beobachten, wie Sie sich bewegen. Sie sehen aus, als ob Sie schweben", und damit verschwand er. Niemand anderer hat vorher oder nachher eine entsprechende Bemerkung zu mir gemacht. Die meisten Leute fragen mich einfach, was mir zugestoßen ist und warum ich keine Prothese trage. Ich bin von Anfang an gut mit den Krücken zurechtgekommen, aber diese eine Bemerkung, die ganz aufrichtig gemeint war, bleibt mir immer im Gedächtnis und bestärkte mich in meinem Wohlbefinden. Das alte Sprichtwort „Ein Wort des Lobes gilt mehr als tausend Worte der Kritik" ist ja so wahr. Sie können jemandem den Tag verschönen, wenn Sie etwas finden, das lobenswert ist. Ein einziges, ehrlich gemeintes Wort am rechten Platz kann bewirken, daß jemand lange Zeit lächelt.

Danken Sie den Menschen für das, was sie für Sie tun. Sie finden es vermutlich selbstverständlich, daß diejenigen, die Ihnen helfen, auch wissen, wie hilfreich sie sind. Aber das muß ihnen durchaus nicht bewußt sein. Sagen Sie es ihnen. Das bestärkt sie in ihrer Güte und nimmt ihnen jeden Zweifel. Wenn sie zu helfen versuchen und es ihnen nicht gelingt, sagen Sie es ihnen. Geben Sie ihnen Gelegenheit, etwas Sinnvolles zu tun, und zeigen Sie, daß Sie es zu schätzen wissen.

Wenn Sie wünschen, daß die Liebe in Ihr Leben tritt, dann muß sie auch herausströmen. Liebe ist zyklisch, sie kann nicht in eine Sackgasse fließen. Suchen Sie nach Möglichkeiten, anderen Liebe zu schenken. Das ist äußerst wichtig. Der ganze Rhythmus der Patienten gerät in Bewegung, wenn sie beginnen, anderen etwas zu geben. Manche tun das durch ein schlichtes Gebet, andere durch Dienst an der Gemeinschaft.

Selbstverständlich ist auch die *Meditation* ein überaus wertvolles Hilfsmittel zur Verbesserung des emotionalen Wohlbefindens. Passive *Meditation* führt dazu, daß wir uns selbst akzeptieren, was uns befähigt, unbefangener mit anderen umzugehen.

Machen Sie sich auch bewußt, daß die Fähigkeit, sich zu entspannen, wenn man unter Streß steht, viele möglicherweise gefährliche Situationen entschärfen hilft. Wenn Sie spüren, daß eine emotionale Konfrontation auf Sie zukommt, sehen Sie zu, daß Sie physisch entspannt sind. Ich führe diesen Zustand oft dadurch herbei, daß ich beim Ausatmen spüre, wie mich die Entspannung durchströmt. Ein leiser Seufzer zur gleichen Zeit unterstreicht das Gefühl des Entspanntseins. Manche Menschen sagen gern laut „entspannen“, während sie ausatmen. Es ist erstaunlich, wie sehr dies eine Situation lockert, in der jemand anders sich aufregt. Wenn Sie sich klarmachen, daß Zorn, Wut oder welche negative Emotion auch immer nur mit den anderen zu tun hat und sich nicht auf Sie übertragen muß, um so besser. Sie *können* zulassen, daß deren negative Emotionen auf Sie abfärben, oder Sie können Frieden suchen und durch Entspannung herbeiführen.

Es gibt eine Methode, die wertvolle Hilfe leistet, wenn es darum geht, mit schwierigen Beziehungen zurechtzukommen. Wir alle hatten früher die eine oder andere Beziehung, die nicht so war, wie wir sie gerne gehabt hätten. Das ist eigentlich ganz normal, aber oft sind wir so verstrickt, daß uns die Situation irreparabel erscheint und wir keinen Ausweg sehen. Derartige Beziehungen können ein ständiger wunder Punkt sein und chronischen emotionalen Streß verursachen. Wir müssen einen Weg finden, da herauszukommen.

Dies können wir mittels einer anderen Meditationsmethode erreichen, die so beginnt:

> *Entspannung.* Entspannen Sie sich, wie Sie es gewohnt sind. Nehmen Sie eine leicht unbequeme Haltung ein, am besten sitzend oder hockend, und machen Sie Ihre gewohnten Entspannungsübungen.
>
> *Visualisierung.* Stellen Sie sich die betreffende Person vor, versuchen Sie sich im Geiste ein deutliches Bild von ihr zu machen, als säße sie vor Ihnen, und Sie sähen ihr direkt ins Gesicht.
>
> *Danach* wenden Sie folgende vier Sätze an, wiederholen Sie *jeden* einzelnen leise wieder und wieder, bis Sie ihn voll Überzeugung sagen können, bevor Sie zum nächsten übergehen:
>
> Ich verzeihe dir.
> Bitte verzeih mir.
> Ich danke dir.
> Ich segne dich.

Wenn Sie mit dieser Übung beginnen, werden Sie merken, daß es einiger Anstrengung bedarf, sich auf das Bild der Person *und* auf die Wiederholung des Satzes „Ich verzeihe dir, ich verzeihe dir“ zu konzentrieren. Ihnen werden vermutlich alle möglichen Gründe einfallen, der Person *nicht* zu verzeihen.

„Verzeihen, ausgerechnet *dem!* Ich habe allen Grund, die Person zu hassen!“ werden Sie vielleicht denken. Allen Grund, bis auf den, daß Haß *Sie* mehr betrifft als sonst wen! Wenn Sie länger bei dem Satz verweilen, wird sich eine offenere, gesündere Perspektive einstellen.

Während Sie den Satz wiederholen, beginnen Sie darüber zu meditieren, warum Sie der Person verzeihen sollen. Denken Sie an alle Gründe, warum dieser Mensch so ist, wie er ist, warum er tat, was er getan hat. Sie werden Betrachtungen anstellen und eine neue Einsicht gewinnen. Wenn Sie fortfahren, gelangen Sie unweigerlich an den Punkt, wo Sie voll Überzeugung sagen können: „Ich verzeihe dir!“ Ich fand den Satz „Bitte verzeih mir“ am schwierigsten. Doch je öfter ich diese Übung machte, um so mehr wurde mir meine eigene Rolle bei dem ganzen Problem bewußt. Wenn ich mich anders verhalten hätte, hätte sich die ganze Situation harmonischer entwickelt.

„Ich danke dir“ war zuweilen ebenfalls eine harte Prüfung. Jemandem zu danken, weil er es Ihnen schwergemacht hat, auch wenn Sie am Ende dadurch viel gelernt haben, erfordert eine Bereitschaft zur Vergebung und Anerkennung. Diese Übung vermittelt ein großes Verständnis für das Leben und für die menschlichen Beziehungen im allgemeinen.

„Ich segne dich“ ist leichter, wenn die ersten drei Sätze den Punkt der Überzeugung erreicht haben. Es ist eine Erlösung, ein Loslassen. An diesem Punkt erkennen Sie den Wert des anderen Menschen. Trotz der verschiedenen Ansichten können Sie nun ohne Abneigung Ihrer Wege gehen.

Ich finde es gut, bei dieser Übung mit leichten Dingen anzufangen, etwa mit dem Kerl, der Sie auf der Heimfahrt geschnitten hat, der Frau, die Ihnen auf den Fuß trat, oder dem unfreundlichen Verkäufer. Es ist ratsam, diese Übung regelmäßig durchzuführen – eine Zeitlang einmal täglich. Ich habe mir jemanden ausgesucht, dem ich an demselben Tag begegnet war, und habe „mit“ ihm geübt. Bald schon funktionierte die Sache automatisch, sobald ein Vorfall Anlaß dazu gab. Wenn es so aussah, als ob sich in einer Beziehung Schwierigkeiten ergeben könnten, war es, als ob diese vier Sätzchen mir im Kopf herumschwirrten und die Situation bereits entschärften, bevor sie überhaupt zustande gekommen war. Danach nahm ich mir die schwierigen Beziehungen vor, die alten aus früheren Zeiten. Das Ergebnis war beachtlich. Ich war tatsächlich von alten Abneigungen befreit.

Die anonymen Alkoholiker führen diesen Gedanken noch weiter und fordern, daß bekehrte Alkoholiker bei den Menschen, die sie verletzt haben, Abbitte leisten. Ich meine nicht, daß Krebspatienten so weit gehen sollen, es sei denn, es ist ihr Wunsch. Ich weiß aber, daß die Methode funktioniert, denn es gab einmal einen Menschen, mit dem ich große Schwierigkeiten hatte und nie gut ausgekommen bin. Ich übte mich in der Methode, bis ich die vier Sätze wirklich ehrlich aussprechen konnte. Als ich die Person dann aufsuchte, war die Atmosphäre zwischen uns eine ganz andere, die übliche Spannung war gewichen. Wir führten unbefangen ein ausgedehntes Gespräch, erörterten unsere alten Probleme und schieden erleichtert und zufrieden. Ich war erstaunt, daß allein durch diese Übung die Beziehung ausgeglichen worden war. Viele Krebspatienten in unserer Gruppe haben bei sich festgestellt, daß die Methode funktioniert, und ich kann sie nur wärmstens empfehlen.

Jede Mühe wird belohnt, und wenn man anderen mehr Liebe schenkt, empfängt man auch selbst mehr Liebe. Die Liebe ist das beste Heilmittel.

Auch Inspiration kann helfen, die Menschen zu motivieren. Dies kann durch einen einzelnen, eine Gruppe, die Kirche, ein Buch geschehen. Sie ist eine echte Kraft und sollte unbedingt genutzt werden.

Alle unsere Methoden des positiven Denkens kreisen um äußere Aktivitäten, die ein Mensch, der wieder gesund werden will, zu diesem Zweck einsetzen kann. *Meditation* ist eine innere Aktivität, die im stillen dazu führt, den Lebenswillen zu stärken. Interessanterweise lernen meditierende Menschen zu akzeptieren, und indem ihre Grundeinstellung lebensbejahend wird, können sie hinnehmen, was in diesem Leben geschieht.

Wenn die Krebsdiagnose feststeht, muß die Erwartung, daß Sie leben können, wenn Sie wollen, auf Wissen gegründet und durch Erfahrung bestärkt werden. Das Wissen ist vorhanden. Etwa 30 Prozent aller Krebsfälle werden mit konventionellen Methoden geheilt, und ich bin überzeugt, daß die Patienten viel zur Verbesserung ihrer Chancen beitragen können. Mein eigener Fall und viele andere bestätigen das. Dieses Wissen veranlaßt die Menschen, den ersten Schritt zu tun. Wenn der Körper reagiert und sie Besserung spüren, wird ihr Glaube gestärkt, und sie tun den nächsten Schritt.

Der Heilungsprozeß läßt sich leicht an der Höhe des Streßspiegels abmessen.

Heilung = Harmonie = Entspannung

Wenn es in Ihrem Leben keinen Streß gibt, fühlen Sie sich entspannt und wohl – großartig! Tun Sie genau das weiter, was Sie gerade tun.

Wenn Streß besteht, schätzen Sie Ihre Situation neu ein. Denken Sie nach; vielleicht überlegen Sie, wie Sie heute auf Streß reagieren im Vergleich zu der Zeit, als Ihre Krankheit entstand, vor allem, wenn Ihnen der psychologische Aspekt bekannt ist. Wenn Ihre Reaktion sich nicht geändert hat, ist das ein Warnsignal. Sie müssen mehr tun.

Meditation kann genügen. Durch sie können Sie imstande sein, Ihre Situation zu stabilisieren.

Sie können aber auch merken, daß Sie richtig aktiv daran arbeiten müssen. Das Beste ist, anfangs offensichtliche Streßursachen zu meiden. Wenn dies bedeutet, daß Sie der Arbeit fernbleiben müssen oder einen Tapetenwechsel brauchen, müssen Sie sich darüber klarwerden, was für Sie Vorrang hat. Ihre Familie will Sie gewiß heute haben, aber sie will Sie zweifellos morgen auch noch.

Es kann sehr hilfreich sein, die Ursachen Ihres Streß zu analysieren. Schreiben Sie sie auf, sprechen Sie mit einem guten Zuhörer darüber, denken Sie darüber nach. Versuchen Sie zu ergründen, was Streß für

Sie bedeutet und was Sie dagegen tun können. Erinnern Sie sich, Streß basiert meistens auf Angst, also suchen Sie nach den Ursachen der Angst.

Man kann sich auch auf geistiger Ebene mit Streß befassen. Eine gute geistige Verfassung führt zu einem Grad des Wohlbefindens und Akzeptierens, der die Streßanfälligkeit erheblich senkt. Streben Sie nach der Erkenntnis der absoluten Wahrheit. Die Befriedigung, die damit einhergeht, verändert das ganze Dasein.

Der Schlüssel zum Erfolg liegt in der Fähigkeit, sich so zu akzeptieren, wie man ist. Er liegt in der Einsicht, daß Sie Schwächen haben, die Sie überwinden, und Stärken, die Sie zum Guten zu verwenden bestrebt sein müssen. Wenn Sie sich akzeptieren, können Sie sich in jeder Situation hundertprozentig einsetzen. Sie werden erkennen, daß Sie mehr nicht tun können und daß weniger absolut unzureichend wäre. Dann können Sie jeden Tag für sich genießen, im Vertrauen darauf, daß es ein Morgen geben wird.

Schließlich können Sie einen Zustand der Gelassenheit erreichen, wo es genügt, einfach jeden Tag für sich zu genießen.

11. Kapitel

Tod und Sterben

Sterben ist nichts Schlimmes. Wir müssen alle eines Tages sterben, also warum sich nicht darauf freuen? Ich meine das durchaus nicht frevelhaft oder oberflächlich. Warum sich vor Angst etwas nehmen lassen, was das Gipfelerlebnis des Lebens sein könnte? Der Tod gibt auf alles *die* Antwort. Von allen Äußerlichkeiten befreit, wird man erfahren, wer man wirklich ist. Man wird erfahren, daß das Bewußtsein dauerhaft, das Leben beständig und die eigene Realität spirituell ist. Vielleicht macht das die ganze Sache ein wenig „unheimlich!“

Der Tod hat für mich etwas Erregendes. Ich gebe zu, daß ich eine Höllenangst vor dem physischen Vorgang des Sterbens habe und meine Lieben ungern verlasse, und doch sehe ich dem Tod voller Erwartung entgegen. Der Tod ist das letzte Abenteuer, das die endgültige Antwort bringt.

Ich wünsche mir einen schönen Tod. Es wäre schön, schmerzfrei zu sein und ohne Medikamente auszukommen, aber vor allem hoffe ich, daß es mir gewährt sein wird, bei vollem Bewußtsein zu sterben. Bei einem plötzlichen Tod, etwa durch einen Unfall oder im Schlaf, würde ich eine einmalige Gelegenheit verpassen. Ich stelle mir meinen Tod als sanften Übergang in eine andere Bewußtseinsebene vor. Der Tod, das ist wie das Abstreifen eines alten abgetragenen Regenmantels nach einem arbeitsreichen Tag; man verläßt den Körper und betritt die Wärme und Geborgenheit eines trauten Heims.

Ich liebe das Leben. Das Leben ist herrlich. Und der Tod ist nichts Schlimmes. Sicher, mir wäre lieber, der Tod käme erst sehr viel später. Ich habe noch so viel zu tun, zu geben und zu lernen. Ich bin überaus lebensbejahend. Aber der Tod ist nichts Schlimmes. Auch er ist ein Teil des Lebens.

Dieses Buch handelt vom Leben, folglich handelt es auch vom Sterben. Das Sterben ist ein natürlicher Vorgang. Es ist ein wesentlicher Bestandteil des Lebens; wir alle werden es in diesem Leben erfahren. Man muß nicht unheilbar krank sein, um sich auf den Tod vorzubereiten. Doch sehen die unheilbar Kranken ihren Zustand oft als Segen, weil er ihnen zu diesem Erlebnis verhilft. Wie oft befassen wir uns mit den profanen Gegebenheiten des Lebens und übersehen dabei, was im Innern vorgeht. Wer bin ich? Wohin gehe ich? Was ist das Leben?

Was, wenn dieser Tag mein letzter wäre? *Bin ich bereit?* Ist mein Leben erfüllt? Habe ich so gelebt, wie ich wollte? Würde ich irgend etwas anders machen? Wenn ich morgen von einem Bus überfahren würde, würde ich mit einem Fluch auf den Lippen sterben, oder würde ich zu einem Lächeln imstande sein? Die Würde einer unheilbaren Krankheit liegt darin, daß sie einem die Möglichkeit verschafft, sich auf sich selbst zu konzentrieren, zu prüfen, was einem wichtig ist, was wirklich Vorrang hat.

Ich habe das Leben stets geliebt. Ich bin immer noch der Meinung, daß ein langes Leben mehr wert ist als ein kurzes. Sicher, ich kenne viele kurze Leben, die mehr wert schienen als manches lange, trotzdem ist es mein Wunsch, den Menschen überleben zu helfen. Können Sie sich vorstellen, daß unbefangene, angstfreie Menschen im Tod nur einen anderen Abschnitt des Lebens sehen? Oft steht man vor der Frage, ob man einem Patienten nahelegen soll, sich auf einen würdigen Tod vorzubereiten, oder ob man seinen Genesungswillen anspornen soll. Nach meiner Erfahrung haben die Patienten einen ureigenen Instinkt, der ihnen eingibt, sich auf Methoden zu konzentrieren, die ihnen leben helfen, oder auf solche, die ihnen sterben helfen. Können Sie sich vorstellen, daß diese Methoden, wenn der Mensch unbefangen und angstfrei ist, dieselben sind? Beide haben Vollständigkeit zum Ziel.

Unsere Krebshilfegruppen haben einen zwölfwöchigen Diskussions-Zyklus. Als wir anfingen, nahmen die Leute regelmäßig teil, bis wir zu der Woche kamen, die dem Thema „Tod und Sterben" gewidmet war. Nur etwa ein Drittel der üblichen Teilnehmerzahl erschien! Heute kommen die meisten, nachdem man es ihnen dringend nahegelegt hat, und dann sind sie höchst überrascht. Über Tod und Sterben zu sprechen, bringt Erleichterung, ein „Loslassen", das eine deutliche Veränderung hinsichtlich der Lebensqualität bewirkt. Die meisten Probleme mit dem Tod gründen auf Angst, und wenn Wissen diese Angst vertreibt und Liebe in den Herzen der Menschen ist, dann ist wieder eine Schranke vor der wahren Selbstverwirklichung überwunden.

Warum war dann die Angst vor dem Tod bei vielen Menschen, und insbesondere bei Krebspatienten, so gewaltig? Meine Jugenderinnerungen an den Tod drehen sich um eine Szene in einem Film. Ein schwarzgekleideter, geierartiger Pastor steigt auf eine weiße Kanzel, um die Sonntagspredigt zu halten, und blickt mit funkelnden Augen auf die blühende, lebensfrohe Gemeinde. „Der Tod kommt unerwartet", brüllt er. Die Gemeinde schreckt zusammen und krümmt sich unter seiner wortgewaltigen, auf Angst abziehenden Tirade. An den Rest des Films kann ich mich kaum erinnern, weil ich mich die meiste Zeit unter meinem Sitz verkroch.

Es fasziniert mich, daß in Viktorianischen Zeiten Bilder vom Tod eine Aura ätherischen Friedens und einen Anstrich von triumphierendem Heroismus besaßen. Damals war Sex etwas Schmutziges und tabu, etwas, worüber man nicht sprach. Unsere Gesellschaft hat sich verändert. Heute wird Sex in aller Offenheit analysiert, während der Tod geheimnisumwittert und von Angst umgeben ist.

Vielleicht ist die Angst vor dem Tod verständlich. Sie wurzelt in unserer physischen und psychologischen Natur. Die physische Angst vor dem Tod ist ein natürlicher Bestandteil unseres Selbsterhaltungstriebes. Sie ist es, die uns vom Klippenrand zurückspringen und heranbrausenden Bussen ausweichen läßt. Es ist ein Schutzmechanismus des Körpers, des niederen Ich. Diese Angst ist vertretbar und natürlich.

Bei der psychologischen Angst lassen sich drei Typen unterscheiden:

- Die Angst, das Bekannte zu verlassen – die Dinge, die wir auf physischer, emotionaler und geistiger Ebene genießen
- Die Angst vor dem Vorgang des Sterbens
- Die Angst vor dem Eintritt in das Unbekannte

Auch hier vertreibt Wissen die Angst. Wir können daran arbeiten, daß wir uns mit dem Verlassen dieser Welt abfinden, den Vorgang des Sterbens begreifen und Vertrauen haben in das, was danach kommt. Das erfordert eine angstfreie Ehrlichkeit mit uns selbst und eine gute Verständigung mit anderen. Verwandte, Freunde und Berater können alle dazu beitragen, aber man muß den richtigen Zeitpunkt abpassen, um mit anderen über dieses Thema zu sprechen. Der Patient sollte derjenige sein, der damit anfängt. Die Gesprächspartner können höchstens zu verstehen geben, daß sie bereit sind, über den Tod zu sprechen. Schließlich sind nicht alle Leute unbefangen genug, um mit anderen darüber zu reden. Dies ist kein Themenbereich, mit dem man auf einen unheilbar Kranken einstürmen und sagen kann: „So, heute sprechen wir über Tod und Sterben." Man muß warten, bis der andere bereit ist.

Ich empfehle jedoch Patient und Helfer wärmstens, sich zu bemühen, darüber zu sprechen. Sich auszudrücken und seine Gedanken und Empfindungen mitzuteilen, ist eine ungeheure Erleichterung, bei diesem Thema vielleicht mehr als bei jedem anderen. Es ist bemerkenswert, wie die Ängste „sich loslösen lassen", wenn man sich offen ausspricht.

Als wir bei einer Sitzung über Tod und Sterben sprachen, brach Joan, die Mutter eines jungen Krebspatienten, zusammen. Es war, als sei ein Ventil geöffnet worden. Alle ihre aufgestauten Emotionen und Ängste strömten heraus. Es geschah etwas Wunderbares. Die anwesenden Krebspatienten hatten solches Mitleid mit ihr, daß alle sie trösteten. Es tat ihr gut, ihre Gefühle, ihre Angst auszudrücken. Die meisten Patienten beneideten sie, weil sie dazu imstande war. Alle sagten auf unterschiedliche Art, daß der Tod nichts Schlimmes sei. Doch ihr Kind sollte nicht sterben. Der junge Patient hat, gegen alle Chancen, merkliche Fortschritte gemacht. Diese Sitzung hat die anderen Patienten verwandelt. Es war, als sei eine Wolke der Angst von ihnen gewichen, als sie frei und ernsthaft von ihren Ängsten und ihrer Einstellung zum Tod sprachen. Sie haben nicht nur die Mutter überzeugt, sondern auch sich selbst, daß der Tod nichts Schlimmes ist. Das gesteigerte Wohlbefinden der Gruppe war nach der Sitzung physisch spürbar.

Zu Tod und Sterben gibt es viel zu sagen. Die folgenden Abschnitte können Ihnen als Anregung dienen, wie Sie zu Hause ein Gespräch über dieses Thema in Gang bringen.

Das Verhalten der Kinder

Kinder sind von einer wunderbaren, natürlichen Schlichtheit. Später werden sie stark vom Verhalten und Tun der Menschen in ihrer Umgebung beeinflußt. Wenn Kinder zum ersten Mal bewußt mit dem Tod in Berührung kommen, akzeptieren sie ihn als Teil der natürlichen Vorgänge. Bis zum Alter von drei Jahren ist der Tod nicht anders als jede andere Trennung. Ob eine Tante nun in Urlaub oder tot ist – sie ist im Augenblick nicht da, aber sie wird wohl wiederkommen. Kinder leben im Jetzt.

Etwa mit drei Jahren dämmert es einem Kind, daß der Tod anders ist als eine andere Trennung. Ich erinnere mich noch gut, wie Rosemary mit drei Jahren zum ersten Mal merkte, daß etwas „tot" war. Wir hatten uns zehn Tage lang eines kranken kleinen Opossums angenommen. Weil es so winzig war, haben Gayle und ich und manchmal auch Rosemary es in einen kleinen pelzgefütterten Beutel am Körper getragen, um es warm zu halten. Wir hatten es auch im Schlaf bei uns, und eines Morgens stellten wir fest, daß es in der Nacht gestorben war. Rosemary kam wie üblich zu uns ins Zimmer gestürmt und bat, das Opossum halten zu dürfen. Wir hatten keine Zeit, unser Verhalten abzusprechen, und Gayle sagte nur: „Da drüben ist es." Rosemary nahm es aus seinem Beutel. Als sie das kleine Geschöpf in der Hand hielt, sah sie mich an und sagte: „Es ist tot ." Es war ein wundervoller Augenblick. Sie sah mich an, um zu sehen, wie sie reagieren sollte, und ich sah sie an, um zu sehen, wie ich reagieren sollte. So sahen wir uns eine Weile an, wobei ich mich bemühte, ihre Entscheidung, was zu tun sei, nicht zu beeinflußen. Rosemary sah wieder auf das Opossum. „Es hat die Augen offen." Wieder ein schneller Blick zu mir, und: „Wir müssen es begraben." Wir gingen nach draußen und begruben das Tierchen unter einem Rosenstrauch, verweilten still einen Augenblick und gingen wieder hinein, um zu frühstücken, kehrten ins volle, strotzende Leben zurück, und das Opossum wurde nur noch nebenbei erwähnt, wenn das Gespräch zufällig darauf kam.

In diesem Alter haben Kinder ein wunderbares Gespür für die zyklische Natur des Lebens. Sie wissen instinktiv, daß Pflanzen aus Samen wachsen, daß sie reifen, blühen, wieder Samen erzeugen und sterben. Kinder sind voll Vertrauen, daß diese Samen im nächsten Frühjahr wachsen und blühen werden. Dieselbe Zuversicht haben sie bei Tieren und auch bei Menschen. Sie nehmen an, daß sie eine Weile fort sind und wiederkommen werden.

Als der Fuchs Rosemarys Gans Cheepey tötete, ist es Gayle und mir bestimmt nähergegangen als ihr. Dabei waren sie sich sehr zugetan. Rosemary hatte Cheepey, halb aus dem Ei geschlüpft, gefunden; die Mutter hatte das Ei aus dem Nest geworfen. Rosemary nahm das Junge und zog es auf, und es war zu einem schönen, zutraulichen Vogel herangewachsen.

Wir sahen den Fuchs, den wir Freddy nannten, auf frischer Tat und konnten ihm das tote Tier entreißen. Ich erinnere mich noch gut, wie Rosemary mit dem toten Vogel durch den Obstgarten trottete, den Rumpf an sich geklammert, während sein langer Hals an ihrer Seite baumelte. Es war für mich ein herzzerreißender, trauriger Anblick. Ich hatte eine große Wut auf den Fuchs und großes Mitleid mit Rosemary. Als Rosemary merkte, wen der Fuchs erwischt hatte, hatte sie nicht geweint. „Ist es Cheepey, Daddy?" hatte sie mit leiser, stockender Stimme gefragt. „Ja, es ist Cheepey, Rosemary." – „Gemeiner Freddy", lautete ihre zornige Antwort.

Wir begruben Cheepey unter einer Glyzinie. Rosemary sprach in den folgenden Wochen viel von dem Vogel. „Weißt du noch, wie ich dies mit Cheepey gemacht hab?" und „weißt du noch, wie Cheepey das gemacht hat?“ waren eine Zeitlang stehende Redensarten. Aber Rosemary sagte auch ganz spontan: „Wenn die Gänse nächstes Jahr aus den Eiern schlüpfen, ist Cheepey dabei, und dann hab ich ihn wieder.“ So wartete sie ganz zuversichtlich den Ablauf der Jahreszeiten ab.

Diese Auffassung vom zyklischen Leben ist der östlichen Reinkarnationsphylosophie sehr ähnlich, und ich finde sie sehr einleuchtend. Kinder haben eine ganz natürliche Einstellung dazu.

Oft verbinden sie jedoch in diesem frühen Alter Tod mit Körperverletzung. Das liegt daran, daß sie meistens mit dem Tod in Berührung kommen, wenn sie einen toten Vogel finden oder wenn der Haushund überfahren wird. Die Angst vor dem Tod hängt daher oft mit der Angst vor Verstümmelung zusammen.

Wir müssen bei kleinen Kindern sehr vorsichtig sein, damit wir sie in dieser Angst nicht bestärken. Wie oft finden Eltern Kinder mit einem toten Tier und schnappen es ihnen weg mit den Worten: „Pfui, wie unappetitlich.“ Unsinn. Für die Eltern mag es ein unerquicklicher Anblick sein, aber das Kind wird magnetisch angezogen. Es weiß, daß es einem großen Mysterium gegenübersteht, dem Mysterium von Leben und Tod. Wenn es ihnen von ängstlichen Eltern weggeschnappt wird, fragt es sich: „Warum muß man davor Angst haben? Warum soll ich da nicht hingucken?“

Es ist äußerst wichtig, im Familienkreis über den Tod zu sprechen. Wenn ein Verwandter oder Freund stirbt, sind Kinder gewiß neugierig. Man darf sie nicht abwimmeln, auch wenn es schmerzlich ist, darüber zu sprechen. Beantworten Sie ihre Fragen so offen und ehrlich Sie können. Bringen Sie ruhig Ihre Trauer zum Ausdruck, auch Trauer ist ein natürlicher Teil des Todes. Aber bemühen Sie sich, die Angst aus dem Spiel zu lassen.

Sprechen Sie in Begriffen, die das Kind verstehen kann. Ich lache immer über die Antwort auf die verwirrte Frage eines Kindes: „Wo ist mein Hündchen jetzt?“ – „Keine Bange, Schätzchen, es ist beim lieben Gott.“ Das Kind schaut ungläubig auf, und man kann lesen, was in seinem Kopf vorgeht. „Beim lieben Gott? Mein Hündchen ist weg? Ein *lieber* Gott nimmt mir doch mein Hündchen nicht weg!“

Wählen Sie Ihre Worte sorgfältig, und geben Sie sich Mühe, sich verständlich auszudrücken. Wenn Sie es selbst nicht ganz begreifen, ist es besser, Ihre Gedanken und Gefühle mitzuteilen, selbst wenn sie verwirrend sind, als mit einer Platitüde darüber hinwegzugehen.

Mit fünf Jahren fängt ein Kind häufig an zu begreifen, daß der Tod einen eigenen Charakter hat. Zwar sieht es ihn immer noch im zyklischen Ablauf der Natur, aber es empfindet den Tod nun als Schreckgespenst, das sich wie ein Dieb in der Nacht heranschleicht. Das hält bis zum Alter von neun Jahren an, wenn die Erkenntnis kommt, daß der Tod das endgültige Ende dieser besonderen biologischen Lebensform ist. Die Reaktion ist dann stark von früheren Erlebnissen, von Herkunft und Umständen bestimmt. Mit anderen Worten, Kinder reagieren wie Erwachsene, die die ganze Skala der Gefühle verraten, von friedlichem Schweigen bis zu Wutausbrüchen.

Die Reaktionen auf den Tod können sehr vielschichtig sein. Oft sind sie mit Schuldgefühlen befrachtet. Ein Kind hat vielleicht zu seinem Bruder gesagt: „Ich wünschte, du würdest tot umfallen!“ oder „Wenn du das noch mal machst, mach ich dich tot“. Wenn der Bruder dann von einem Bus überfahren wird, kann das Kind meinen, seinen Tod tatsächlich verursacht zu haben. Auch Erwachsene haben häufig Schuldgefühle. „Hätte ich doch mehr für sie getan.“ – „Hätte ich nur...“

Oft verspürt man auch Ärger. „Wie konnte er/sie mich nur in diesem Dilemma zurücklassen?“ – „Warum hat Papi mich verlassen?“

Man sollte sich mit diesen negativen Emotionen auseinandersetzen, bevor jemand stirbt. Auch hier kann eine unheilbare Krankheit sich als Segen erweisen, weil sie den Menschen Gelegenheit gibt, ihre Angelegenheiten und ihre Beziehungen in Ordnung zu bringen. So hat Jenny, der nur noch eine kurze Lebensspanne vorausgesagt war, ihre Familie gut vorbereitet. Nebenbei gesagt, ist sie nun auf dem Wege der Besserung. Natürlich wollten alle, daß sie gesund wird, aber sie haben darüber geredet, daß sie sterben könnte. Ihre Tochter, ein Teenager, gestand ihr, sie habe Angst, daß ihre Mutter nicht da sein werde, wenn die Zeit käme, da sie ihr Zuhause verlassen und heiraten werde. Ihre

Mutter besprach Tonbänder für sie und stellte eine Aussteuer zusammen. Sie hofft, daß ihre Tochter den Kassettenrecorder nicht brauchen wird, sondern daß sie ihr persönlich zur Seite stehen kann, aber es beruhigt sie zu wissen, daß für jede Situation vorgesorgt ist.

Reden über das Sterben

Es ist so wichtig, insbesondere für zusammenlebende Paare, über ihre Gefühle und Ansichten zu sprechen. Was würde man tun, wenn der andere stürbe? Ein Freund hatte eine wunderbare, wirklich harmonische, von Liebe erfüllte Beziehung zu seiner Frau. Als sie starb, war er verzweifelt, weil er ihre Wünsche bezüglich dessen, was mit den drei Kindern geschehen sollte, nicht kannte. Ich bin überzeugt, daß die zwei wie ein Mensch dachten. Sie haben zusammen über das ganze Spektrum des Lebens gesprochen, aber nicht über den Tod. So blieb er denn zweifelnd zurück und erlitt eine Menge Qualen bei dem Bemühen, die Entscheidungen zu treffen, die eigentlich ganz einfach getroffen hätten werden können.

Denken Sie darüber nach. Bemühen Sie sich, darüber zu sprechen. Weichen Sie den heiklen Fragen wie etwa der Wiederheirat nicht aus. Geben Sie Anweisungen, welche Bestattung Sie wünschen, Feuer- oder Erdbestattung und dergleichen. Wenn ein unheilbar Kranker vom Tod oder Sterben zu sprechen beginnt, wechseln Sie nicht das Thema. Wenn die alte Großmutter davon spricht, was Sie Ihnen vererben möchte, wiegeln Sie nicht gönnerhaft ab mit: „Aber, aber, wer mag denn von so was reden.“ *Sie* möchte es. Es ist sehr wichtig für die Menschen, sich über dieses Thema aussprechen zu können, und wenn sie kein mitfühlendes Ohr finden, bleibt eine Menge womöglich ungeregelt. Machen Sie Ihr Testament, das ist nützlich und rücksichtsvoll.

Wie sieht es nun mit dem eigentlichen Vorgang des Sterbens aus? Elisabeth Kübler-Ross hat mehr als jeder andere dazu beigetragen, eine breite Öffentlichkeit mit diesem Thema vertraut zu machen. Sie hat sich mit Sterbenden unterhalten, hatte ein offenes Ohr für ihre Nöte. Sie hat fünf Phasen beschrieben, die sterbende Menschen durchlaufen. Sie sind in ihrem Buch „Interviews mit Sterbenden" dargestellt. Meiner Meinung nach muß darauf hingewiesen werden, daß diese Phasen sich beträchtlich überschneiden und daß die Menschen dazwischen hin und her schweifen können. Auch sollte man sich hüten, in diesen Phasen eine Art „Sterbeschablone" zu sehen. Doch ist es sehr nützlich, über diese Phasen Bescheid zu wissen.

1. *Nichtwahrhabenwollen*
   „Es ist alles ein Irrtum. Sie haben im Labor die Röntgenaufnahmen vertauscht." Das habe ich selbst gedacht – ungefähr zwei Sekunden lang, dann habe ich die Wahrheit akzeptiert. Manche Menschen können das nicht, und sie gehen von einem Arzt zum anderen, um eine andere Auskunft einzuholen. Andere weigern sich schlicht zu glauben, daß sie eine möglicherweise lebensgefährliche Krankheit haben.
2. *Zorn*
   „Warum ich?" – „Warum habe ich es und nicht der Alte von gegenüber?" Diese Ansicht ist bei manchen Menschen extrem ausgeprägt, und sie machen eine besonders schwere Zeit durch.
3. *Verhandeln*
   „Wenn ich wieder regelmäßig zur Kirche gehe, lebe ich vielleicht noch sechs Monate länger." Ein solcher Vorschlag ist auf Phantasie gegründet. Man mag durchaus zur Kirche gehen und dort etwas finden, das man im Leben vermißt hat, man mag Veränderungen vornehmen und vollkommen genesen. Nur ist das kein Verhandeln im eigentlichen Sinne – man hat einfach angemessen reagiert. Man könnte alle Selbsthilfeaktionen als Verhandeln begreifen, wenn sie nicht richtig motiviert sind.
   Verhandlungsmanöver haben keinen Bestand. Weil sie auf Phan-

tasie gegründet sind, lassen sie sich nicht durchführen. Echte Selbsthilfemethoden sind dauerhaft, weil sie Ergebnisse bringen, auch wenn diese Ergebnisse die physische Situation nicht verändern. Es ist vor allem bei Krebs wichtig, sie nicht als ein Gewinn-und-Verlust-Spiel mit dem Tod als Endziel zu betrachten. Krebs ist eine Intensivierung des Lebensspiels. Dieses ist ein Gewinn-und-Verlust-Spiel, doch der Erfolg ist von Ganzheit, Frieden und Harmonie gekennzeichnet. Natürlich kann der Tod daran teilhaben. Ich will hier kein Loblied auf den Tod singen, aber manche Menschen leben ein Leben von geringer Qualität, andere leben und sterben mit Würde, Haltung und Stil. Ich denke dabei vor allem an Robert, einen älteren Regierungsangehörigen, der mit Sekundärmyelomen zu uns kam. Er war deprimiert und fühlte sein Ende nahen. Er begeisterte sich sogleich für die *Meditation*, die er bislang abgelehnt hatte. Er änderte seine Ernährung und seine Einstellung. Er fand starke Unterstützung bei seiner Frau, und sie verbrachten aufregende sechs Monate. Dann nistete sich ein Gehirntumor ein, und Robert starb. Seine Frau erzählte mir, die letzten sechs Monate seien die bedeutendsten ihres Zusammenlebens gewesen. War diese Zeit von sechs Monaten genug? Sie beteuerte, sie habe nicht das Gefühl, „etwas versäumt“ zu haben. Ich sehe immer wieder Menschen daran arbeiten, ihre Situation zu akzeptieren. Erstaunlicherweise finden sie oft, daß der Tod weit weniger wichtig ist als das, was sie im Laufe des Prozesses gewinnen. Für die meisten in unserer Gruppe ist diese dritte Phase diejenige, wo sie zur Tat schreiten, was schließlich dazu führt, daß sie ihre Situation bejahen. Diese Bejahung ist beständig und begleitet sie durch das Genesen oder durch das Sterben. Sie sind imstande, das Leben zu bejahen.

4. *Depression*

„Ich will keinen Menschen sehen.“ Die Patienten können Perioden tiefster Depressionen durchlaufen; in dieser Zeit geht alles „schief“, man kann ihnen nichts recht machen. Ihnen ist nur schwer zu helfen, und sie sind sehr isoliert. Das ist besonders dann der Fall, wenn ihnen ihre physische Situation voll bewußt wird und sie voll Angst an ihre Vergänglichkeit denken. Dieser Zustand wird jedoch häufig von Augenblicken der Erleuchtung unterbrochen, in denen ihnen ihre spirituelle Verfassung wahrer und tröstlicher erscheint.

5. *Zustimmung*
   „Sterben ist nichts Schlimmes." Mögen die Patienten isoliert sein oder nicht, jetzt haben sie ihren Frieden gefunden. Fast jeder, wenn er nicht völlig von Angst oder Zorn besessen ist, durchläuft diese Phase, bevor er stirbt. Körperliche Schmerzen schwinden oft, und eine große Ruhe kehrt ein. Für Menschen, die an sich arbeiten, kann diese Phase ein wunderbares Gipfelerlebnis sein. Wenn man es mit Angehörigen und Freunden teilt, machen sie eine Erfahrung, die ihnen sonst versagt geblieben wäre.
   Freunde und Verwandte können durchaus in diesen Fünf-Phasen-Prozeß mit einbezogen werden. Auch von ihnen stirbt etwas, da sie einen lieben Menschen verlieren. Auch sie können vor einem Tod Hilfe nötig haben. Menschen, die von Liebe und Vertrauen erfüllt sind, erfahren im Tod Güte und Mitgefühl. Menschen, die in Existenzkampf und Angst aufgehen, finden oft Verwirrung und Einsamkeit. Die Kunst des Sterbens liegt in der Kunst des Lebens.

Trauer

Sicher ist es möglich, den Tod als Übergang und als einen positiven Vorgang zu betrachten, dennoch können die meisten Menschen in unserer Gesellschaft nicht umhin, Trauer zu empfinden. Der Verlust eines geliebten Menschen ist zweifellos eine Erfahrung, auf die man lieber verzichten würde. Ich aber denke dabei an meine alte Großmutter. Sie war eine großartige Person. Sie lebte ein langes, gesundes Leben und hat ihren Mitmenschen viel Freude geschenkt. Als sie achtzig war, sind wir mit ihr durch Europa gereist und hatten Mühe, mit ihrer unerschöpflichen Energie Schritt zu halten. Als sie starb, hatte sie ein wirklich erfülltes Leben vollendet. Ich hatte sie sehr gern.

Bei ihrer Beerdigung hatte ich das Empfinden, daß wir dankbar sein müßten für dieses wunderbare Dasein. Trauer schien einfach nicht angebracht. Sie hatte ein erfülltes Leben gehabt und war unterwegs zu neuen Erfahrungen.

Vielleicht ist diese Einstellung leichter, wenn es sich um ältere Verwandte handelt. Geht es um Kinder, oder sind noch eine Menge Dinge unerledigt, ist es nicht so einfach. Also noch einmal: Alles, alles vor dem Sterben regeln. Wenn Sie daran arbeiten, „richtig" zu leben, werden Sie automatisch „richtig" sterben.

Es gibt jedoch etliche nützliche Hilfen für Trauernde. Den meisten von uns wird es schwerfallen, jemandem über eine Trauerzeit hinwegzuhelfen. Es ist immer eine gefühlsbeladene Zeit. Was sollen wir sagen oder tun? Gar nichts zu tun wäre gewiß einfach, aber mittels einiger simpler Grundsätze können wir durchaus hilfreich sein. Wichtig dabei ist, daß man dem trauernden Menschen die Möglichkeit gibt, seine Gedanken und seine Gefühle zum Ausdruck zu bringen, und daß Sie ihm Ihre Anteilnahme bekunden.

Versuchen Sie nicht, das Thema zu wechseln. Nehmen Sie es nicht auf die leichte Schulter, sondern gehen Sie auf die Schwierigkeiten ein. Indem Sie bereit sind, über den verstorbenen Menschen und über die Situation, in die sein Verlust die Hinterbliebenen gebracht hat, zu sprechen, verschaffen Sie ihnen die Möglichkeit, sich zu äußern. Oft mögen dabei nur Gefühle hervorbrechen, die mit Logik nichts zu tun haben.

Sehr oft kommen dabei negative Emotionen zum Vorschein. Schuldgefühl, Groll, Verzweiflung, sogar Wut können ebenso zutage treten wie Dankbarkeit, Zustimmung und Liebe. Lassen Sie keinen Streit aufkommen, indem Sie versuchen, negativen Empfindungen positive gegenüberzustellen. Was da zum Ausdruck kommt, ist eine emotionale Reaktion, und wenn sie sich nicht in den ersten Tagen nach dem Todesfall entladen kann, staut man sie in sich auf. Die Unterdrükkung solcher Gefühle kann zu Verbitterung und Desillusionierung führen. Häufig fällt Ihnen dabei die Rolle des schweigsamen Zuhörers zu. Es ist gewiß schwerer zuzuhören, als zu reden, und oft sagt der trauernde Mensch wieder und wieder dasselbe. Er drückt Gefühle aus, keine Logik. Wenn man ihm hierzu die Möglichkeit gibt, kann er sich befreien, und bei der nächsten Zusammenkunft ist vielleicht eine logischere Diskussion der Situation möglich. Manchmal gibt es bei den ersten Gesprächen Tränen; lassen Sie den Menschen gewähren, denn Tränen ermöglichen es ihm, die innere Spannung „loszulassen", was ihm Erleichterung verschafft.

Aktivität stärkt Ihre eigenen Empfindungen, also versuchen Sie wirklich etwas für den trauernden Menschen zu tun; ob Sie mit ihm essen gehen oder mit ihm einen Ausflug machen, es zeigt ihm, daß Sie wirklich Anteil nehmen. Denken Sie daran, daß es vor und nach einer Beerdigung immer viel zu tun gibt und die Hinterbliebenen von vielen Seiten Unterstützung erhalten. Vier bis sechs Wochen später jedoch wendet sich jeder wieder seinen eigenen Angelegenheiten zu, und jetzt wird der Verlust von den Betroffenen am schmerzlichsten empfunden. Notieren Sie sich in Ihrem Kalender, daß Sie sie dann aufsuchen, und helfen Sie Ihren Freunden, neue Interessen und Ziele zu finden. Für den Anfang mag es genügen, ihnen zu helfen, etwas für sich selbst zu tun, aber erst wenn sie anderen helfen, nehmen sie wieder richtig teil am Leben.

Die vielleicht aufregendste Perspektive des Sterbens sind die Veröffentlichungen über das Erlebnis der Todesnähe. In seinem Buch *Das Leben nach dem Tod* berichtet Raymond Moody von Menschen, die wiederbelebt wurden, als sie klinisch bereits tot waren. Ihre Erlebnisse sind sich bemerkenswert ähnlich. Sie waren erstaunt, daß sie so ruhig und frei von Angst waren. Selbst Menschen, die einen schlimmen Unfall und schwere Körperverletzungen hatten, spürten zum Zeitpunkt des Unfalls keine Schmerzen. Sie fühlten sich wie ein stiller Beobachter, der daneben stand oder, häufiger noch, von oben auf die ihren Körper umgebende Szenerie herabsah. Menschen, die der klinische Tod auf dem Operationstisch ereilte, konnten oft die Worte der Ärzte wiedergeben und wußten, was zu ihrer Wiederbelebung getan worden war. Eine aus unserer Gruppe, die dies erlebt hat, erinnerte sich, daß ihr Arzt sagte: „Du wirst doch jetzt nicht aufgeben, du Miststück – los, atme!" Der Arzt, ein robuster Mensch, hat diese Worte später bestätigt.

Viele erlebten, daß sie ihre Umgebung verlassen und durch einen Tunnel gehen. Oft ist es ein Lichttunnel, oder sie sehen ein Licht am Ende dieses Tunnels. Auch hierbei empfinden sie Geborgenheit und keine Angst. Oft ist am anderen Ende jemand, den der Patient kennt und liebt, so als wolle er ihn empfangen. Diese Erlebnisse werden nicht von Leuten mit einem Hang zum Spiritismus berichtet, sondern von ganz normalen Menschen. Eine kürzlich erhobene Studie ergab, daß 40 Prozent aller Menschen, die klinisch tot waren, diese Erlebnisse hatten. Es ist, als beträten sie eine Schwelle – sie zu überschreiten, wäre unabänderlich, und der Tod würde eintreten. Die Leute, die diese Erlebnisse schildern, sind offenbar umgekehrt und hatten meistens einen triftigen Grund dafür. Entweder waren es unerledigte Angelegenheiten oder das Gefühl, eine Aufgabe erfüllen zu müssen. Eine aus unserer Gruppe, eine fromme Katholikin, wurde am Ende des Tunnels von ihrem sterbenden Großvater erwartet. „Du kommst zu früh, Mädchen. Du mußt umkehren, der Kinder wegen." Sie erholte sich von der Operation und weiß jetzt, daß der Tod nichts Schlimmes ist.

Das ist das Aufregende daran: Die Menschen, die diese Todesnähe erfahren haben, sind von Zuversicht und Frieden beseelt. Der Tod ist nichts, wovor man sich fürchten muß. Er wird vielmehr als sehr angenehmer Vorgang geschildert.

Ich hatte nach meiner Beinamputation ein ähnliches Erlebnis. Eine Medikamentenunverträglichkeit hatte sich eingestellt, und mir war, als stimme mein Bewußtsein nicht mehr mit meinem Körper überein. Es war, als beobachtete ich mich dabei, wie ich nach einer Schwester rief, und als beobachtete ich jemand anderen, der zu erklären versuchte, was da vor sich ging. Dann nahm ich meine Umgebung nicht mehr wahr. Ich schrieb in mein Tagebuch, daß mir war, als würde ich von dem Wasserstrahl eines Schlauches vorangetrieben. Wenn Sie jemals an einem sonnigen Tag einen Wasserstrahl gen Himmel gerichtet und den Strahl sich in funkelnden Lichttropfen brechen gesehen haben, dann wissen Sie, wie mir zumute war. Es war, als wäre ich am Ende des Schlauches angelangt und erblickte eine herrliche Kaskade von Lichttropfen. Ich hatte das sichere Gefühl, wenn ich die Tropfen noch weiter begleitete, würde ich nicht zurückkehren. Es war ein schöner

Anblick. Ich aber sah nur kurz hin und sagte mir: „Nein danke, noch nicht.“ Und bald schon nahm ich das Krankenhauszimmer wieder wahr.

Ich habe mich damals gefragt, ob ich eine Halluzination hatte, oder ob es ein richtiges Erlebnis war. Da es so realistisch aussah, war ich überzeugt, es wirklich erlebt zu haben. Es verhalf mir zu dem Wissen, daß der Tod nichts Schlimmes ist. Man kann leicht darüber spekulieren, aber nach so einem Erlebnis weiß man Bescheid.

Diese positive Einstellung zum Tod wird gestützt durch eine Philosophie, die den Tod als einen wesentlichen Bestandteil des Lebens sieht. Durch *Meditieren* wurde diese Ansicht noch gestärkt, indem es meine Bejahung einer spirituellen Realität festigte. Deshalb ist es mir ein angenehmer Gedanke, daß ich, wie ich alle anderen Ereignisse im Leben, Geburtstag, Heirat, Geburt eines Kindes, Volljährigkeit, feiern kann, auch imstande sein muß, den Tod zu feiern. Ich akzeptiere, daß Reue, Qual und Trauer echte Gefühle sind, auf die man sich einlassen muß, aber ich bemühe mich auch, für das Leben zu danken und wünsche den Menschen für die neue Phase nach dem Tod alles Gute. Ich bemühe mich, nicht durch Schwelgen in Erinnerungen Menschen an der Erforschung neuer Gebiete zu hindern. Ich versuche Komplikationen zu vermeiden, indem ich mich mit den Menschen verständige, bevor sie sterben, und die praktischen Belange ebenso ausführlich zu erörtern suche wie Gefühle, Gedanken und Auffassungen.

Vorbereitung auf den Tod

Haben Sie den Mut sich vorzustellen, was geschieht, wenn Sie sterben. Meditieren und betrachten ist ein guter Weg. Das ist nicht makaber, sondern ein nützliches Mittel, dem Tod frei und unbefangen zu begegnen. Sie müssen nicht unheilbar krank sein, um hieraus Gewinn zu ziehen. Sie werden bestimmt von Ängsten beschlichen, und es ist gut, sie zu analysieren und Methoden anzuwenden, um sie „loszulassen“. Man muß sich von seinen Zwängen lösen, das ist der Schlüssel.

Auch ist es gut, über die praktischen Details zu sprechen, wie das Leben weitergeht, falls Sie sterben. Welche Schule sollen die Kinder besuchen? Soll ein Außenstehender der Familie beistehen? Und so weiter.

Was immer Sie sonst tun, sprechen Sie unbedingt über dieses wichtige Thema. Es ist sicher ungeheuer schwer, so ein Gespräch anzufangen, aber jedermann ist erstaunt, wie gut es läuft, wenn man es erst einmal in Gang gebracht hat. Es stärkt die Bindung zu Angehörigen und Freunden, festigt den Seelenfrieden und trägt eine Menge zur Steigerung der Lebensqualität bei.

Die vielleicht schönste Bemerkung stammt von der viereinhalbjährigen Anna. Als ihre Mutter sie fragte, was denn ihrer Meinung nach geschehen sei, als ihre Großmutter starb, überlegte Anna einen Augenblick und sagte: „Ach, Mami, ist ja bloß der *lebendige Teil* von ihr weggegangen."

12. Kapitel

Die Grundzüge der Heilung

Die Heilung ist ebenfalls ein wesentlicher Bestandteil des Lebens. Um uns den Heilungsprozeß begreiflich zu machen, können wir ihn mit einer Reise zwischen zwei Städten vergleichen; die eine heißt Krankheit, die andere Gesundheit. Krankheit ist beherrscht von Leiden, Unvollständigkeit und Verzicht; Gesundheit von Freude, Vollständigkeit und Freiheit. Die Reise zwischen den beiden ist die Heilung.

Es wäre verlockend, sagen zu können, daß die Reise auf rein physischer Ebene verlaufe und daß ein Nichtvorhandensein physischer Symptome einen Platz in der Stadt Gesundheit sichere. Die Erfahrung lehrt uns, daß dem nicht so ist. Wir beobachten körperlich gesunde Menschen, die von seelischen Ängsten besessen sind. Wir beobachten Menschen, die ziellos durch die Nebenstraßen wandern. Wir beobachten andere, von körperlicher Krankheit ruinierte, deren inneres Licht stark und rein erstrahlt. Es handelt sich also um eine metaphorische Reise, um eine Reise der persönlichen Entfaltung.

Die Wege zwischen den großen Städten sind zahlreich und unterschiedlich; die Routen, welche die Menschen zwischen Krankheit und Gesundheit einschlagen, sind wahrhaft vielfältig. Es ist, als seien wir irgendwo am Wegesrand geboren, jeder mit seinem individuellen Maß an Gesundheit und mit seiner eigenen Skala von Begabungen. Wenn wir heranwachsen, reagieren wir auf unsere Umgebung. Viele von uns verbringen ihre Tage, indem sie sich einfach von den äußeren Vorgängen des Lebens treiben lassen. Da sie eine große Gelegenheit nicht nutzen, machen sie im Verlauf ihres Lebens wenig Fortschritte. Andere begeben sich auf die Suche nach besseren Gefilden, finden aber keinen Kompaß, der sie führt. Oft taumeln sie mitten in die Stadt Krankheit hinein, ehe ihnen klar wird, daß sie den falschen Weg eingeschlagen haben. Dann aber kommt die Zeit der Umkehr, sie lernen die Karte zu lesen und begeben sich zurück, in die Geborgenheit der Gesundheit.

Am meisten bewundere ich diejenigen, die es wagen, unbeirrt von einem Aufenthalt in der Stadt Krankheit den Weg zur Gesundheit zu beschreiten. Die das Leben und seine Möglichkeiten zu schätzen wissen, die ihre innerste Natur und ihren Körper achten und an sich arbeiten, haben den Sinn ihres Lebens wirklich begriffen. Sie sind es, die, wenn man ihnen unterwegs begegnet, Freude an der Suche ausstrahlen und alle, die des Weges kommen, mit ihrer Heiterkeit anstecken.

Die Wege zwischen den beiden Städten sind so verschieden wie die Reisenden. Es gibt schmale, gewundene Pfade für die, die gerne trödeln, es gibt gerade Schnellstraßen für die, die beharrlich ihr Ziel verfolgen. Und für manche, allerdings anscheinend nur wenige, sind die Flughäfen da, von wo der Bestimmungsort direkt angeflogen werden kann. Überall an diesen Routen liegen Ortschaften, die Interesse finden. Manche sind wenig lohnend, lediglich Ablenkungen am Wegesrand, während andere Aufenthalte eine echte Bereicherung darstellen.

Die Wege der Reisenden auf den verschiedenen Routen kreuzen sich häufig. Dabei hat es für die einzelnen den Anschein, als bewegten sie sich in entgegengesetzte Richtungen. Ohne eine umfassende Karte sind sie vielleicht versucht zu sagen, der andere sei auf dem falschen Weg, und auszurufen: „Folge mir, ich weiß den besten Weg zur Gesundheit." Die Weitsichtigeren jedoch lassen ihre Mitsuchenden gewähren und segnen sie, wenn sie weiterziehen, denn die richtige Richtung finden sie von selbst, sobald sie erkennen, daß dies mehr als eine physische Suche ist. Der Sinn des Lebens ist es, auf allen Seinsebenen Harmonie anzustreben – auf der physischen, der emotionalen und der spirituellen Ebene.

Je weiter wir reisen, um so mehr erkennen wir, daß wir für unsere Position auf der Landkarte des Lebens selbst verantwortlich sind und daß wir diese Verantwortung annehmen müssen. Wir sehen, daß wir ein Bestandteil des universellen Lebens sind. Wir sind eng verknüpft mit dem komplizierten Muster der Ereignisse, das uns in unsere augenblickliche Situation gebracht hat. Reif sind wir dann, wenn wir unsere Position auf der Karte gefunden und bejaht haben. Wenn wir dann stark genug sind, nicht schuldbewußt oder bedauernd zurückzublicken, können wir unseren eigenen Kurs bestimmen und den ersten Schritt hin zur Gesundheit tun.

Manchen von uns fällt es schwer, die Verantwortung für ihre gegenwärtige Position auf sich zu nehmen. Besonders im Fall einer physischen Krankheit ist es viel einfacher, etwas oder jemand anderen für unser Mißgeschick verantwortlich zu machen und sich als Opfer der Umstände zu fühlen. Doch irgendwann, irgendwo, dämmert die Erkenntnis, daß unsere Lebensweise unsere gegenwärtigen Umstände bestimmt hat. Wir sind verantwortlich, wir haben es in der Hand.

Wenn unsere bisherige Lebensweise die Krankheitssymptome erzeugt hat und wir nun versuchen, die Gesundheit wiederherzustellen, müssen wir den Mut zu einer Richtungsänderung aufbringen. Eine Veränderung ist nötig, um zu der Lebensweise zu finden, die zur Gesundheit führt. Manche Menschen sind fast augenblicklich zu dieser Veränderung imstande. Mit Düsengeschwindigkeit können sie sich in einer neuen, heiteren Umgebung ansiedeln. Für die meisten jedoch wird die Reise zu einem Prozeß, dem *Heilungsprozeß*. Er entwickelt sich mit einer Reihe von Veränderungen, die allmählich zu dem Ort der Träume führen. Die ersten Schritte sind gewöhnlich oberflächlich, und man erwägt die notwendigen physischen Maßnahmen. Die Patienten reisen an Orte, wo sie sich physisch behandeln lassen, sie ändern ihre Ernährung, beginnen zu üben. Diese Äußerlichkeiten machen den Anfang leicht, mit ihnen läßt sich mühelos arbeiten. Wenn man sie beherrscht, folgen die anstrengenderen Bemühungen. Die innere Arbeit beginnt. Es wird unumgänglich, seine Gewohnheiten und seine Richtung grundlegend zu ändern. Schon eine einzige Gewohnheit zum Besseren hin zu verändern, ist eine große Aufgabe.

Und wo ist nun die Karte? Wo ist der Kompaß? Was kann uns durch dieses Labyrinth führen? Im Grunde ist alles ganz einfach. Sobald unser Kurs auf Harmonie eingestellt ist, sobald Harmonie die eigentliche Motivation ist, sind wir auf dem Weg zur Heilung. Je mehr Harmonie in unseren Taten, Ansichten und Gedanken, um so besser unsere Lebensqualität, und um so näher kommen wir der wunderbaren Stadt Gesundheit.

Harmonie stellt sich mit dem Seelenfrieden ein; die Suche nach dem Seelenfrieden ist die Suche nach Gesundheit. Wenn bei jedem Schritt Harmonie das wesentliche Kriterium ist, dann ist jeder einzelne Schritt gut, und er führt uns in die richtige Richtung. Anfangs mag noch das physische Kriterium vorherrschen, aber schon in bezug auf die innere Entwicklung. Ist erst Harmonie das Ziel und Seelenfrieden das führende Prinzip, dann schreitet die Heilung voran.

Tatsächlich entdecken wir oft, wenn wir frei von physischen Symptomen sind, daß die Reise erst begonnen hat. Viele Menschen stellen fest, daß Heilung von körperlichen Beschwerden sie geistig gestärkt hat, und sie erkennen bald, daß das wahre Ziel des Heilungsprozeßes mit dem Ziel des Lebensprozeßes identisch ist – Harmonie auf allen Ebenen. Der Geist weist ihnen den Weg und regt sie häufig an, über den Ort hinaus zu reisen, wo ihre physische und psychologische Realität wohnt und arbeitet.

Oft entsteht auf der Reise eine Spannung, hervorgerufen durch die Entwicklung, wenn der Geist die Person zu ihrem Ziel führt. Wenn diese Spannung kreativ ist, verläuft der Weg glatt. Wenn die Person zögert oder sich sträubt, wimmelt es von Unebenheiten. Wenn das Hauptmotiv Seelenfrieden ist, dann geht die Reise zur Gesundheit ungehindert voran.

Wege zur Heilung
Physisch

1. *Medizinisch*
   All diese Bereiche erfordern den Rat von Fachleuten. Dies ist lediglich eine einleitende Übersicht über etliche Möglichkeiten. Wenn Sie sich für einen bestimmten Bereich entscheiden, holen Sie sich Rat bei einem entsprechend qualifizierten Fachmann.

Operation: Statistisch gesehen, trägt eine Operation bei den meisten Krebspatienten wenig zur Erhöhung der Lebenserwartung bei. In einzelnen Fällen, etwa bei Melanomen, kann sie nützlich sein. Auch kann sie durch Entfernung von Tumoren den Körper entlasten, so daß er Zeit und eine bessere Voraussetzung hat, Neubildungen zu verhüten. Sie ist vor allem hilfreich, wenn ein Tumor ohne alle Rückstände radikal entfernt werden kann.
Chemotherapie: Die Nebenwirkungen müssen gegen den Nutzen abgewogen werden. In manchen Situationen ist sie sehr wirksam, aber die Lebensqualität kann darunter leiden und muß unbedingt überwacht werden.
Bestrahlung: Diese dient häufig zur Schmerzlinderung und kann hier gute Dienste leisten, besonders, wenn Knochen in Mitleidenschaft gezogen sind. Sie ist für eine begrenzte Anzahl Fälle eine wirksame Behandlung, aber ich persönlich mag sie von allen Behandlungsformen am wenigsten.
Immuntherapie: Mit dieser hat man in der Allgemeinmedizin gute Erfahrungen gemacht. Beispielsweise kann eine BCG-Impfung zur Stimulierung des Immunsystems in manchen Fällen von Nutzen sein.
Hormontherapie: Manche Tumore sind hormonbedingt, beispielsweise manche Formen von Brust- und Prostatakrebs.

2. *Paramedizinisch*
   Ernährung: Vgl. 7. und 8. Kapitel
   Bewegung: Vgl. 5. Kapitel
   Massage: Vgl. 10. Kapitel. Fußmassage ist empfehlenswert.
3. *Naturtherapien* (dabei gibt es zwei Hauptströmungen)
   a) *Chinesische Medizin:* Diese wird am besten durch einen erfahrenen chinesischen Arzt angewendet oder durch jemanden, der mit ihrer Ganzheitsmethode vollkommen vertraut ist. Sie betrifft Körper, Geist und Seele und ist mit einer tiefgründigen Philosophie verknüpft. Sie verwendet Kräuter, Massagen, Beratung, Akkupunktur. Ich finde sie faszinierend und würde sie gern gründlich studieren. Trotzdem frage ich mich, ob sie im großen und ganzen nicht besser zu den Chinesen paßt als zu

uns in westlicher Tradition verwurzelten Menschen. Aber sie hat ganz bestimmt eine Menge zu bieten.

b) *Naturheilkunde:* Diese wird am besten von einem guten Iridologen durchgeführt. Iridologie ist die Wissenschaft vom Zusammenhang von Veränderungen in der Iris mit Veränderungen im Körper. In kompetenten Händen ist sie eine wertvolle Hilfe bei der Diagnose und ein wunderbares Mittel zur Vorbeugung. Dadurch können Schwächen im Körper entdeckt werden, bevor sie physische Symptome erzeugen. Ein guter Naturheilkundiger kann eine Stärkung dieser Schwächen über Ernährung, Ratschläge zur Lebensführung, Kräuter, Massagen, Homöopathie usw. bewirken. Alle zusammen sind ein guter Weg zum Aufbau Ihrer natürlichen Abwehrkräfte.

4. *Psychologisch*
   Positives Denken: Vgl. 5. Kapitel
   Streßbewältigung: Vgl. 10. Kapitel
   Bejahung: Vgl. 5. Kapitel
   Visualisierung: Vgl. 5. Kapitel
   Meditation: Vgl. 2. und 3. Kapitel
5. *Spirituell*
   Die Heilung hängt von der Wiederentdeckung und direkten Wahrnehmung Ihrer spirituellen Realität ab. Vgl. 13. Kapitel.

Die psychische Heilung

Es ist unumgänglich, einige Erfahrungen zu erwähnen, die Gayle und ich mit paranormalen Heilungsphänomenen, insbesondere mit den philippinischen Wunderheilern gemacht haben. Erstens habe ich nachweislich von so einer Behandlung profitiert, und dies bedarf gewiß der näheren Erläuterung. Zweitens sind solche psychischen Phänomene höchst faszinierend und für den, der sich ernsthaft damit befaßt, ergeben sich unzählige Anwendungsmöglichkeiten.

Achtung: Wenn diese auf Mutmaßungen beruhenden Theorien nicht nach Ihrem Geschmack sind, halten Sie sich nicht damit auf. Wir haben erstaunliche Erfahrungen gemacht und versuchen, sie zu erklären. Wenn mir dies nicht ganz gelingt, dann ist das *mein* Fehler. Die anderen, konkreteren Dinge, die in diesem Buch behandelt wurden, stehen für sich selbst und sind nach unserer Meinung ganz und gar gerechtfertigt. Was nun folgt, ist das Ergebnis von Erfahrungen, Lektüre, Mutmaßungen und Betrachtungen. Es mag ein wenig Licht auf einen für uns wahrhaft wunderbaren Bereich werfen – auf den geheimnisvollen Bereich der Heilung.

Es ist erstaunlich, wie viele Arten von paranormalen Phänomenen neuerdings aufkommen und welches Interesse sie hervorrufen. Die Diskussion über psychische Heilmethoden ist sei einigen Jahren in vollem Gang. Berichten von Wunderkuren begegnete man mit dem Vorwurf der Quacksalberei, Kurpfuscherei und der Verwendung von Hühnerblut und nichtmenschlichem Gewebe. Uri Geller hat Löffel verbogen und Uhren zum Gehen gebracht. Zur gleichen Zeit experimentieren die Russen mit Psychokinese, das heißt mit der Bewegung von Gegenständen, ohne sie zu berühren, allein durch psychische Energie. Wenn offen über diese Dinge geredet wird, welche Experimente werden dann erst im geheimen durchgeführt?

Im Heilungsbereich verwendet man die Kirlian-Fotografie, um gesundes Gewebe von krankem zu unterscheiden. Es handelt sich dabei um eine ausgeklügelte Fotografiertechnik, bei der die sogenannte Gesundheitsaura sichtbar gemacht wird. Hellseherische Heiler haben von jeher berichtet, daß ihre Patienten diese verborgene Energie ausstrahlten. Die Akkupunktur hat bereits Eingang in die allgemeine Behandlung gefunden, obwohl es für ihre Wirkungsweise noch keine gültige Erklärung gibt.

Wir erhalten eine Menge Hinweise auf die vielfachen Möglichkeiten. Patienten, die sich nicht mehr zu helfen wissen, werden oft von solchen Phänomenen angezogen und kehren den herkömmlichen Behandlungsmethoden den Rücken. Sie sehen, daß sie daraus einen Gewinn ziehen können. Aber man muß unbedingt abwägen und entscheiden können, welche Behandlung wann angebracht ist. Manche Behandlungsmethoden haben einen synergistischen Effekt, d. h., sie wirken nur in Kombination mit anderen. Ernährung, Meditation und positives Denken sollten bei der Krebsbehandlung eine wesentliche Rolle spielen. Viele Patienten verlassen sich allein auf diese Methoden, ich aber finde, daß sie auch jede andere Behandlungsart verstärken helfen, sei sie nun konventionell oder nicht.

Meine Heilung war ähnlich wie das Zusammensetzen eines Puzzlespiels. Nach der ersten Operation wurden Diät und Meditation ergänzt durch Akkupunktur, Iridologie, psychische Chirurgie, Massagen, eine kurzfristige Chemotherapie, Strahlentherapie und so weiter, insgesamt waren es 27 verschiedene Heilmethoden. Die einzige darunter, die *auf mich* eine abträgliche Wirkung hatte, war die Bestrahlung.

Es ist dabei interessant, daß bei jeder Behandlungsart fast jeder, der sie durchführte, davon überzeugt war, daß seine Methode das einzige sei, was ich brauchte, um wieder gesund zu werden. Ich hatte Glück, daß die Umstände mich von einem zum anderen führten, und meine Übung half mir zu erkennen, wovor ich mich hüten mußte. Wenige der Beteiligten konnten ihre Behandlung als Teil eines Prozesses erkennen oder ein einigendes Band zwischen allen sehen.

Dies ist die Frage, auf die es ankommt: War es ein willkürliches Ausprobieren, ein Klammern an Strohhalme, oder lag dem allen ein Prinzip zugrunde?

Man sollte sich besser nicht auf eine Diskussion über das Für und Wider jeder einzelnen von meinen Behandlungen auslassen. Alle Ärzte, die sich meine Krankengeschichte angesehen haben, stimmen überein, daß sie über den Rahmen normaler Erwartungen hinausgeht. Es gibt keine konventionelle medizinische Erklärung dafür, daß ich noch lebe. Aber wie bei allem ließe sich über die Einzelheiten endlos streiten. Ich ziehe es vor, die Prinzipien zu erörtern.

Bis hierher haben wir genau das getan. Wir haben die Rolle des Patienten bei Krebs betrachtet und überlegt, was er tun kann, um wieder gesund zu werden. Die Grundsätze der Diät, des positiven Denkens und der Ernährung eröffnen viele neue Perspektiven, aber die psychische Heilkunst führt uns in ein ganz neues Gebiet.

13. Kapitel

Das Geheimnis der Heilung

Als im Jahre 1975 mein Bein amputiert wurde, hatte es keine weiteren Anzeichen von Krebs gegeben. Er trat jedoch wieder auf, und später wurden *sekundäre Knochensarkom-Metastasen* diagnostiziert. Man eröffnete mir, daß meine Lebenserwartung von drei bis sechs Monaten durch Chemotherapie und Bestrahlungen kaum steigen würde und daß diese Behandlungsmethoden zudem unangenehme Nebenwirkungen hätten. Außerdem sagte man mir, daß die Krebsgeschwülste sich wahrscheinlich mit jedem Monat verdoppeln würden.

Ich konzentrierte mich jedoch auf Meditation und Diät, und in den ersten drei Monaten war nicht das geringste Wachstum festzustellen. Durch eine Verkettung von Umständen, die überwiegend damit zusammenhingen, daß ich Tag für Tag zuviel zu tun versuchte, wodurch neue Streßsituationen entstanden, verschlechterte sich mein Zustand rapide. Zunächst beschnitt ein bohrender Ischiasschmerz an meiner linken Seite meine Beweglichkeit. Dann magerte ich ab und war ans Bett gefesselt. Schließlich wurde festgestellt, daß meine rechte Niere stark geschwollen war. Ich hatte meinen Tiefstpunkt erreicht.

Verzweifelt brachen Gayle und ich im März 1976 zu den Philippinen auf. Ich wog nur noch 38 Kilo. Mein Normalgewicht hatte 58 Kilo (vor meiner Beinamputaion waren es 77 Kilo) betragen. Mein Gesicht hatte die Farbe eines Gelbsüchtigen. Die Schmerzen zwangen mich, mich hinzulegen, wenn immer es nicht unbedingt notwendig war, daß ich mich bewegte.

Wir waren angetrieben von der Überzeugung, daß ich genesen würde, dabei hatten wir kaum eine Ahnung, was uns erwartete. Wir hatten von mehreren Leuten von den philippinischen Wunderheilern gehört. Sie hatten uns die Adresse eines Hotels eines jungen Philippino gegeben, der mir eventuell würde helfen können. Obwohl ich von den Aussichten erregt war, war ich doch überaus skeptisch und stand den Heilern sehr kritisch gegenüber. Unsere erste Handlung auf den Philippinen war der Erwerb einer Filmkamera. Falls ich hereingelegt werden sollte, wollte ich es festhalten.

Zwei Tage nach der Ankunft nahm ein kleiner, schüchterner philippinischer Heiler die erste Operation an mir vor. Wir fuhren am frühen Morgen zu ihm und wurden von seinem Cousin begrüßt, der als „Geschäftsführer" fungierte. Er wies mich an, nach der Behandlung in mein Hotel zurückzukehren und ein paar Stunden zu ruhen. Ich durfte 24 Stunden nicht baden, keinen Kaffee, keinen Alkohol und keine kohlesäurehaltigen Getränke zu mir nehmen. Er verlangte 22 Dollar, das war die Summe, die sein Heiler damals berechnete. Das war das erste und letzte Mal, daß wir um Geld gebeten wurden.

Die meisten Heiler arbeiten ausschließlich auf Spendenbasis. Es handelt sich zumeist um ganz einfache Leute aus dem Bauernstand, die stark vom römisch-katholischen Glauben beeinflußt sind. Sie sind an den Umgang mit großen Geldsummen nicht gewöhnt. Sie sagen, daß sie von Gott gegebene Kräfte nutzen und nehmen, was ihre Patienten an Gütern oder Geld aufbringen können. Einige, die große Summen verlangten, begannen sich für materielle Güter zu interessieren und mußten feststellen, daß ihre Heilkräfte nachgelassen hatten. Dies waren jedoch die Ausnahmen, nicht die Regel.

Als die Formalitäten erledigt waren, wurde ich in das Operationszimmer geführt. Dies war ein kleiner kahler Raum mit einem Holztisch auf einer Seite. Der Heiler stand, von zwei Helfern flankiert, in der Mitte. Zu seinen Füßen standen zwei Eimer. Der eine diente als Behälter für die Teile, die entfernt wurden, der andere enthielt bereits von Blut gefärbtes Wasser zum Händewaschen zwischen den Operationen. Von Sterilisation keine Spur. Später erfuhren wir, daß die Heiler krankheitserregende Organismen erwiesenermaßen durch bloßes Darüberfahren mit den Händen vernichten konnten.

Ohne jede Vorbereitung wurde ich aufgefordert, meine Unterhose auszuziehen, mich rücklings auf den Tisch zu legen und feste zu beten.

Unter diesen Umständen war das leicht! Der Heiler trat auf mich zu und fuhr rasch mit seinen Fingern in meinen Unterleib. Er hielt die Hände aneinander, die Finger ausgestreckt und leicht verschränkt. Ich spürte ein Knallen, wie wenn man mit dem Finger in einen strammen Gummiballon stößt. Gayle wurde herbeigerufen, damit sie sich das genau ansehe. Als der Heiler seine Hände ausstreckte, konnte sie darin die Schleimhaut meiner Bauchhöhle und den Tumor sehen, der sich in meinem Becken befunden hatte. Der Heiler entfernte dann noch etwas Gewebe, das aussah wie loses Bindegewebe. Aus dem Einschnitt trat Blut hervor, aber die Haut selbst schien nicht zu bluten. Dann zog er seine Finger heraus, und eine kleine Blutlache blieb auf meiner Haut zurück. Als das Blut weggewischt war, war keine Narbe zu sehen. Der Vorgang wurde an mehreren Stellen wiederholt, danach wurde ich kurzerhand aufgefordert, mich anzuziehen, und am nächsten Tag wiederzukommen. Das Ganze hatte fünf Minuten gedauert.

Auf dem Rückweg ins Hotel fragte ich Gayle aufgeregt, was sie gesehen hatte. Ich erklärte mich widerwillig bereit, mich für kurze Zeit hinzulegen und auszuruhen. Ich schlief die nächsten drei Stunden überaus tief, und nach dem Mittagessen trat eine unerwartete Reaktion ein. Alle meine Gelenke begannen zu schmerzen, eines nach dem anderen. Mir wurde übel und schwindlig. Als diese Symptome schlimmer wurden, dachte ich schon, die düsteren Prophezeiungen meines Chirurgen hätten sich erfüllt.

Der junge Philippino, der sich bald als klüger erwies, als es seinem Alter angemessen war, war jedoch mit dem Problem vertraut und sagte, daß dies häufig vorkomme. Er erklärte, daß die Heiler imstande seien, die Abwehrkräfte des Körpers zu mobilisieren. Ist dieser Prozeß erst in Gang gekommen, erzeugt er oft eine klassische Heilungsreaktion, die von einer Intensivierung einiger oder aller Symptome des Patienten begleitet wird. Chronische Leiden spitzen sich oft zu, und nach einer kurzen akuten Episode nimmt die Heilung ihren Lauf.

Nach einem recht unangenehmen Tag und einer Nacht, in der ich gut schlief, fühlte ich mich tatsächlich erheblich besser. Nach zwei Tagen hatte ich alle meine schmerzstillenden Medikamente in der Toilette heruntergespült. Schmerzlinderung ist eine häufige Folge dieser Behandlungsmethode, und ich bin überzeugt, daß sie sowohl auf physische wie auf psychologische Aspekte zurückzuführen ist. Die Heiler sind sich der psychologischen Auswirkungen dieser sichtlich dramatischen Prozedur voll bewußt. Sie wissen, wenn ein Patient seine Krankheit für unheilbar hält, so muß schon etwas Außergewöhnliches geschehen, um diesen Glauben durch positive Heilungsgedanken zu ersetzen. Die Heiler geben unumwunden zu, daß die Heilung ebenso von psychologischen wie von physischen Wirkungen abhängt.

Wir blieben vier Wochen und suchten während unserer ersten Reise fünf Heiler auf. Manche Menschen suchen nur bei einem einzigen Heiler Hilfe, andere machen es wie ich und gehen zu mehreren. Es gibt keine festen Regeln. Es ist nur wichtig, daß der Patient die Verantwortung für seine Entscheidungen auf sich nimmt und sich von seinen eigenen Gedanken und Empfindungen leiten läßt.

Ich kehrte um sechs Kilo schwerer von meiner ersten Reise zurück; ich hatte keine Schmerzen mehr, und meine Beweglichkeit war zufriedenstellend. Mein Chirurg war von dem Fortschritt verblüfft. Zwar war der eigentliche Krebs nicht zurückgegangen, aber mein Allgemeinzustand hatte sich erheblich gebessert. Mein Arzt konnte es nicht begreifen, es gab keine medizinische Erklärung dafür.

Wir fuhren mit *Meditieren* fort, entwickelten unser Diätprogramm und suchten nach allen möglichen Wegen, die helfen konnten, den Heilungsprozeß in Gang zu halten. Als unsere Filme entwickelt waren, lieferten sie eine Bestätigung dessen, was wir mit eigenen Augen gesehen hatten. Ich war offensichtlich ohne Narkose und ohne Instrumente operiert worden. Ich hatte keine Schmerzen gespürt, obwohl ich geblutet hatte und Gewebe entfernt worden war. Keine Narbe war als sichtbares Zeichen der Prozedur zurückgeblieben, aber was das Wichtigste war, es ging mir besser. *Etwas* war geschehen.

Wenn die Hand, ja auch nur ein Finger eines einzigen Heilers auf diese Weise durch meine Haut gegangen war, dann reichten meine Realitätssicht, meine physikalischen Kenntnisse und mein Verständnis der Chirurgie nicht aus, um es zu erklären.

Jedem, der über dieses Phänomen nachdenkt, stehen drei Möglichkeiten zur Wahl:

- Es handelt sich um einen Trick.
- Es handelt sich um ein Wunder, für das man nur dankbar sein kann.
- Es ist ein echtes Phänomen, das der Erklärung bedarf.

Die Geschichte der Physik ist gekennzeichnet von der Entwicklung neuer Theorien, die nötig waren, um bis dahin unerklärliche Phänomene zu rechtfertigen. Sei es Archimedes' heureka!, sei es Einsteins Relativitätstheorie, die ganze Physik ist ein Erzeugnis des menschlichen Bemühens, die Welt, wie der Mensch sie sieht und erlebt, zu erklären.

Die gegenwärtige Welle des Interesses für physikalische Phänomene wird uns gewiß veranlassen, die Natur unserer Welt wieder einmal genau zu betrachten. Die Philippinos bieten uns einen Wegweiser zu einem neuen Bewußtsein. Wenn ihre Botschaft ehrlich ist – wie ich inzwischen glaube –, dann zwingt sie uns, entweder den leichten Ausweg zu nehmen und sie als ein Wunder abzutun, oder den Mut aufzubringen, uns mit der Natur der Materie auseinanderzusetzen.

Die meisten von uns verstehen die Materie als fest und begrenzt. Wir sitzen auf einem Stuhl, und er fühlt sich fest an. Er sieht fest aus. Wir klopfen daran und fühlen uns bestätigt, denn er hört sich fest an. Gewiß hat er auch einen Geschmack und einen Geruch, die seine behauptete Festigkeit zusätzlich bestätigen. Aber ist er tatsächlich fest? Woraus besteht er wirklich? Wir verlassen uns auf die Wahrnehmung unserer fünf Sinne, wenn wir den Stuhl als fest bezeichnen. Diese fünf Sinne, Tast-, Gesichts-, Gehör-, Geschmacks- und Geruchssinn, sind uns im Alltag sehr nützlich, aber im Vergleich mit unseren modernen Präzisionsinstrumenten sind sie sehr begrenzt. Wenn der Sichtbereich unserer Augen nur ein kleines bißchen weiter wäre, hätten wir alle einen Röntgenblick. Man stelle sich vor, was für einen Unterschied diese einzige kleine Veränderung ausmachen würde. Unsere Realitätssicht wäre verwandelt!

Wenn wir die Natur der Materie verstehen wollen, brauchen wir die moderne Physik mit ihrer ganzen wunderbaren Technologie. Wenn die Physiker die Materie analysieren, sehen sie sie sich genauer an, erforschen sie mit Hilfe von Mikroskop, Elektronenmikroskop und mathematischer Theorie.

Die meisten von uns dürften eines der Resultate kennen – die Atomstruktur der Materie. Das Atom ist ein Modell für den elementaren Baustein. Diese Bausteine sind wie die Teile eines Kinderbaukastens zusammengesetzt und bilden alle uns bekannten Substanzen.

Das Atom hat bekanntlich einen Kern, den Elektrone in einer Umlaufbahn umkreisen, ganz ähnlich wie die Planeten die Sonne. Wenn wir aber ein Atom vergrößern, dann sehen wir, wie „löchrig" die Materie in Wirklichkeit ist. Wenn wir uns nämlich den Atomkern als erbsengroß, etwa ½ cm im Durchmesser, vorstellen, dann hätte das nächste Elektron dieselbe Erbsengröße; es wäre 175 Meter entfernt und würde sich mit der unglaublichen Geschwindigkeit von 2000 Kilometern pro Stunde bewegen! Kann denn so viel Raum in etwas sein, das wir als fest betrachten? Man hat errechnet, wenn den Atomen, die den menschlichen Körper bilden, der Raum entzogen würde, dann wäre die verbleibende Masse kleiner als ein Stecknadelkopf!

Und damit ist es noch nicht genug. Die Physiker haben das Atom noch weiter untersucht. Zuerst glaubten sie, der Atomkern und die Elektronen bestünden selbst aus kleinen und kleinsten Teilchen. Aber heute sagen sie etwas noch Erstaunlicheres: Es gibt überhaupt nichts Festes! Das Atom ist lediglich das Erzeugnis konzentrierter Energie. *Materie ist Energie.*

Wir kennen Einsteins berühmte Gleichung $E=mc^2$. Aber ihre Bedeutung zu begreifen fällt uns schwer. E steht für Energie, m für Masse und c für die Lichtgeschwindigkeit. Die Gleichung besagt, daß Masse ein Produkt aus Energie und Licht ist – eine esoterische Aussage, die auch einer der alten Weisen formuliert haben könnte.

Dies ist für mich das Bemerkenswerteste von allem. Die modernen Physiker werden die Philosophen der Neuzeit. Denn wenn sie tiefer in die Natur der Materie eindringen, sind sie gezwungen, sich mit der Energie zu befassen und zu versuchen, sie zu verstehen. Wenn nämlich alle Materie aus Energie besteht, worin bestehen dann die Unterschiede? Warum vereinigt sich ein „Energieblock" zu einem Felsen, ein anderer zu einem Baum, ein anderer zu einem Menschen?

Die wenigen mutigen Spitzenphysiker, die aufs neue bereit sind, die lebenswichtige Frage nach dem Warum zu stellen, müssen einen anderen Begriff einführen – den des Bewußtseins. Sie sagen, daß Bewußtsein Energie erzeugt, die wiederum von unseren fünf Sinnen als das interpretiert wird, was wir unter Materie verstehen.

Was für eine Vorstellung! Bewußtsein erzeugt Energie, die wiederum Materie erzeugt. Denken geht der Form voraus. Ich muß daher annehmen, daß ich und alle um mich herum essentielle Reflexionen unseres Gesamtbewußtseins sind. Und angesichts unserer geordneten Welt muß ich ferner annehmen, daß ein allgegenwärtiges Bewußtsein den Rahmen herstellt, in dem sich alles abspielt.

Die meisten Menschen haben eine ähnliche Realitätssicht; jeder sieht die Welt im Grunde ähnlich wie der andere. Wir reagieren auf ein universales Energiekonzept. Innerhalb dieser Grundsubstanz strahlen wir unsere eigene Einflußsphäre aus – wir projizieren unsere eigenen Gedanken und Energien und regulieren so das Bild. Diejenigen, die fähig sind, neue Gedankengänge zu entwickeln und zu projizieren, können das Bild nach Belieben verändern. Die Realität findet ihre Grenzen in unserer Fähigkeit, uns ihre Möglichkeiten vorzustellen.

Können wir da die wahre Natur des Menschen begreifen? Wie können wir ein Modell formen, das diesen Vorstellungen, daß Materie gleich Bewußtsein ist, Rechnung trägt, und das außerdem das Phänomen der bekannten physikalischen Welt berücksichtigt?

Warum erzeugt ein allgegenwärtiges, allumfassendes Bewußtsein die Energieblocks, die sich zu den Dingen vereinigen, die wir Atome nennen, die sich wiederum auf unterschiedliche Weise verbinden, um die vielen Dinge zu erzeugen, die wir Materie nennen? Und was veranlaßt diese Materie, einen lebenden Organismus mit einem eigenen Bewußtsein zu erzeugen? Und wenn das so ist, warum gibt es dann so viele Krankheiten? Wir kommen jetzt zu den grundsätzlichen Fragen, auf die Heiler und Patienten Antwort finden müssen bei ihrem Bemühen, eine ethische Einstellung zu Krankheit und ihrer Behandlung zu finden.

Gegenwärtig werden im Westen alle Arten von paranormalen Phänomenen untersucht. Die Parapsychologie ist eine aufstrebende Wissenschaft, die sich mit diesen Fragen auseinandersetzt, aber noch gibt es keine allgemein anerkannten einheitlichen Grundsätze.

Wenn wir uns jedoch dem Denken und der Metaphysik des Ostens zuwenden, stoßen wir auf ein ständig wiederkehrendes Modell, das sowohl den Phänomenen einen Sinn gibt als auch einen Rahmen liefert, innerhalb dessen man operieren kann.

Die meisten großen Kulturkreise pflegen eine traditionelle esoterische Wissenschaft. Da sie esoterisch ist, blieb sie dem Großteil der Bevölkerung verborgen, wurde jedoch von denen, die in ihre Geheimnisse eingeweiht waren, auf durchaus praktische Weise genutzt. Bei aller Verschiedenheit der Kulturen besteht eine bemerkenswerte Übereinstimmung in den Grundsätzen. Noch bemerkenswerter aber ist, daß diese Grundsätze mit Begriffen zusammenhängen, die heute von den modernen Physikern verwendet werden.

In der esoterischen Überlieferung der alten Ägypter, Chinesen und Griechen, der Indianer Nordamerikas und der Inkas auf dem südamerikanischen Kontinent, der polynesischen Kahunas und der philippinischen Wunderheiler, der wedischen Seher Indiens, der Frühchristen und später der mittelalterlichen Alchimisten und Mystiker Europas, überall finden wir dieses wiederkehrende Menschenbild. Es ist in seiner Natur esoterisch, wird aber nach wie vor auf überaus praktische Weise genutzt. All diese Völker sahen den menschlichen Körper als Endergebnis einer Folge voneinander abhängiger und sich gegenseitig beeinflussender subtiler Bewußtseinsebenen.

Sie sahen den Menschen als Gesamtsumme von sieben Bewußtseinsebenen. Jeder Ebene ist die Form eines Energiekörpers zugeordnet. Nur die Energie des physikalischen Körpers ist dicht genug, um unmittelbar von den fünf Sinnen aufgenommen zu werden und so beispielsweise die Wahrnehmung einer anderen Person zu ermöglichen. Die anderen Energiekörper können nur aus Rückschlüssen hergeleitet oder durch hellseherische oder übersinnliche Eigenschaften direkt wahrgenommen werden. Wenn wir die emotionale oder astrale Ebene, wie sie häufig genannt wird, betrachten, denke ich vielleicht, daß Sie glücklich sind, weil ich Sie lächeln sehe oder laut lachen höre, aber das bedeutet nicht, daß ich Ihre Empfindungen richtig deute. Sie halten womöglich eine Fassade aufrecht. Ein Hellseher jedoch könnte, sagen wir anhand subtiler Farbausstrahlungen, Ihre unmittelbaren Emotionen sehen und so besser darüber informiert sein, wie Ihnen tatsächlich zumute ist. Ähnlich sagen auch die Heiler, daß sie ihre Diagnose auf der Wahrnehmung der verborgenen Energie der Gesundheitsaura gründen.

Die einzelnen Bewußtseinsebenen haben folgende Namen:

Geistig	Seelisch
geistig-moralischer Verstand	
spirituell-intuitioneller Verstand	Höheres Ich oder Seele
Höherer intuitioneller Verstand	
geistig-intellektueller Verstand	
Emotional-Astral	Niederes Ich oder Leiblichkeit
Physikalisch-Ätherisch	

Die Bewußtseinsebenen sind nur aus Bequemlichkeit auf einer ansteigenden Skala dargestellt, in Wirklichkeit überschneiden sie sich jedoch.

In diesem Schema sind außerdem die verschiedenen Naturbereiche dargestellt. Es heißt, daß sie in verschiedenen Bewußtseinsebenen konzentriert seien. Das Mineralienreich befindet sich auf der physikalischen Ebene.

Ein Stein ist fürwahr ein äußerst physikalischer Gegenstand! Das Pflanzenreich ist hauptsächlich auf der physikalischen Ebene angesiedelt, spielt jedoch in die emotionale hinein. Experimente mit Lügendektoren bestätigen diese uralte esoterische Ansicht, indem sie die emotionalen Reaktionen von Pflanzen aufzeichnen. Dies ist in dem Werk *The Secret Life of Plants* (Das geheime Leben der Pflanzen) von Tompkins und Bird sehr gut erklärt.

Das Tierreich ist eng mit der physikalischen und emotionalen Ebene verbunden und spielt auch in die geistige Sphäre hinein.

Als nächstes kommt der Mensch, der die aufregendsten Aussichten hat. Wir Menschen sind auf der physikalischen, emotionalen und spirituellen Ebene aktiv und haben die Möglichkeit zu unmittelbaren Kontakten mit höheren Bewußtseinsebenen. Beim Menschen gibt es die aufregende Unterscheidung zwischen Leib und Seele.

Die Leiblichkeit, das niedere Ich, ist es, womit wir am besten vertraut sind. Unsere leibliche Gestalt, unsere Gefühle und Gedanken. Daran werden wir von anderen erkannt, so stellen wir uns unserer Umwelt dar. Aber wir haben auch eine Seele, das höhere Ich, den innersten Kern unseres Seins. Das ist der beständigere, reinere, unkompliziertere Teil von uns.

Die meisten von uns sind sich der Natur ihres niederen Ich, ihrer Leiblichkeit, bewußt und wirken auf diesem Niveau. Nur in Momenten der Betrachtung oder Erleuchtung bekommen wir Kontakt mit dem höheren Ich, der Seele. Die Lücke zwischen Leib und Seele ist das sprichwörtliche Nadelöhr der Bibel, und der Geist fungiert als Stützpunkt zwischen dem physischen und spirituellen Menschen. Der Intellekt muß in Intuition umgewandelt werden, um diese Lücke zu überbrücken.

Es ist der Zweck unseres Lebens, diesen Sprung zu tun. Unser Ziel ist es, uns von den Begrenzungen der Leiblichkeit zu befreien und als geistige Wesen umherzuschweifen.

Der Tod spielt in diesem Prozeß seine Rolle als Mittler zu einem neuen Anfang. Es heißt, mit dem Tod fällt die körperliche Hülle ab, und unser Bewußtsein besteht in einem anderen Zustand weiter. Gewöhnlich ist unser neuer Leib unser Astralleib, vielleicht auch ein höherer Leib, je nach dem Stadium unserer Entwicklung. In diesem veränderten Bewußtseinszustand entwickeln wir uns weiter, bevor wir in einem neuen physischen Leib wiedergeboren werden, um uns dem Zustand der Vollkommenheit zu nähern, der allen Menschen bestimmt ist.

Die Reinkarnation, die Wiedergeburt, wird vom Gesetz des Karma beherrscht, das im Grunde das spirituelle Gesetz von Ursache und Wirkung ist. So wie es physisch auf jede Aktion eine entsprechende Reaktion gibt, so auch spirituell: Wie man sät, so wird man ernten.

Daher werden gute Taten belohnt, und schlechte müssen wiedergutgemacht werden. Das Ziel ist Fortschritt über das Gesetz des Karma hinaus. Von den Banden vergangenen Tuns befreit, können sodann Taten um ihrer ihnen innewohnenden „Richtigkeit" willen vollbracht werden, ohne jeden Gedanken an ihren eventuellen Nutzen. Das führt zu einem Zustand der Erleuchtung und Vereinigung mit dem Geistigen – der endgültigen Bestimmung.

Diese Vorstellung hilft, die scheinbaren Ungleichheiten um uns herum zu erklären, und schafft einen Anreiz zu ethischem, moralischem Verhalten in allen Situationen.

Nun aber zurück zur Heilung. Der ätherische Leib ist für unsere Betrachtung äußerst wichtig. Er ist das Gegenstück zu unserem physischen Leib. Er besteht aus einer sehr subtilen Energie, die für empfindsame Menschen wie etwa Hellseher als Gesundheitsaura sichtbar ist. Sie kreist um sieben Schakras. Schakra ist ein Sanskrit-Wort und bezeichnet die Konzentration dieser subtilen Energie, die, so sagt man, in sieben verschiedenen Bereichen des Rückgrats und des Kopfes sitzen. Jedes Schakra ist eine Reflektion einer Bewußtseinsebene und direkt mit einer bestimmten endokrinen Drüse verbunden.

Man kann sich die Schakras als Energietransformatoren in einem elektrischen Leitungsnetz vorstellen. Sie übertragen Energie auf ein Netzwerk von Stromleitungen, die man Meridiane oder Nadire nennt und die durch den physischen Leib strahlen. Die Meridiane korrelieren mit dem Nervensystem, das wiederum die Sekretionen aus den endokrinen Drüsen reguliert. Die so freigesetzten Hormone wandern mit dem Blut durch den Körper und dienen dazu, den Körper in seiner natürlichen Balance zu halten; hier liegt die Verbindung vom Bewußtsein zur Materie. Aus dem Bereich des Bewußtseins strömt Energie, um die ethische Energie in den einzelnen Schakras zu beleben. Diese Energie beeinflußt dann über die Meridiane die Regulierung der endokrinen Drüsen durch das Nervensystem. Die Hormone, die dann durch das Blut fließen, sind lebenswichtig zur Erhaltung des physischen Leibes.

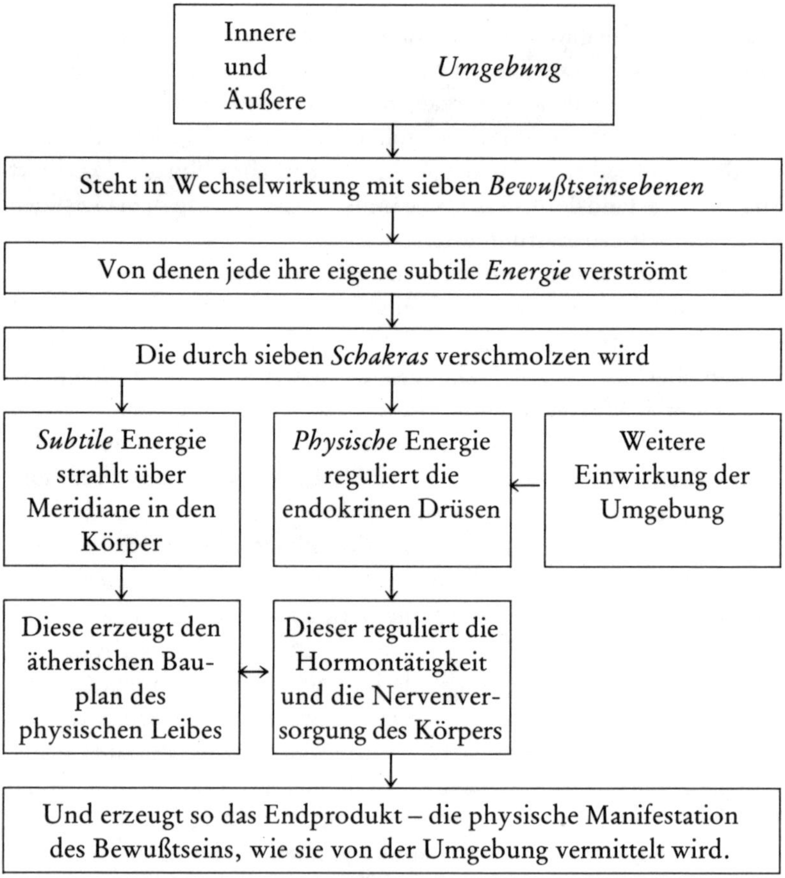

Aus dieser Sicht ist der physische Leib das Endergebnis formgebender Energien, wie sie vom ätherischen Leib vermittelt werden, der sich in einem Zustand dynamischen Flusses befindet. Seine Eigenschaften variieren mit der Qualität der Energien, die aus den verschiedenen formgebenden Bewußtseinsebenen kommen, und mit der Wechselwirkung seines physischen Gegenstücks, des Körpers, mit dessen unmittelbarer physischen Umgebung.

Krankheit kann daher rein physische Ursachen haben, wie es bei Unfällen der Fall ist, aber meistens ist sie auf Anomalien in den

Energieströmungen zurückzuführen. Solche Anomalien sind Widerspiegelungen von Disharmonie in den Bereichen, die im Brennpunkt der Aufmerksamkeit des Patienten stehen. Viele Menschen konzentrieren sich heutzutage hauptsächlich auf die emotionale Sphäre, während eine wachsende Anzahl sich mit der geistigen Sphäre befaßt. Das ist darauf zurückzuführen, daß den psychosomatischen Krankheiten immer mehr Aufmerksamkeit entgegengebracht und der Rolle von Spannung und Angst bei der Entstehung von Krankheiten zunehmend Beachtung geschenkt wird.

Wenn wir unsere grundsätzlich spirituelle Natur erkennen, ist es leicht, die entscheidende Beteiligung der Seele zu sehen und Krankheit beim Menschen als das Endstadium der Disharmonie zwischen Seele und Leib zu betrachten, eine Reibung zwischen Ambitionen des höheren Ich und dem Tun des niederen Ich. Wenn eine solche Disharmonie ungelöst bleibt, offenbart sie sich als physische Realität, so daß wir gezwungen sind, uns mit ihr auseinanderzusetzen.

So gesehen, bietet sich durch Krankheit Gelegenheit, über unsere Begrenzungen hinaus zu wachsen. Um Nutzen aus Krankheit zu ziehen und wirklich daraus zu lernen, müssen sämtliche Aspekte betrachtet werden. Doch im unmittelbaren Krankheitszustand scheint häufig die körperliche Verfassung Vorrang zu haben. Die meisten Menschen, die in der physischen Welt leben, lehnen Krankheit und Tod ab. Sie wollen im Diesseits fortbestehen, um so viel Erfahrungen und Fortschritte wie möglich zu machen.

Wie gehen wir nun daran, einen kranken Körper zu heilen? Wenn Disharmonie der eigentliche Grund ist, dann hat offensichtlich alles, was die Harmonie wiederherstellt, eine heilende Wirkung. Bei einer schweren Krankheit können jedoch die Symptome so ernst und so physisch sein, daß es für die Betroffenen nicht möglich ist, die Situation lediglich durch Nutzung der esoterischen Energien zu normalisieren. Dies ist zweifellos eine aufkeimende Wissenschaft. Während viele Menschen durch Nutzung dieser subtilen Energien ungeheure Veränderungen herbeiführen können, ist es doch oft notwendig, den akuten Zustand durch eine Operation und rein physikalische Medizin zu lindern, um ein Weiterleben zu sichern.

Hier gilt es, den richtigen Mittelweg zu finden. Die erprobten physikalischen Behandlungsmethoden werden lange Zeit ihren Platz behalten, was von übereifrigen Fürsprechern der alternativen Medizin oft übersehen wird. Aber man muß sich darüber klar sein, daß eben diese physikalische Medizin häufig nicht über die Behandlung der physischen Symptome hinausgeht. Ist die physische Verfassung erst stabilisiert, muß man sich unbedingt den tieferen Ursachen und ihrer Korrektur zuwenden, um eine vollständige Heilung zu erzielen.

Doch bevor ich hier fortfahre, möchte ich gern noch einmal auf das Wunder der physischen Heilkunst zurückkommen. Betrachten wir die unglaubliche Verletzung durch ein gebrochenes Bein. Man kann sich die Zerstörung des Gewebes leicht vorstellen, die gebrochenen Knochen und vielleicht den Nagel, der alles zusammenhalten soll. Doch nach dem ärztlichen Eingriff und dem Verstreichen einer relativ kurzen Zeit werden die Funktionen wieder normal, und später ist auf der Röntgenaufnahme kaum noch etwas oder auch gar nichts von dem Schaden zu sehen. Wie kommt das? Was bewirkt diese wahrhaft wunderbare Heilung?

Wir wissen ziemlich viel über den Vorgang, aber wie steht es mit der Ursache? Warum ist das so? Ich behaupte, daß ein relativ gleichbleibendes Modell der körperlichen Gestalt, wie sie von der ätherischen Körperkonzeption vorgegeben ist, den Vorgang erklärt. Wenngleich die physische Form durch eine Unfallverletzung verändert wird, bleibt die Grundform, das ätherische Modell, erhalten. Deshalb kommt es unter den richtigen Bedingungen zur Heilung und zur Rückkehr zu den normalen Funktionen. Es ist ein Irrtum zu glauben, daß ein Außenstehender irgend etwas heilt. Ein Heiler kann helfen, den Heilungsprozeß zu beschleunigen, aber seine wahre Rolle besteht darin, die richtigen Bedingungen zu schaffen, unter denen die *Heilungsprozesse* des Patienten selbst den Normalzustand wiederherstellen können.

Die Betrachtung dieser subtilen Energie schließt auch die vielen anderen Möglichkeiten der Heilung mit ein. Die Einhaltung einer Diät wirkt sich zum Beispiel zunächst einmal auf die physische Ebene aus und reinigt den physischen Organismus. Doch da Nahrung ihre eigene ätherische Energie hat, kann sie auf dieser Ebene auch eine Quelle von Belebung sein. Dies ist mit ein Grund, warum viele Menschen die Verwendung reiner Nahrungsmittel befürworten, die so natürlich wie möglich angebaut werden. Je natürlicher, je frischer und gehaltvoller unsere Kost, um so mehr Energie enthält sie. Auch glaubt man, daß die subtile Energie der Nahrung vermehrt werden kann, wenn sie von einer sensitiven Person, die auf solche Ideen eingestimmt ist, angebaut wird. Der ätherische Wert vieler Massenprodukte dagegen dürfte gleich Null oder sogar ausgesprochen negativ sein.

Die *Meditation* dient dazu, das höhere und das niedere Ich im Gleichgewicht zu halten. In einem Zustand, in dem man sich seiner physischen, emotionalen und geistigen Ebene nicht mehr voll bewußt ist, kann die innere Reinheit des höheren Ich die Harmonie des ätherischen Modells und damit die normale physische Verfassung wiederherstellen. Ainslie Meares sagt, die *Meditation* führt zurück zu einem Zustand, in dem das Immunsystem angeregt wird, normal zu funktionieren. Dies veranlaßt den Körper, das Vorhandensein von Krebszellen zu erkennen und sich ihnen zu widersetzen. Dies, sagt Meares, wird über eine Einwirkung auf den Cortisonspiegel bewerkstelligt. Sie sehen, wie sehr sich die Vorstellungen ähneln, sei das Niveau der Erklärungen auch noch so verschieden.

Die philippinischen Wunderheiler sind imstande, große Mengen unmittelbarer Heilenergien zu dirigieren. Manchmal operieren sie auf einer rein physischen Ebene. Meistens jedoch arbeiten sie vornehmlich auf der ätherischen und astralen Ebene. Manche verstehen sich auf die geistige und ganz wenige auf die seelische Ebene. Christus war ein göttlicher Heiler – er war fähig, auf jeder Ebene zu heilen.

Diese ätherische Energie, von der wir sprachen, hat ihr globales und universales Gegenstück, verbunden mit dem alles durchdringenden Bewußtsein. Diese Energie ist es, auf die sich die psychischen Wunderheiler und andere Gesundbeter stützen. Meist akzeptieren sie sie als eine Gottesgabe und belassen es dabei. Es ist jedoch unschwer zu erkennen, wenn wir unser Modell zugrunde legen, daß sie sich eigentlich auf die universale Energie stützen, sie mit ihrem Geist vereinigen, wie eine Linse die Sonnenstrahlen in ihrem Brennpunkt vereinigt, und sie dann als einen Energiestrahl, den man mit einem Laserstrahl vergleichen kann, durch ihre Finger senden.

Dieser Energiestrahl kann sodann die positiven und negativen Ladungen neutralisieren, die auf der molekularen Ebene die Gewebe zusammenhalten. Sind diese Kräfte nicht vorhanden, trennen sich die Gewebe und können durchdrungen werden. Wenn die Energie abgezogen wird, stellen die ätherischen Kräfte des Körpers das Strukturmodell wieder her, so daß die physischen Strukturen ihren Normalzustand wieder annehmen, ohne daß eine Narbe zurückbleibt.

Manche Leute dagegen glauben, daß die psychische Heilkunst durch die Wirkung der Harmonik zustande kommt. Sie glauben, daß die Heiler imstande sind, ihre Hände in eine harmonische Resonanzbeziehung zu dem Gewebe ihrer Patienten zu bringen, so daß beide sich vermengen können, genau wie zwei Gase sich vermengen können.

Wie auch immer es zustande kommt, wenn die Heiler erst in den Körper eingedrungen sind, machen sie sich eine magnetische Kraft zunutze, die es ihnen ermöglicht, die erkrankten Energien zu bündeln und zu entfernen. Es muß darauf hingewiesen werden, daß dabei häufig die Erscheinungsform verändert wird. Das heißt, genau wie Dampf zu Wasser kondensieren kann, so scheinen die Heiler imstande zu sein, die subtilen formgebenden Energien, die mit einem physischen Krankheitssymptom in Zusammenhang stehen, zu konzentrieren und in eine physische Form niederzuschlagen. Dies ist eine Demonstration, wie Energie dazu gebracht wird, Gestalt anzunehmen – eine echte Materialisierung.

Auf den Philippinen sagte man mir, daß meine Knochentumore zu dicht seien, um auf physische Weise entfernt werden zu können, daß aber die mit ihnen verbundene ätherische Energie fortgenommen werden könne. Dann würde meine physische Form sich wieder ihrer normalen Struktur anpassen, sofern ich die zerstörerischen ätherischen Energien nicht wieder ins Leben riefe. Daher war es nach dem ersten Auftrieb wichtig, die Ursachen der Disharmonie in mir zu erforschen.

Nach der Rückkehr von den Philippinen verspürte ich einen beachtlichen Heilungsaufschwung. Doch die Tumore wuchsen weiter, wenn auch langsam. Mir wurde klar, daß ich die notwendigen Veränderungen in mir selbst nicht vollzogen hatte. Erst nach vielen weiteren Anstrengungen, die in meiner Begegnung mit Sai Baba, einem indischen Heiligen, gipfelten, war ich wirklich imstande, mich von meinen Krebsbeschwerden zu befreien.

Dennoch hört der Prozeß nicht auf, den jeder von uns unweigerlich durchmacht, nämlich die Entwicklung eines Systems, in welchem unsere Möglichkeiten auf ein Höchstmaß gebracht, unsere Fehler korrigiert werden, und wir im Einklang mit unseren Prinzipien leben.

Diese Energien können gelenkt und positiv genutzt werden. (Vgl. 5. Kapitel)

Jeder von uns strahlt diese subtilen Energien aus. Sie sind von der Qualität der Bahn abhängig, durch die sie strömen. Daher ist es lebenswichtig, daß wir uns alle bemühen, uns von Komplikationen innerhalb unserer Persönlichkeit so frei wie möglich zu halten.

14. Kapitel

Das Mysterium des Lebens

Auf der Suche nach einer bindenden Grundstruktur zur Erklärung des Lebensphänomens, soweit es uns bekannt ist, müssen wir noch weiter forschen. Was können wir vom Mysterium des Lebens wissen?

Wir müssen hinter die materielle Welt blicken, hinter das Wissen von der Psyche und die Vermutungen über das Psychische, und uns mit dem Kern des Lebens an sich befassen.

Bei der Erforschung der Welt der Sinne durch den heutigen Menschen enthüllen sich uns viele Geheimnisse der physischen Realitäten, und unser Wissen um das Endliche nimmt zu. Aber wie steht es mit dem Unendlichen?

Die meisten Menschen, die die Sinneswelt erforscht haben, sind hauptsächlich von den Annehmlichkeiten angetan. Unsere moderne Welt wird von Bequemlichkeit und sofortiger Befriedigung bestimmt. Aber, so scheint es, je mehr sich die Menschen in die Bereiche physischer Freuden vertiefen, um so mehr haben sie das Gefühl, daß etwas fehlt, und um so mehr streben sie nach einem tieferen Glücksempfinden. So wie es aussieht, nähert sich die moderne Gesellschaft mit ihrer großartigen Technologie nunmehr den Grenzen dessen, was in der physikalischen Welt möglich ist. Unsere Probleme können heutzutage im allgemeinen auf physikalischer Ebene gelöst werden, aber sie lassen ein moralisches Dilemma zurück.

Ob es um Atomkraft geht, um Retortenbabys oder Organtransplantationen, das praktische, physikalische Know-how ist vorhanden. Aber hat die Weisheit mit der Wissenschaft Schritt gehalten?

Die bleibenden Probleme, die noch ungelösten Fragen müssen nunmehr auf ethischer, humaner Ebene behandelt werden.

Man braucht nur einen kurzen Augenblick zu überlegen, um zu erkennen, daß dies wahr ist. Wenn Sie am späten Abend zu Bett gehen, das Licht ausknipsen und sich unter die Decke kuscheln, brauchen Sie nur einen Moment stillzuhalten, um zu erkennen, daß das Leben mehr ist als die physischen Ereignisse des Tages. In der Stille der Dunkelheit *wissen* Sie es. Wenn Sie sich den Tag in Erinnerung rufen, brauchen Sie keinen außenstehenden Menschen und keine Regel, um die Verdienste Ihres Tuns und Denkens zu bemessen. Die leise innere Stimme weiß es, und wenn Sie ihr nur einen Augenblick zuhören, sagt sie es Ihnen laut und deutlich.

Vielleicht ist dies das „Unheimliche“ daran. Wenn es eine absolute Weisheit und Wahrheit gibt, einen absoluten Begriff dessen, was gut und was schlecht ist, und wenn dieses Wissen in jedem von uns ist, dann besteht eine vollständige Verantwortlichkeit. Diese Verantwortlichkeit richtet sich an keinen Außenstehenden, keinen, den man belügen oder betrügen kann, sondern einzig und allein an uns selbst.

Vielleicht ist dies der Grund, warum manche Menschen allem Spirituellen instinktiv ausweichen. Es mag gewiß angenehmer sein, sich auf der oberflächlichen, physischen Persönlichkeitsebene zu bewegen. Wiewohl eine solche Existenz mit Ängsten befrachtet ist und niemals in vollkommenes Wohlbefinden münden kann, nehmen viele irrigerweise an, daß dies die leichteste Wahl sei.

Immer mehr Menschen erkennen jedoch die Grenzen der materialistischen Welt. Vor Jahren schritten Hippies und Aussteiger aus der bestehenden Gesellschaft auf dem Weg der Suche nach der spirituellen Realität voran, aber inzwischen gibt es eine neue Spezies des Suchenden. Auf allen Lebenswegen, vom bescheidensten bis zum mächtigsten, macht sich ein wachsendes Bedürfnis nach einem neuen Sinn des Lebens bemerkbar, und immer mehr Menschen gelangen zu der Erkenntnis, daß dies nur auf spiritueller Ebene möglich ist.

Denn neuerdings besteht das Bedürfnis, diese Geistigkeit auch im

Praktischen auszudrücken und die alltäglichen Aufgaben und Vorkommnisse mit neu entdeckter Begeisterung und Liebe zu erfüllen.

Dadurch wird eine neue Stimmung erzeugt. Aus dem Konflikt, der eine Folge der vom Materialismus erzeugten Ängste war, entspringen neue Hoffnung und ein neues Zusammengehörigkeitsgefühl.

Die Heilung der Individuen zieht eine Heilung des Planeten nach sich. Denn zum Menschsein gehört, daß wir nur wahrhaft glücklich sein können, wenn wir uns in innigster Einheit mit etwas fühlen, das größer ist als wir, wenn wir ein Teil dessen sind und uns in Harmonie damit befinden. Wenn wir uns einen solchen Rahmen schaffen, wird unser Leben angenehm und sinnvoll, und nur dann ist das innere Wohlbefinden gewährleistet.

Hierin liegt das Geheimnis. Wir haben einen inneren Kern, der oft von unserer äußeren Realität, unserer Persönlichkeit abweicht. Wenn unser Leben auf weltliche Belange, auf die physische Welt und unsere Persönlichkeit ausgerichtet ist, dann bleibt es allerdings vergänglich. Es ist, als lebten wir im Schatten. Wir haben ständig das Gefühl, innerlich gespalten zu sein. Nur wenn wir unsere innere Realität erkennen und mit ihr in Einklang sind, erhält unser Leben den Sinn, nach dem wir suchen. Wenn Persönlichkeit und Seele eins sind, dann kehrt Harmonie ein.

Man muß sich darüber im klaren sein, daß diese Suche nach einer geistigen Realität eine ganz und gar persönliche Suche ist. Sie kann nicht durch die Worte eines anderen Menschen erfüllt werden. Zwar bieten Bücher und die Weltreligionen viele wertvolle Wegweiser, aber der moderne Mensch ist sich bewußt, daß nur eine ganz persönliche Erfahrung des Spirituellen den einzelnen befriedigen kann. Sie muß von innen kommen.

Für mich ist es ein Segen, daß ich einen Hang zur Ordnung in meinem Leben habe. Ich bin in keiner Weise evangeliumsgläubig. Wenn ich meine Niederschriften zu diesem Thema betrachte, zittere ich ein wenig. Ich sehe mich als frühreifen Studenten, erfüllt von Begeisterung für das, was ich erfahren habe. Ich lächle meinem Glück zu und vertraue auf Gott, daß ich auf meinem Weg nicht allzu viele Fehler mache.

Ich habe in meinem Leben einen Sinn für Ordnung entwickelt. Ich habe einen ganz persönlichen Begriff von Gott, woher ich komme, was ich hier tue und wohin ich gehen werde. In diesem Rahmen fühle ich mich wohl, es gibt allem, was ich erlebe und erfahre, einen Sinn. Er hat die Prüfungen meines Lebens zu Chancen statt zu Problemen gemacht, und bislang war nichts so schwierig, daß es nicht zu bewältigen gewesen wäre.

Dies ist der springende Punkt. Wir alle haben einen Gott. Unser Gott versieht uns mit unserem fundamentalen Glaubensgebäude. Für manche bedeutet Gott Geld oder Status in der materiellen Welt. Für manche ist Gott ein abwesendes, furchteinflößendes mythologisches Wesen, das unumschränkt und streng waltet. Für wieder andere ist hinter jeder Lebensäußerung der göttliche Funke. Die Gestalt, die Ihr Gott annimmt, bestimmt die Rangfolge Ihrer Möglichkeiten. Sie bringt *Ordnung* in Ihr Leben; sie bestimmt Ihre grundsätzlichen Entscheidungen und die Grundregeln Ihrer Existenz. Ebenso setzt Ihr Gott Ihnen Grenzen. Wenn Geld Ihr Gott ist, sind Sie begrenzt auf das, was Sie kaufen und verkaufen, was Sie besitzen und abgeben können. Sie sind begrenzt auf hundert Mark, tausend, eine Million? Das ist wahrhaftig ein kleiner Gott!

Mein Gott ist ein *Großer Gott*. Unendlich. Ich sehe ihn in der ganzen Schöpfung. Wann immer ich Ermutigung brauche, muß ich nur ins Grüne hinausgehen, mich hinknien, im Gras suchen und über die Myriaden winziger Lebensformen staunen. Welche Vielfalt, welche Farbigkeit, was für Gestalten und Laute! Welche Schönheit! Und wieder wundere ich mich, wie heiter die Schöpfung ihr Werk vollbringt.

In den kostbaren Momenten stiller *Meditation* konnte ich kurze Einblicke in die Tiefen dieser schöpferischen Kraft gewinnen. Ich sehe sie ausgestrahlt in dem natürlichen, überschäumenden Lächeln der Kinder. Es rührt meine Seele, wenn die Sonne in ihrer strahlenden Pracht untergeht, die Berge in flüssiges goldenes Licht taucht, und wenn nach Einbruch der Dunkelheit die Sterne aufblitzen und mich an die Unermeßlichkeit unseres Universums gemahnen. Dann bin ich zutiefst betroffen über meine Individualität. Zu denken, daß mir dies alles bewußt ist, diese unermeßliche Weite der tätigen Schöpfung, und doch wurde *ich* geschaffen, um etwas auszudrücken, das ein klein wenig anders ist, um etwas zu dem Ganzen beizutragen! Dies veranlaßt mich zu ehrfurchtsvollem Staunen, es flößt mir Selbstachtung ein und Achtung vor allen meinen Mitmenschen, und ich erkenne, daß die Liebe, die ich für mich selbst empfinde, die Liebe zu dem göttlichen Funken in mir und in allen Menschen ist.

Lassen Sie mich einen Vergleich mit der symphonischen Musik ziehen. Als Neuling im Publikum hören wir die Töne einer großen Symphonie und können nur einen kurzen Abschnitt der gespielten Musik aufnehmen. Unsere Kenntnis dessen, was vorher war und was danach kommt, ist sehr begrenzt. Wenn wir das Konzert wieder und wieder hören, lernen wir die gesamte Partitur kennen. Wir nehmen die wiederkehrenden Rhythmen wahr, und während wir den unmittelbaren Abschnitt, dem wir lauschen, genießen, sehen wir ihn nun als Teil eines zusammenhängenden Ganzen. Und wenn wir uns mehr mit Musik befassen, fangen wir womöglich an, selbst ein Instrument zu spielen, zaghaft zunächst, und mit zunehmendem Selbstvertrauen können wir dann unseren Platz im Orchester einnehmen. Jetzt erzeugen wir selbst Musik. Für das Publikum mögen wir nur eine kleine Stimme in einer wunderbaren Symphonie von Tönen sein, aber wenn wir nicht mit den anderen harmonieren, entsteht ein Mißklang. Wenn aber alle im Einklang ihren Part spielen, entsteht Harmonie.

Betrachten wir noch etwas anderes. Ein Symphoniekonzert hängt von weit mehr ab als von den Musikern. Da sind die Bühnenarbeiter, die Kartenverkäufer, die Veranstalter, die Putzfrauen, das Publikum, die Taxifahrer, die die Beteiligten befördern, und so weiter. Jeder ist wichtig. Die Musiker mögen im Rampenlicht stehen, aber was, wenn die Beleuchter nicht da wären? Was, wenn die Putzfrauen ihre Arbeit nicht machten? Jeder einzelne hat seine Rolle zu spielen, und jeder ist auf den anderen angewiesen.

Und während ich mich bemühe, mich in die Harmonie der Töne einzufügen, erkenne ich, daß der Dirigent in meinem Leben dieser sehr wichtige, sehr *Große Gott* ist. Ich habe eine Beziehung zu diesem

Gott, die ich schätze und an der ich stets arbeite. Ich halte regelmäßige Zwiesprache mit meinem Gott und habe ihn als verläßlich kennengelernt – immer da, immer bereit, immer überlegen. Was ich auch brauche, es wird mir stets zuteil werden. Ich weiß, mein Leben hat einen Sinn und eine Struktur, und nur, wenn ich mich mit persönlichen Belangen befasse und den geistigen Faden verliere, werde ich Probleme haben.

Im Laufe der Jahre habe ich durch den Rhythmus, nach dem unser Leben verläuft, noch mehr Zuversicht gewonnen. Ich glaube nicht mehr an Zufälle, sondern staune immer aufs neue über das Gesetz der Synchronität. Wie viele Dinge ereignen sich, wie vielen Menschen begegnet man genau zur rechten Zeit, wenn man sie am nötigsten braucht.

Ich sehe, daß alle Ereignisse in meinem Leben zu meinem Besten sind, nicht, weil ich ein geborener Optimist bin, sondern weil ich fühle, daß ein *Großer Gott* im innersten Kern meines Lebens ist. Wegen meines Begriffs von meinem *Großen Gott* bin ich zuversichtlich, daß alles möglich ist. Mein Gott ist unendlich groß, unbegrenzt in seinem Vermögen.

Somit ist es unmöglich, diesen Gott in seiner Ganzheit zu kennen. Wie bei einem Spaziergang am weiten Meer können wir nur ein Weniges vom Ganzen erfassen, das Bißchen, das in unserem Gesichtskreis, in unserem Begriffsfeld liegt. Aber manche Dinge kann ich mit meinem Bewußtsein erfassen.

Erstens erkenne ich das Wirken einer großen Intelligenz in dem mir bekannten Universum. Wenn man die unendlichen Reiche der Natur, vom winzigsten bis zum massivsten, betrachtet, wird das Wirken einer Intelligenz offenbar. Auch hier steht man vor einer grundsätzlichen Wahl. Entweder erkennt man, daß das Leben geordnet ist, oder man erkennt es nicht. Die Wahrscheinlichkeit, daß das ganze Leben lediglich das Erzeugnis mathematischer Zufallsbegebenheiten ist, muß wahrhaftig gewaltig sein. Ich finde, es bedarf eines größeren Glaubens, die Wahrscheinlichkeit zu ignorieren und Atheist zu sein, als sich über diesen einigenden Faden, der sich durch die ganze Schöpfung zieht, zu freuen.

Das erste, was ich bei meinem Gott erkennen kann, ist also Intelligenz. Dieses universale Bewußtsein verleiht dem Leben seine Grundstruktur. Dieses große Bewußtsein Gottes durchdringt alle Dinge, es versorgt uns mit dem Energiemodell, das wir als Materie interpretieren. Gott projiziert Intelligenz – sein Bewußtsein – wie ein Vorführer in einem Kino. Die meisten von uns blicken auf dieselbe Leinwand, sehen dieselben Filme. Jeder von uns kann den Inhalt des Films in sich aufnehmen. Aber nur wenige können anscheinend ihre eigenen Filme für andere projizieren. Das Bewußtsein projiziert die Bilder, die der Geist dann interpretiert. Bewußte Intelligenz ist das erste Prinzip.

Dann können wir sehen, daß eine zweite Grundkraft im Spiel ist. Denn wenn Intelligenz funktionell sein soll, darf sie nur das sein; sie muß handeln. Manche Menschen sprechen von Kraft, oder gar von Willen, wenn sie die handelnde Intelligenz meinen. Dieses Charakteristikum der Intelligenz ist jedoch leicht zu erkennen. Stellen Sie sich vor, Sie seien ausschließlich reine Intelligenz. Stellen Sie sich vor, Sie seien ohne Sinneswahrnehmungen in einem schwarzen schalldichten Kasten geboren. Was würden Sie tun? Sie würden natürlich etwas unternehmen! Sie würden eine Tür suchen, sich eine Tür schaffen, hinausgehen, etwas tun. Handeln ist also das zweite Merkmal.

Wenn Sie nun reines Handeln reiner Intelligenz hinzufügen, können Sie nur eines erzeugen. Denken Sie nach. Es gibt nur eine Möglichkeit: die reine Liebe. Liebe ist also die dritte Eigenschaft, die Gott charakterisiert – sie ist reines Handeln, auf reiner Intelligenz fußend. Diese drei – Intelligenz, Handeln, Liebe – sind die Dreieinigkeit, die in allen großen Religionen den Kern ihres Gottesbegriffs bildet. Im Christentum gibt es Gott Vater, Sinnbild der göttlichen Intelligenz, Gott Sohn – Jesus Christus, Sinnbild der göttlichen Liebe, und den Heiligen Geist, Sinnbild des handelnden Gottes. Im Hinduismus sind es Brahma (Intelligenz), Krishna (Liebe) und Shiva (Handeln).

Somit wurde die Welt, wie wir sie kennen, von einer reinen Intelligenz geschaffen, die aus reiner Liebe handelte. Demnach ist die ganze Welt von Liebe erschaffen und wird von Liebe erhalten. Wenn das so ist, warum sehen wir dann soviel Disharmonie?

Wir müssen uns den Tatsachen zuwenden und entdecken überall Beweise, daß der Mensch ohne Liebe handelt. Wie kann das sein, wenn der Mensch und seine Welt von reiner Liebe erschaffen wurden? Wir müssen einen weiteren wesentlichen Faktor ausmachen.

Dieser läßt sich am leichtesten erkennen, wenn wir den Schöpfungsakt von unserem eigenen Gesichtspunkt betrachten. Ob es vertretbar ist oder nicht, einen unendlichen Gott in unseren endlichen Verhältnissen anzunehmen, ist reine Spekulation, aber die Bemühung um eine vernünftige Erklärung lohnt sich auf alle Fälle.

Ich habe früher einmal australische Finken gehalten. Diese entzükkenden kleinen Vögel stellen ein ausgezeichnetes Spektrum von Gottes Schöpfungskraft dar. Mit der Aufstellung eines Vogelhauses wiederholt man beinahe die Schritte der Schöpfung, der Genesis. Man hat zunächst die Idee, ein Vogelhaus zu bauen und mit Vögeln auszustatten. Ein Plan wird erstellt, dann wird ein Käfig gebaut, Pflanzen kommen hinein, Futternäpfe und Tränken werden gefüllt. Man schafft die bestmöglichen Bedingungen, damit die Vögel es gut haben und sich wohl fühlen. Danach kommen die Vögel hinein.

Wenn Sie nun genau wüßten, daß die Vögel sich wohl fühlen, gedeihen, regelmäßig brüten und sich erwartungsgemäß verhalten würden, würden Sie dann noch mit derselben Begeisterung ans Werk gehen? Würden Sie sich überhaupt die Mühe machen? Der eigentliche Sinn der Sache ist es doch, zu sehen, wie die Insassen auf ihre Umgebung reagieren.

Man findet Begeisterung darin, die Fütterung den Freßgewohnheiten anzupassen, die Brutkästen aufzustellen und so weiter, bis sich die Vögel in dieser künstlich geschaffenen Umwelt einrichten. Wenn die Vögel dann ihre natürlichen Vorlieben zeigen und Sie ihre Gewohnheiten kennenlernen, sie beim Brüten beobachten und an ihrer Freude teilnehmen, haben auch Sie Ihre Freude daran. Der springende Punkt ist der, daß die Vögel innerhalb der von Ihnen gesetzten Grenzen frei beweglich sind. Ihr Handeln läßt sich nicht voraussagen, sondern sie reagieren auf ihre Umgebung.

War dies Gottes Beweggrund? Wer weiß? Es ist jedenfalls ganz offensichtlich, daß der Mensch – aus welchem Grund auch immer –

einen freien Willen hat. Der Mensch, aus dem reinen Geist geboren, hat sein eigenes Bewußtsein mitbekommen und den freien Willen, es so zu benutzen, wie er es für richtig hält, in einer Welt, die der Himmel sein könnte. Dem Menschen ist dies einmalige Zusammentreffen von Geist und Materie gegeben. Nach Gottes Ebenbild erschaffen, verkörpert er ein in einer reinen physischen Form befindlichen reines Bewußtsein. Eben dies tat Jesus Christus. Er war die Verkörperung des wahren Menschen, in ihm haben sich die menschlichen Möglichkeiten ganz erfüllt.

Nun scheint es, daß die Menschheit sich aus der geistigen Einheit locken ließ, um die materielle Sinnenwelt zu erforschen. Indem er diese Wahl mit seinem freien Willen traf, stürzte der Mensch aus dem himmlischen Gott-Bewußtsein in die auf Angst gegründete Weltlichkeit, die uns so vertraut ist. Dieser Sturz bringt eine Trennung von der Einigkeit mit Gott mich sich. Mit der Trennung kommt die Teilung, mit der Teilung kommen Gegensätze. Die natürliche Folge sind die Gegensätze Gut und Böse, Leid und Freud, Jubel und Kummer, Gesundheit und Krankheit. Sogar der Mensch selbst ist geteilt, männlich und weiblich symbolisieren die Gegensätze. Bei der Empfängnis jedoch wird diese Trennung überwunden, wird Einigkeit hergestellt, wenn auch nur für einen Augenblick, und neues Leben entsteht: Das alles ist Teil des Mysteriums des Lebens.

Worauf kommt es nun an? Wenn diese Gegensätze ein unabänderlicher Teil des Lebens sind, wie können wir sie dann überwinden? Sollen wir sie überhaupt überwinden? Wenn wir uns mit dem Ganzen, wenn wir uns mit Gott wiedervereinigen könnten, würden die Gegensätze nicht mehr bestehen, und wir würden wahre Harmonie, wahres Glück erfahren. Deshalb ist alles, das zu Ganzheit, zu Ausgeglichenheit, zu Harmonie führt, ein Heilmittel, deshalb stellt es unsere Gesundheit wieder her. Die Bestimmung des Menschen ist die bewußte Wiedervereinigung mit Gott – sein Ziel muß sein, ein glücklicher Musiker in der Lebenssymphonie zu werden.

Diese Auffassung von meiner eigenen spirituellen Realität, dieses Glaubensgefüge gibt mir das Gefühl, für mein Handeln persönlich verantwortlich zu sein. Es entfernt die Angst aus meinem Leben und erhöht mein Wohlbefinden beträchtlich. Es steigert jedoch auch den Bewußtseinskonflikt zwischen Geist und Persönlichkeit. Wenn ich mich bemühe, beide in Einklang zu bringen, entsteht eine innere Spannung. Aber ich lächle erheblich mehr als früher, und das Lächeln kommt aus tiefstem Inneren.

Ob dies persönliche philosophische Schema für jemand anderen anwendbar ist, kann ich nicht sagen. Sie müssen Ihre innere Suche selbst durchführen, und wenn Ihre Schlußfolgerungen mit meinen übereinstimmen, um so besser. Ich kann nur sagen, daß ich etwas wiederentdeckt habe, das für mich persönlich von großem Wert ist. Mit dieser inneren Überzeugung habe ich etwas überstanden, was für viele Menschen die größte Herausforderung im Leben sein dürfte. Ich hatte Krebs, ich habe ein Bein verloren, und nun lächle ich und meine, alles ist so gekommen, wie es kommen sollte.

Ich hoffe, daß meine Botschaft andere ermutigt, die Herausforderung in ihrem Leben anzunehmen und Probleme in Gelegenheiten zu verwandeln, und daß ihre Gesundheit ganz wiederhergestellt wird.

Zusammenfassung

Wie oft sind wir hoffnungslosen Menschen begegnet. Als ob es nichts gäbe, das sie tun können, um sich selbst zu helfen! Wenn sie dann aber die zahlreichen realistischen Möglichkeiten kennenlernen, über die wir hier gesprochen haben, fragen sie sich nur noch, wo sie anfangen, wie sie das alles bewältigen, was sie tun sollen.

Wir rechnen damit, daß der einzelne Änderungen vornimmt, aber im allgemeinen bietet folgende Aufstellung eine plausible Rangordnung der Prioritäten für diejenigen, die gewillt sind, sich unter Ausschöpfung ihrer sämtlichen Möglichkeiten selbst zu helfen.

Für Patienten, bei denen erst kürzlich die Diagnose gestellt wurde.

I. Beantworten Sie die vier grundsätzlichen Fragen:

1 Will ich wirklich wieder gesund werden?
2 Bin ich bereit, die Verantwortung für meine Situation auf mich zu nehmen?
3 Wünsche ich eine medikamentöse oder nichtmedikamentöse Therapie?
4 Welchen besonderen Therapien soll ich mich unterziehen?

Wägen Sie jede Therapie den Prinzipien gemäß ab:

1 Was habe ich ohne Behandlung zu erwarten?
2 Was habe ich zu erwarten, wenn ich mich der empfohlenen Behandlung unterziehe?
3 Hat die Behandlung irgendwelche Nebenwirkungen, und wenn ja, welche?
(vgl. 1. Kapitel)

II. Medikamentöse Behandlung

Wenn eine spezielle Behandlung für Sie geeignet ist und Sie sich dafür entscheiden, vertrauen Sie sich ihr vorbehaltlos an. Seien Sie bemüht, die Nebenwirkungen so gering wie möglich zu halten und die positiven Wirkungen auf ein Höchstmaß zu bringen.

III. Methoden der Selbsthilfe

1 *Meditation*: Dies ist der ideale erste Schritt, denn dadurch wird Streß gemildert, und es fällt leichter, der Situation angemessen zu begegnen.

a) Wenn Lebensqualität Ihr oberstes Ziel ist, beginnen Sie mit täglich drei Sitzungen von je 10 bis 20 Minuten, und sobald Sie eine gute Wirkung spüren, gehen Sie zu täglich zwei Sitzungen von je 10 bis 20 Minuten über.

b) Wenn Sie durch *Meditation* ein Höchstmaß an positiver Wirkung erzielen wollen, beginnen Sie mit drei Sitzungen täglich von beliebiger Länge und steigern Sie so rasch wie möglich auf täglich drei Sitzungen von je einer Stunde. (Vgl. 2. und 3. Kapitel)

2 *Überlegungen zur Ernährung*. Sobald Sie die *Meditation* in Ihren Tagesablauf einbezogen haben, erwägen Sie Ihre Ernährungsmöglichkeiten:

a) *Keine Veränderung*: Die durchschnittliche Kost ist reich an Fett, Protein, Salz, Zucker, Alkohol und raffinierten Nahrungsmitteln, arm an Faserstoffen und womöglich an Vitaminen und Mineralstoffen. Der „Durchschnittsmensch" würde daher gut daran tun, eine Änderung in Betracht zu ziehen. Bedenken Sie, daß eine Veränderung auf diesem lebenswichtigen Gebiet sehr anstrengend sein kann. Nehmen Sie sich Zeit, gründlich darüber nachzudenken und sich über Ihre Ziele klarzuwerden. *Meditation* erleichtert eine Änderung. Suchen Sie fachlichen Rat.

b) *Die Standarddiät*: Sie ist ein vernünftiger Schritt, da sie bekannte Risikofaktoren meidet und sich auf Nahrungsmittel konzentriert, von denen wir wissen, daß sie vorbeugend oder gesundheitsfördernd wirken. Sie ist äußerst arm an Fett, Proteinen und Alkohol, meidet Salz, Zucker und raffinierte Nahrungsmittel und hat einen hohen Anteil an Faserstoffen. Ihre Hauptbestandteile sind Obst, Gemüse und Getreide. Um die beste Wirkung zu erzielen, halten Sie sich in den ersten zwei Monaten an die Empfehlungen für den akuten Zustand. Wenn sich Ihr Befinden bessert und Sie ein Gespür dafür entwickeln, was das Beste für Sie ist, gehen Sie allmählich zu den Empfehlungen für eine Basis-Standard-Kost über. Hieraus werden lebenslange Eßgewohnheiten mit einem gewissen Spielraum für besondere Gelegenheiten, sofern Sie das Bedürfnis haben.

c) *Das individuelle Regenerationsprogramm*: Dies ist ein intensiver Schritt, der sich für diejenigen eignet, die besonders großen Wert auf die Aspekte der Ernährung legen. Es beginnt mit einer Mono-Diät von drei bis zehn Tagen, die Fasten, Entgiftung, Übergang und Regenerierung enthält. Dann folgen ein, besser zwei Monate immer noch sehr intensiver, strenger Kost, wonach man allmählich zur dauerhaften Basis-Standarddiät übergeht.

d) *Einhaltung einer ganz speziellen Diät*: z. B. nach Pritikin, Kelley, Anne Wigmore oder Gerson. Besonders letztere sollte nur in einer Klinik und nicht zu Hause angewendet werden. (Vgl. 6. und 7. Kapitel)

3 *Positives Denken*: Zusammen mit *Meditation* und Diätprogramm vervollständigt es die drei Grundbestandteile des Wohlbefindens. Machen Sie sich die Notwendigkeit, positiv zu sein, bewußt und wenden Sie die genannten Methoden an, soweit Sie Ihrer Situation angemessen erscheinen. (Vgl. Zusammenfassung im 5. Kapitel) Wenn Sie sich depremiert oder negativ fühlen, beginnen Sie mit kreativem Tun. Damit werden Sie den Prozeß in Gang setzen. Meine Lieblingsbetätigung ist Gartenarbeit. Auch sportliche Betätigung sollte eine große Rolle spielen. (Vgl. 4. Kapitel)

4 *Geistige Entwicklung*: Diese ist für die meisten Menschen ebenfalls von großer Bedeutung. Machen Sie sich bewußt, daß Ihre Bestrebungen auf diesem Gebiet die wichtigsten von allen sein können.

a) *Religion*: Folgen Sie Ihren Neigungen. Nur wenige Patienten wechseln aufgrund ihrer Krankheitserfahrungen ihre Religion, aber viele finden sich in ihrer Überzeugung gestärkt.

b) *Rückblick, Selbstbeobachtung, (Kontemplation)*: Sehr zu empfehlen, solange sie nicht mit Schuldgefühl oder anderen negativen Empfindungen verbunden sind. Bemühen Sie sich, Ihre Vergangenheit zu verstehen, Ihre Gegenwart zu bejahen und im „Heute" auf ein glückliches, gesundes Morgen hinzuarbeiten.

c) *Glaubensgefüge*: Ihr Glaubensgefüge kann Ihren Horizont begrenzen oder aber Ihnen die Freiheit geben, jeder Situation mit einem Lächeln zu begegnen. Nehmen Sie sich Zeit zum Lesen, Nachdenken, zur Kontemplation und zur Entwicklung eigener Theorien. Öffnen Sie sich den Möglichkeiten.

d) *Die geistige Heilung*: Diese kann durch Außenstehende beschleunigt werden, stellt sich aber häufig aufgrund persönlicher Erfahrungen ein. Ihr inneres Ich, das göttliche Innere, kennenzulernen, ist ein wesentlicher Bestandteil der Liebe zu Gott und Ihren Mitmenschen. Dann können Sie sehen, daß auch sie bestrebt sind, sich von Unvollkommenheiten zu befreien und die Vollkommenheit des Göttlichen zu offenbaren. So werden auch Sie erkennen, daß es nicht genügt, im Geistigen zu schwelgen. Der Leib ist der Tempel der Seele, und Sie müssen ihm die angemessene Beachtung zollen. *Die Heilung ist vollkommen, wenn sich Körper, Geist und Seele in Harmonie befinden.*

5 *Positives Empfinden*: Beziehungen müssen häufig ebenso geheilt werden wie der Körper.

a) *Schließen Sie Frieden mit so vielen Menschen wie möglich.* Wenden Sie die Methode des „Loslassens" mit Hilfe der Visualisierung an (vgl. 5. Kapitel), sobald Sie mit der *Meditation* Erfolg haben.

b) *Die nächsten Angehörigen brauchen all diese Grundsätze womöglich ebenso wie Sie selbst.* Oft reflektieren die physischen Symptome des Patienten einen Krankheitszustand eines oder mehrerer nahestehender Menschen. Ermutigen Sie Ihre Familie, Sie zu unterstützen und an möglichst vielen Ihrer

Programme teilzunehmen, insbesondere an den „großen Drei“: *Meditation*, Diät und positives Denken.
(Vgl. 10. Kapitel)

6 *Schmerzkontrolle*: Ebenfalls lebenswichtig für alle in einem gewissen Stadium. Machen Sie die empfohlenen Übungen zur Schmerzkontrolle und informieren Sie sich über die weiteren Möglichkeiten.
(S. Zusammenfassung am Ende des 6. Kapitels.)

7 *Betrachtung über Tod und Sterben*: Diesem äußerst wichtigen Thema sollten Sie keinesfalls ausweichen.

A. Formalitäten:

a) Machen Sie Ihr Testament.

b) Bestimmen Sie, wie und wo Sie am Ende umsorgt werden möchten:

- Bevorzugter Ort, z. B. zu Hause, Hospiz oder Krankenhaus.
- Bis zu welchem Ausmaß sollen lebenserhaltende Methoden angewendet werden?
- Bestimmen Sie, ob Sie Medikamente wollen, die unter Umständen Ihr Bewußtsein beeinträchtigen.
- Wer soll anwesend sein – Angehörige, Freunde, Ärzte, Geistliche?
- Besondere Arrangements: Essen, Blumen, Musik, usw.

c) Sorgen Sie für die Zukunft derjenigen, die Ihnen nahestehen:

- Vergewissern Sie sich noch einmal, ob sie finanziell abgesichert sind.
- Äußern Sie Ihre Wünsche, was die Schulbildung der Kinder, ihre Unterbringung, die Wiederverheiratung des Ehepartners usw. betrifft.
- Überlegen Sie, ob Sie Ihren Kindern für entscheidende Stationen in ihrem Leben, z. B. Volljährigkeit, Vermählung, Geburt des ersten Kindes, Tonbänder oder Niederschriften hinterlassen wollen.

B. *Grundsätzliches*: Haben Sie den Mut, über das nachzudenken, was Sie erwartet. Falls Sie Angst haben, befassen Sie sich damit. Suchen Sie Gelegenheit, mit einem guten Zuhörer und wenn möglich mit einem nahen Verwandten über das Thema zu sprechen. Sind die Ängste erkannt und zerstreut, und bedient man sich der Vorzüge der regelmäßigen *Meditation* und Kontemplation, ist man imstande, im Tod einen anderen, ganz natürlichen und positiven Teil des Lebens zu sehen.
(Vgl. 11. Kapitel)

8 *Die Heilung*: Seien Sie überzeugt, daß eine wirkliche Heilung möglich ist. Arbeiten Sie auf Ihre „Ganzheit" hin, die zur Gesundheit führt. Jedoch können Heiler, die den Prozeß beschleunigen, notwendig und nützlich sein. Informieren Sie sich über die Möglichkeiten und treffen Sie Ihre Wahl. Wir wollen bestimmt niemandem empfehlen, in ein Flugzeug zu springen und auf die Philippinen, nach Indien oder sonst wohin zu enteilen. Wenn Sie jedoch außergewöhnliche Hilfe suchen, informieren Sie sich soviel wie möglich darüber, bevor Sie damit anfangen. Haben Sie Ihre Wahl getroffen, streben Sie das bestmögliche Ergebnis an und haben Sie Vertrauen zu den erforderlichen Heilmethoden.

9 *Visualisierung*:

● Wenn Sie sich gewissenhaft der *Meditation* anheimgeben und nach drei Monaten immer noch unzufrieden sind, weil immer wiederkehrende, unausschaltbare Gedanken Ihre Bemühungen um Stille stören, sollten Sie sich vielleicht lieber dem aktiveren Vorgang der Visualisierung zuwenden. Sie können die sanften, abstrakten Methoden wie etwa die Visualisierung des wiederkehrenden Lichts anwenden. Wenn Sie ein aggressiveres Bild bevorzugen, etwa eine kämpfende Armee, sollten Sie auf jeden Fall fachlichen Beistand suchen. Wenn Sie regelmäßig beides tun möchten, widmen Sie jedem dreimal täglich 10 bis 20 Minuten und behalten Sie den Wunsch im Hinterkopf, Augenblicke der Stille zu erleben, wann immer es Ihnen möglich ist. Versuchen Sie sich so gut zu entspannen, wie Sie können.

Geben Sie die *Meditation* nicht zu schnell auf, denn fast allen Menschen, die durchhalten, gelingt sie, und sie hat unschätzbare Vorzüge.
(Vgl. 5. Kapitel)

● Die Visualisierung kann eine optimale Ergänzung zur *Meditation* sein, sobald letztere gut gelingt. Die Visualisierung bedient sich des aktiven, energischeren Teils des Geistes, wogegen die *Meditation* auf Stille abzielt. Noch einmal: Sanfte, abstrakte Visualisierung ist ungefährlich und empfehlenswert, aber seien Sie eindringlich vor aktiver Visualisierung mit Konfliktbildern gewarnt.

Wiederholung: Eine tausend Meilen weite Reise beginnt mit einem Schritt.

Für Patienten in kritischem Zustand

Die Grundeinstellung ist dieselbe. Lebensqualität ist für Sie womöglich wichtiger als die Überwindung Ihrer physischen Symptome. In diesem Fall können medizinische wie auch Selbsthilfemethoden von gegensätzlicher Wirkung sein. Änderung der Eßgewohnheiten können lediglich qualvoll sein, wogegen *Meditation* stets zu innerem Frieden führt und deswegen Vorrang hat. Die meisten Menschen, die sämtliche Grundsätze befolgen, stellen fest, daß sie sich in jeder Lebenslage anwenden lassen und daher zu einem guten Leben führen – und zu einem guten Tod.

In einer Krise erlangen Ihre Einstellung und Ihr Glaube allergrößte Bedeutung, und innerer Friede sollte das oberste Ziel sein. Deshalb bemühen Sie sich, Konfliktsituationen zu meiden oder zu lösen, denn dann ist die nachfolgende Ruhe von Dauer. Ich würde die Hoffnung auf Überwindung einer Krankheit niemals aufgeben, denn ich bin felsenfest davon überzeugt, daß Heilung in jeder Situation möglich ist. Es ist jedoch kein blanker Zynismus, wenn ich sage, daß zwar jede Krankheit, nicht aber jeder Patient heilbar ist.

Ich glaube fest daran, daß die in diesem Buch besprochenen Methoden erfolgreich sind. *Sie funktionieren nur, wenn man sie anwendet.* Man kann sich weitgehend von einzelnen, Gruppen,

Einrichtungen usw. helfen lassen, aber alles, was wir hier erwähnt haben, sind ausgesprochene Selbsthilfemethoden.

Sie können Ihre Situation beträchtlich verbessern, darauf dürfen Sie sich verlassen. Dennoch ist es unvernünftig zu erwarten, daß jeder von seinen physischen Symptomen befreit werden kann. Mancher wird sich mit dem Tod abfinden müssen, aber Erfolg oder Mißerfolg sind nicht vom Tod gekennzeichnet. Der Erfolg hängt von Selbstvertrauen und Gelassenheit ab. Die größten Erfolge habe ich bei Menschen gesehen, die eine starke lebensbejahende Einstellung hatten, aber gleichzeitig imstande waren zu akzeptieren, was das Leben ihnen zu bieten hatte, selbst wenn es der Tod war. Eine Menge Menschen sind jedoch gesund geworden, und alle, die sich nach den aufgeführten Grundsätzen richteten, haben dadurch eine große Wohltat erfahren. Jede Mühe wird belohnt.

Für diejenigen, die vorbeugen oder ein Höchstmaß an Gesundheit erzielen wollen.

Welche Überraschung! Auch hier gelten dieselben Grundsätze. Bis zu welchem Grad Sie sie anwenden, hängt von Ihren Prioritäten, Überzeugungen und Erwartungen ab.

Als ideales Vorbeugungsprogramm, das zu einem Höchstmaß an Gesundheit führt, kann ich wärmstens empfehlen:

a) *Meditation*: Zweimal täglich zehn bis zwanzig Minuten.
b) *Ernährung*: Basis-Standarddiät.
c) *Positives Denken*: Bleiben Sie dabei, wenden Sie die aufgeführten Methoden an.
d) Nehmen Sie sich die Zeit, die Empfehlungen für geistige Entwicklung, positive Empfindungen, Schmerzkontrolle, Betrachtungen über Tod und Sterben sowie Heilung zu erwägen und zu befolgen. Visualisierung kann ebenfalls einen Platz in Ihrem Programm finden.

Ich bin überzeugt, daß sich diese Selbsthilfemethoden unter jeder Bedingung anwenden lassen. Sie können bei anderen Krankheiten, nicht nur bei Krebs, angewendet werden oder lediglich dazu dienen, ein Höchstmaß an Gesundheit zu erzielen.

Setzen Sie sich vollkommene Gesundheit zum Ziel. Machen Sie die mühsam erreichbare, wunderbare, beglückende Harmonie von Leib, Geist und Seele zum obersten Gebot Ihres Lebens. Streben Sie danach, Ihre Möglichkeiten bis zum äußersten zu entwickeln.

Haben Sie Geduld, seien Sie ausdauernd, denn das Ziel ist in Reichweite. Seien Sie nachsichtig mit sich. Die meisten Menschen erleben auf ihrem Weg Höhen und Tiefen. Denken Sie daran, es ist Ihr Glaubensgefüge, das Ihr Handeln rechtfertigt. Wenn Ihr Handeln nicht mit Ihrem Glaubensgefüge übereinstimmt, können Sie so gut wie gewiß sein, daß dadurch Krankheit entsteht. Vielleicht haben Sie an den trinkenden, rauchenden, schlurfenden „Alten von gegenüber" gedacht, der vermutlich mit seinem Leben zufrieden ist und deshalb keinen inneren Konflikt hat. Damit findet er sich mit einer „minderwertigen" Gesundheit ab. Aber wenn er auch keine offensichtlichen physischen Krankheitssymptome hat, so ist sein Gesundheitszustand doch nur ein blasser Abklatsch vom möglichen Höchstmaß.

Wenn Sie erst einmal einen Blick auf *Ihr* mögliches Höchstmaß erhascht haben und erkennen, daß uns allen der höchste Zustand der Vollkommenheit bestimmt ist, werden Sie den Drang verspüren, diesen Zustand zu erreichen. Seien Sie sich bewußt, daß das seine Zeit braucht. Der Aufbruch auf den Weg zur wahren Gesundheit an Leib, Geist und Seele wird Ihr Leben verändern und Ihnen Frieden bringen. Das Leben *ist* gut, das ist seine Bestimmung. *Man muß das Glück unterwegs finden, nicht erst am Ende der Reise.*

Anhang A

Diätanalyse

Folgende Beispiele unserer Standarddiät haben wir analysiert:

1. Die Diät einer 50 kg schweren Frau mit leichter Tätigkeit.
2. Dieselbe Diät plus sechs Säfte.
3. Die Gerson-Diät, angewendet von einem 70 kg schweren Mann mit leichter Tätigkeit.

Die zusammengefaßten Ergebnisse zeigen, daß eine Ergänzung durch Vitamin E, B_{12} sowie Zink angebracht sein kann. Dies mag darauf hinweisen, daß ein zusätzliches Multivitamin-Präparat nötig ist, um die ausreichende Versorgung mit diesen wichtigen Nährstoffen zu garantieren.

Es stellte sich heraus, daß die Standarddiät arm an Energie ist. Tatsächlich verloren manche bei dieser Diät enorm an Gewicht, aber nach unserer Erfahrung stabilisierte es sich, wenn ein Niveau erreicht war, bei dem man schlank und in guter Verfassung war. Wenn sich Energiemangel bemerkbar machte oder der Gewichtsverlust anhielt, konnte man das durch eine erhöhte Aufnahme von Kohlehydraten ausgleichen.

Die angegebenen Zahlen beziehen sich auf ein Drei-Tages-Diät-Programm.

Zeichenerklärung

PROT	=	Protein
KH	=	Kohlehydrate (Zucker und Stärke)
ENGY	=	Energie
CA	=	Kalzium
P	=	Phosphor
Fe	=	Eisen
Na	=	Natrium (Bestandteil von Speisesalz)
K	=	Kalium
B-KRT	=	Beta-Karotin (orangefarbenes Pflanzenpigment)
RETIN	=	Retinol (Vitamin A)
B_1	=	Vitamin B_1 (Thiamin)
B_2	=	Vitamin B_2 (Riboflavin)
NIACIN	=	Vitamin B_3 (Niacin)
VIT-C	=	Vitamin C
VIT-E	=	Vitamin E
B_6	=	Vitamin B_6 (Pyridoxin)
B_{12}	=	Vitamin B_{12}
Zn	=	Zink
FASER	=	Diätetische Faserstoffe
CHOL	=	Cholesterin
FOL	=	Folsäure
Mg	=	Magnesium
g	=	Gramm
mg	=	Milligramm
mkg	=	Mikrogramm
Cal	=	Kalorie
kJ	=	Kilojoule
4,2 kJ	=	1 Kalorie
ETD	=	Empfohlene Tagesdosis

* Enhält RETINOL, das im Körper aus BETA-KAROTIN erzeugt wird.

** Enthält NIACIN, das im Körper aus TRYPTOPHAN erzeugt wird.

*** Für diese Nährstoffe wurde keine ETD festgesetzt. Für einige von ihnen existieren diätetische Empfehlungen.

Standarddiät – 50 kg, Frau

		Versorgung durch Diät	Empfohlen (ETD)	% von ETD (Diät/ETD * 100)
Wasser	g	1535,88	***	
PROT	g	62,02	55,11	113
Fett	g	52,36	***	
KH	g	325,71	***	
ENGY	kJ	8080,74	9184,80	88
ENGY	Cal	1930,42	2194,17	
Ca	mg	870,64	400,00	218
P	mg	1298,73	**	
Fe	mg	20,44	12,00	170
Na	mg	2418,24	***	
K	mg	5493,97	***	
B-KRT	mkg	21 330,11	***	
RETIN	mkg	112,83		
RETIN*	mkg	3667,85	750,00	489
B_1	mkg	1577,20	918,48	172
B_2	mkg	1661,87	1102,18	151
NIACIN	mg	14,97		
NIACIN**	mg	24,90	14,70	169
VIT-C	mg	274,39	30,00	915
VIT-E	mg	11,33	12,00	94
VIT-B_6	mkg	2837,73	2000,00	142
VIT-B_{12}	mkg	0,80	2,00	40
Zn	mg	10,51	15,00	70
FASER	g	62,88	20,00	314
CHOL	mg	123,00	300,00	41
FOL	mkg	627,67	200,00	314
Mg	mg	629,50	300,00	210

% der Gesamtenergie in der Diät geliefert von:

1. Protein	=	12,3 (Empfohlen = 10 bis 12%)
2. Fett	=	23,3 (Empfohlen = 30 bis 35%)
3. KH	=	64,4 (Empfohlen = 55 bis 60%)

Energie (Diät)	=	8081 kJ (1930 Cal)
Energie (ETD)	=	9185 kJ (2194 Cal)

Differenz (Diät-ETD):
= 1104 kJ (264 Cal)

Wenn der Diätbericht genau ist und der Diät der Patientin für den Rest der Woche entspricht, würde die o. a. Energiedifferenz zu einem Gewichts*verlust* von 0,2 kg pro Woche führen.

Standarddiät plus Säfte – 50 kg, Frau

		Versorgung durch Diät	Empfohlen (ETD)	% von ETD (Diät/ETD * 100)
Wasser	g	2795,93	***	
PROT	g	75,08	55,11	136
Fett	g	54,98	***	
KH	g	499,33	***	
ENGY	kJ	11 001,48	9184,80	120
ENGY	Cal	2628,16	2194,17	
Ca	mg	1387,75	400,00	347
P	mg	1745,93	***	
Fe	mg	30,94	12,00	258
Na	mg	3043,75	***	
K	mg	9475,91	***	
B-KRT	mkg	75 950,76	***	
RETIN	mkg	252,83		
RETIN*	mkg	12 911,29	750,00	1722
B_1	mkg	2505,44	1100,15	228
B_2	mkg	2467,31	1320,18	187
NIACIN	mg	21,97		
NIACIN**	mg	33,99	17,60	193
VIT-C	mg	561,56	30,00	1872
VIT-E	mg	12,63	12,00	105
VIT-B_6	mkg	3226,73	2000,00	161
VIT-B_{12}	mkg	0,80	2,00	40
Zn	mg	11,67	15,00	78
FASER	g	69,18	20,00	346
CHOL	mg	123,00	300,00	41
FOL	mkg	915,67	200,00	458
Mg	mg	792,00	300,00	264

% der Gesamtenergie in der Diät geliefert von:

1. Protein	=	10,8 (Empfohlen = 10 bis 12%)
2. Fett	=	17,7 (Empfohlen = 30 bis 35%)
3. KH	=	71,5 (Empfohlen = 55 bis 60%)

Energie (Diät)	=	11001 kJ (2628 Cal)
Energie (ETD)	=	9185 kJ (2194 Cal)

Differenz (Diät-ETD):
= 1817 kJ (434 Cal)

Wenn der Diätbericht genau ist und der Diät der Patientin für den Rest der Woche entspricht, würde die o. a. Energiedifferenz zu einer Gewichts*zunahme* von 0,4 kg pro Woche führen.

Gerson-Diät – 70 kg, Mann

		Versorgung durch Diät	Empfohlen (ETD)	% von ETD (Diät/ETD * 100)
Wasser	g	4121,97	***	236
PROT	g	164,90	69,90	
Fett	g	95,00	***	
KH	g	642,35	***	
ENGY	kJ	16312,36	11650,00	140
ENGY	Cal	3896,88	2783,09	
Ca	mg	1659,12	400,00	415
P	mg	3743,34	***	
Fe	mg	86,09	10,00	861
Na	mg	4091,26	***	
K	mg	15108,84	***	
B-KRT	mkg	99999 plus	***	
RETIN	mkg	41914,20		
RETIN*	mkg	69373,41	750,00	9250
B_1	mkg	4852,52	1631,24	297
B_2	mkg	17875,20	1957,48	913
NIACIN	mg	105,20		
NIACIN*	mg	131,58	26,10	504
VIT-C	mg	927,28	30,00	3091
VIT-E	mg	13,20	15,00	88
VIT-B_6	mkg	6073,00	2000,00	304
VIT-B_{12}	mkg	500,00	2,00	9999 plus
Zn	mg	50,27	15,00	335
FASER	g	62,14	20,00	311
CHOL	mg	1850,00	300,00	617
FOL	mkg	2268,37	200,00	1134
Mg	mg	969,68	350,00	277

% der Gesamtenergie in der Diät geliefert von:

1. Protein	=	16,2 (Empfohlen = 10 bis 12%)
2. Fett	=	20,9 (Empfohlen = 30 bis 35%)
3. KH	=	62,9 (Empfohlen = 55 bis 60%)

Energie (Diät)	=	16312 kJ (3897 Cal)
Energie (ETD)	=	11650 kJ (2783 Cal)

Differenz (Diät-ETD):
= 4662 kJ (1114 Cal)

Wenn der Diätbericht genau ist und der Diät des Patienten für den Rest der Woche entspricht, würde die Energiedifferenz zu einer Gewichts*zunahme* von 1,0 kg pro Woche führen.

Anhang B

Weizenmilch

Man nehme eine Tasse biologisch angebauten Weizen
1. Weizen waschen, gründlich spülen, bis das Wasser klar ist.
2. Ein Teil Weizen 48 Stunden in drei Teilen Wasser einweichen.
3. Flüssigkeit abgießen und Körner aufbewahren – dies ist die erste Portion Weizenmilch.
4. Wieder drei Teile auf dieselben Körner gießen und nur 24 Stunden einweichen.
5. Flüssigkeit abgießen – die zweite Portion ist fertig.
6. Schritt 4 und 5 wiederholen, dann die Körner wegwerfen und wieder mit Schritt 1 beginnen.

Die Weizenmilch kann mehrere Tage im Kühlschrank aufbewahrt werden. Sie sollte einen angenehmen Geruch haben und nach Zitrone schmecken. Wenn Geruch und Geschmack unangenehm werden, muß die Masse weggeworfen werden. Die Milch kann an Stelle von Wasser als Getränk oder zum Kochen verwendet werden.

Anhang C

Koffein-Einläufe

1. Verwenden Sie nur frisch gemahlene Kaffeebohnen.
2. Geben Sie zwei Eßl. Kaffeemehl auf ½ l Wasser. Zum Kochen bringen und 10 Minuten sieden lassen.
3. Auf Körpertemperatur abkühlen lassen und in Klistierspritze einfüllen.
4. Wenn nötig, gehen Sie vorher auf die Toilette. Wenn Sie zum erstenmal einen Koffein-Einlauf machen, kann es wohltuend sein, den Darm zuvor mittels eines Wassereinlaufs zu entleeren, aber das ist nicht jedesmal vonnöten.
5. Legen Sie sich zur Sicherheit auf ein Plastiktuch. Die meisten Menschen können einen Einlauf ganz leicht bei sich behalten, vor allem, wenn sie sich dabei entspannen.
6. Legen Sie sich mit leicht angezogenen Beinen auf die rechte Seite. *Entspannen* Sie bewußt.
7. Führen Sie die gleitfähig gemachte Klistierspritze in den After ein und lassen Sie die Flüssigkeit langsam einlaufen.
8. Entfernen Sie die Spritze.
9. *Entspannen* Sie 10 bis 15 Minuten, während Sie den Einlauf bei sich behalten. Lesen ist eine gute Ablenkung.
10. Gehen Sie zur Toilette und entleeren Sie den Darm.

IHR PROGRAMM ZUR SELBSTHILFE

MEDITATIONEN I + II

Diese Meditationen sind Musterprogrammierungen, die schon Zigtausenden von Menschen geholfen haben ihr Leben zu ihren Gunsten zu verändern. Sie sind absolut gezielt und sicher anwendbar. 54 Seiten, 70 Seiten.

KASSETTEN

Endlich sind sie da, die Kassetten mit den Murphy Meditationen I (2 Kassetten: 1. Teil und 2. Teil) sowie die Murphy Meditationen II (1 Kassette) – zur Freude aller Murphy-Fans. Überlassen Sie sich ganz diesen geübten Stimmen, mit deren Hilfe Sie an sinnvolles meditatives Arbeiten herangeführt werden. Damit verstärken Sie Ihren Erfolg bei der Selbstprogrammierung durch die Meditations-Broschüren ganz wesentlich!

Catherine Ponder **DIE HEILUNGSGEHEIMNISSE DER JAHRHUNDERTE**

Die Heilungsgeheimnisse der Jahrhunderte bestehen darin, daß jeder Mensch zwölf dynamische Geisteskräfte besitzt, die in zwölf beherrschenden Nervenzentren im Gehirn und mitten im Körper liegen. Das Buch zeigt Ihnen weiterhin, wie dieses Wissen angewendet werden muß, um jedes Leiden Ihres Körpers zu heilen. 282 Seiten.

DIE DYNAMISCHEN GESETZE DES REICHTUMS

Sie können durch DIE DYNAMISCHEN GESETZE DES REICHTUMS einen goldenen Strom von Reichtümern in Ihr Leben leiten. Dieses Buch enthüllt Ihnen, wie bestimmte geistige Einstellungen in Ihrem Leben Wohlstand hervorrufen, warum die stärkste Kraft der Welt zu Ihren Gunsten wirkt und wie man die geheimen „Gesetze für Wohlbefinden" zur Erlangung des eigenen Glücks anwendet. 349 Seiten.

DAS WOHLSTANDSGEHEIMNIS ALLER ZEITEN

Sie können alles haben, sobald Sie das Wohlstandsgeheimnis aller Zeiten kennen- und anzuwenden gelernt haben. Dieses Buch zeigt Ihnen Seite für Seite, was es mit diesem verblüffenden Geheimnis auf sich hat, wie es angewendet wird und wie es den Weg in Ihr Leben finden kann. 265 Seiten.

BETE UND WERDE REICH

Dieses Buch möchte Sie mit vielen faszinierenden Arten bekannt machen, auf die man beten kann: durch Entspannung, Verneinung, Bejahung, Konzentration, Meditation, in der Stille, durch Erkenntnis, durch Danksagung. Sie werden sehen, es gibt für jede Lebenslage einen Weg, zu beten – der zu Stimmung und Umständen paßt – eine Methode, die unweigerlich funktioniert! Auf keine bessere Weise können Sie sich die Lebensqualität sichern, die Sie sich so sehnlich wünschen. 272 Seiten.

Claude M. Bristol
Harold Sherman **TNT – EINE KRAFT IN DIR WIE DYNAMIT**

Die meisten Menschen blockieren sich ständig selbst und behindern damit ihr natürliches Vorwärtskommen. Sie halten es für vermessen, sich in einer Position zu sehen, die ihnen nach der sozialen Stufenleiter „nicht zukommt". Und das ist das grundlegende Übel. Nur derjenige, der eine solche Idee zuläßt, der sie ständig im Auge behält, d. h. sie innerlich verbildlicht, wird sie unweigerlich durchsetzen. Die Kraft in uns, die ihr zum Durchbruch verhilft, ist bei jedem Menschen in der gleichen Stärke vorhanden. Es ist ein schier grenzenloses Potential, über das wir verfügen. Aber nur wenige Menschen wissen davon und nutzen es für ihre Ziele. Diejenigen, die es tun, sind die Planer und Vollbringer auf dieser Welt. Die große Masse gedankenloser menschlicher Wesen folgt nur ihrem Kielwasser. 216 Seiten, Leinen.

Verlangen Sie das Gesamtprogramm beim
Verlag Peter Erd, Gaißacherstraße 18, Postfach 75 09 80,
8000 München 75; Telefon (0 89) 7 25 01 26